HEALTH PRESERVATION OF ZHUANG MEDICINE

壮医养生学

韦英才 蓝毓营 唐耀华 ◎主编

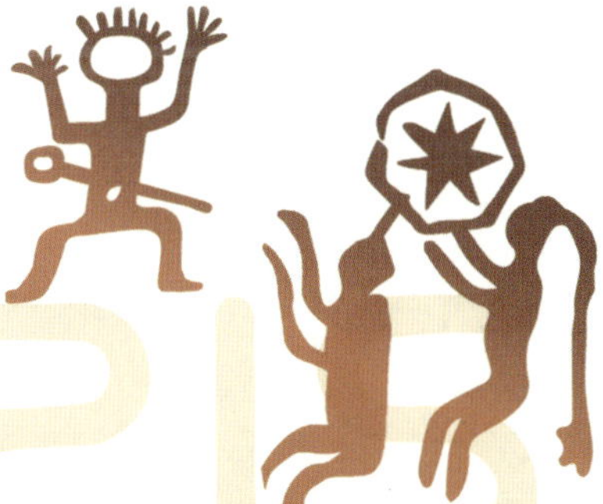

Gvangjsih Minzcuz Cuzbanjse
广西民族出版社

图书在版编目（CIP）数据

壮医养生学/ 韦英才，蓝毓营，唐耀华主编. —南宁：广西民族出版社，2021. 4

ISBN 978-7-5363-7471-3

Ⅰ. ①壮… Ⅱ. ①韦… ②蓝… ③唐… Ⅲ. ①壮医—养生（中医）Ⅳ. ①R291. 8 ②R212

中国版本图书馆 CIP 数据核字（2021）第 043770 号

ZHUANGYI YANGSHENGXUE

壮医养生学

韦英才　蓝毓营　唐耀华　主编

出 版 人：石朝雄
责任编辑：潘　夏　白　煜
责任校对：郑季銮
装帧设计：文　雯
责任印制：石鹏程
出版发行：广西民族出版社
地址：广西南宁市青秀区桂春路 3 号　　邮编：530028
电话：0771—5523216　　传真：0771—5523225
电子邮箱：bws@gxmzbook.com
印　　刷：广西壮族自治区地质印刷厂
规　　格：787 毫米 ×1092 毫米　1/16
印　　张：15. 75
字　　数：290 千
版　　次：2021 年 4 月第 1 版
印　　次：2021 年 4 月第 1 次印刷
印　　数：1－5100 册
书　　号：ISBN 978-7-5363-7471-3
定　　价：35. 00 元

《壮医养生学》
编 委 会

总主审：庞宇舟

主　编：韦英才　蓝毓营　唐耀华

副主编：唐振宇　张　云

编　委：（按姓氏笔画排序）

王凤德　刘儒鹏　孙　建　李晶晶　何晓微　张青槐

段雪琳　梁树勇　曾振东　温海成　潘明甫

序

生命至上，贵在养生。上古圣人曰："食饮有节，起居有常，不妄作劳，故能形与神俱，而尽终其天年，度百岁乃去。"[①] 自古以来，长命百岁就是备受关注的话题。

随着人们生活质量的不断提高，医学水平也在不断提高，但各种疑难杂症也呈多发趋势。面对人类新的疾病谱，未病先防成为人们新的健康理念。因为大家都知道，养生是知识，养生是方法，养生是智慧，养生是财富。"花小钱，防大病"已成为当今人们养生保健的主要理念。

壮医养生源于骆越养生文化，具有两千多年的历史。壮医认为，依照阴阳为本、三气同步的自然法则，人只有主动地效法天地，顺应自然，天人合一，才能达到健康长寿的目的。为此，我们应做到以下三点。一要尊重自然，保护自然，热爱自然，与自然和谐相处。二要顺应自然，效法天地阴阳四时的变化。春、夏、秋、冬会对人体的阴阳、三道、两路等产生影响，人只有遵循

① 〔唐〕王冰次注：《黄帝内经·素问》，林亿等校正，涵芬楼本。

四时的变化规律，采取相应的养生方法，人体自身才能保持三气同步的健康常度。三要顺地而养，适应当地的四时气候和环境特点。千百年来，壮族人民在长期的生产生活中逐步形成了独特的饮食文化、起居习惯和养生方法，这是壮族人民得以健康繁衍的宝贵财富。

《壮医养生学》编委会的各位成员在查阅大量文献资料和进行实地调研后，本着实学、实用、实效的原则，以高度的精品意识和质量意识编写了此书。该书全面而系统地介绍了壮医养生学的形成和发展，阐述了壮医养生学的思想和法则，还列举了壮医养生学的经验和方法。该书的部分养生经验和方法是首次公开，是第一部系统研究壮医养生学的精品之作，对普及壮医养生知识，传承和发展壮医养生文化，推动广西大健康事业和产业的发展具有重要意义。

守正与创新是养生的根本。养生要因人而养、因地而养、因时而养。养生是涵盖社会科学和自然科学的一门全面的科学。从古至今，养生学始终不停地发展，逐步成为一门成熟的学科。壮医养生学只是中华传统养生文化的一部分，是人们学习壮医养生知识、提升养生技能、提高健康生活水平的学科。希望这门新兴学科在壮医人才培养和推动全民健康养生事业中发挥出应有的作用。

值此《壮医养生学》出版之际，欣然命笔，是为序。

中国民族医药学会副会长　广西中医药大学党委副书记
二级教授　博士生导师　全国名老中医药专家
庞宇舟
2020年9月20日

前 言

壮族作为中国少数民族中人口最多的民族，是我国创造针灸文明和养生文明的民族之一。据考证，壮族先民在西周时期发明浅刺青铜针，创造了针刺疗法；在疾病预防方面最早采用鼻饮、芳香疗法等方法，与现代的喷雾疗法同出一理。古老的养生文化为壮族的繁衍和健康做出了重要贡献，如今又因八桂大地涌现出众多“长寿之乡”而备受关注。

有了人类就会有医疗活动，有医疗活动就会产生养生文化。“尽终其天年，度百岁乃去”[①]，健康与长寿是人类追求的永恒主题。壮族和其他民族一样有着悠久的医药养生历史。但是，由于壮族历史上没有形成规范通行的文字，壮医养生方法大多以口耳相授的方式在民间流传，没有形成专著和完整的理论体系，不少有效的民间养生方法也随着时间的推移而失传。近30年来，尤其是党的十八大以来，在党和政府的高度重视和政策支持下，民族医药迎来了天时、地利、人和的

① 出自《黄帝内经·素问》中的《上古天真论》。

发展春天。没有健康就没有小康，民族医药在健康中国战略中发挥了独特的作用。人类对健康的追求已从低层次的生理需求上升到对社会、环境等更高层次的追求。但如何颐养天年，达到人类理论上的预期寿命？如何居家养生，少生病，甚至不生病？这仍然是目前医学养生界值得关注的研究课题。

编者以严谨的科学态度，守正创新，秉承"健寿智美，德乐和谐"的大健康理念，以壮医阴阳为本、三气同步的整体自然观念为出发点，去认识人体生命活动及其与自然、社会的关系，特别强调人与自然环境、社会环境的协调和统一，讲究体内气化升降，以及心理与生理的协调一致。编者通过三道两路学说、脏腑筋骨理论来认识人体生老病死的规律，将扶阳、护阳、提阳作为养生之本，将补虚排毒作为养生保健的核心，确定了指导养生实践的主要原则，并针对人体的各个方面采取多种调养方法，持之以恒地进行因时、因地、因人施养，确保达到最佳的养生保健效果。

基于以上目的，《壮医养生学》一书在壮医理论指导下，参考《中医养生学》内容，汲取了骆越养生文化的精华，挖掘了壮族民间养生的经验，总结了壮族养生的成果，汇聚了壮族养生的智慧与方法。该书首次系统地阐述了壮医养生的基本理论，全面地总结了壮医养生的各种技法，是第一部壮医养生专著。全书分上、中、下三篇，上篇为壮医养生学基础知识，中篇为壮医自然养生法，下篇为壮医综合养生法。该书在编写过程中始终贯穿精品意识和质量意识，具有理论新、内容广、方法特、效果佳的特色与优势。本书既可以作为壮医本科的专业教材，也可以作为研究壮医养生的参考著作，同时可供社会各界养生爱好者学习参考。可见，在强调回归自然、自我保健的今天，普及壮医传统养生知识和方法是非常必要的。把壮族的养生智慧作为人们防病、治病、养生的一个锐利武器，将是功在当代、利在千秋的事业。

医海无涯，学无止境。由于时间仓促和编者水平有限，书中如有疏漏之处，敬请提出宝贵意见，以便进一步修订。

编者

2020 年 8 月

目　录

上篇◈壮医养生学基础知识

中篇◈壮医自然养生法

下篇◈壮医综合养生法

上篇　壮医养生学基础知识

第一章　概论

壮医养生学，是中医养生学的重要组成部分，是壮族人民 2 000 多年的文化瑰宝，也是壮族人民长期保健养生以及同疾病做斗争的经验总结和智慧结晶。壮医养生学具有民族性、传统性、区域性和文化性。但是，由于壮族在历史上没有形成规范通行的文字，壮医养生方法大多以口耳相授的方式在民间流传，没有形成专著和完整的理论体系，不少有效的民间养生方法也随着时间的推移而失传。养生是为了健康与长寿。千百年来，壮医养生学为壮族人民的保健事业和民族的繁衍昌盛做出了重要的贡献。在科学高度发展的今天，壮医养生仍是壮族人民获得健康长寿的法宝。

第一节　壮医养生学的概念

养生，又叫“摄生”。养，即保养、调养、补养、护养之意；生，即生命、生存、生长之意。人的生、长、壮、老、已①是自然规律，但衰老的快与慢并非人人相同。懂得养生的人，经常顺其自然，平衡有度，采取一系列保健方法来增强体质，从而能延缓衰老和延长寿命。

壮医养生学作为一门学科，具有自身的体系和相对完整的理论。壮医养生学以壮医理论为指导，通过探索和研究生命运动的规律和保健养生之道，达到延年益寿的目的。壮医养生学是人们在实践中认识人体与自然关系的总结，是效法自

① 出自《黄帝内经·素问》中的《六微旨大论》。

然的产物。伟大的医学家和生理学家巴甫洛夫指出："有了人类，就有了医疗活动。"壮族是我国少数民族中人口最多的民族。随着时间的沉淀和经验的积累，壮族渐渐地形成了自己独具特色的养生、养老文化。考古证实，壮族先民自远古以来就繁衍生息在岭南地区，尤其是广西。壮族先民在长期的养生实践活动中，不断地探究人体生命活动的现象和规律，探索衰老的原因，研究致病的机理，并在中医养生学和传统文化的影响下，逐渐总结出一系列具有壮医特色的养生理论和方法。这些理论，对于养生方法的制定、运用、发展、创新，都有重要的指导意义。近年来，随着社会的进步和经济的发展，人们的养生观念已从"以疾病为中心"转变为"以健康为中心"。壮医养生的主要目的是使人生得优、长得好、少生病、病可治、走得安。实现人类无疾而终的理想境界。

壮医养生学既是一门古老传统的学问，又是一门新兴热门的学科，是壮医学的重要组成部分。壮医学中丰富的养生理论和临床经验不仅是壮族宝贵的文化遗产，也是人类养生保健的重要内容，具有较大的发展潜力。人类发展至今，对健康的追求已从低层次的生理需求上升到对社会、环境等更高层次的追求。但如何颐养天年，达到人类理论上的预期寿命？如何居家养生，少生病，甚至不生病？这仍然是目前人们共同关注的话题。壮医养生之道具有独特魅力，它与中医养生具有异曲同工之妙，它的神秘面纱将逐渐被人们揭开。弘扬壮医养生之法，让更多的人了解壮医药，为广大热衷养生之人提供一个更好的养生文化环境，使人们掌握有效的养生方法，这对推动广西全民健康事业具有一定的指导意义。

第二节　壮医养生学的特点

壮医养生学是壮医医疗保健的经验总结，历史悠久，内容丰富，内涵深刻，特色鲜明。既有民族性，又有涉及多领域、多学科的学术性。壮医养生学的特点主要体现在如下几个方面：

一、以壮医理论为指导

壮医理论来源于医疗实践，可指导临床实践和养生保健。经过多年的发掘和整理，阴阳为本、三气同步、三道两路、脏腑气血骨肉、毒虚致病、调气解毒补虚等壮医理论基本形成。其中，阴阳为本的养生观主要体现在人与外部环境的平衡养生、人与内部环境的平衡养生两个方面，是生命正常生长的基础。三气同步的养生观主要体现在天、地、人三气的运动规律，即天气以降、地气以升、人气以和的同步养生观。三道两路的养生观主要体现在道路通畅、气血自流上，即人体必须保持气道、谷道、水道、龙路、火路的通畅，才能保持正常的新陈代谢。脏腑气血骨肉的养生观，即人体形与神和谐统一的健康观。气和血的养生观，是壮医判断人体健康或生病的主要依据。毒虚致病的养生观是壮医病因、病机理论的核心所在。壮医认为，人体生病与否关键在人体正气与毒气的抗争，气盛毒弱则无病，气虚毒强则生病。故壮医不论治病与养生都以调气、解毒、补虚为原则。

二、以自然适可为宗旨

壮医认为，日月变更、四季更迭、花开花落、生老病死是自然规律。自然规律是不可抗拒的，人只有与自然和谐共处且适可而止才能健康长寿。所谓适者生存，是指不同物种之间、物种内部之间、物种与自然之间，能适应自然者才能生存下来，这是一种自然法则。但顺其自然不是无限制地、消极地对待，而是有限地、有度地、积极地应对。因此，“顺从”到了适当的程度就应停止下来，这就是“适可而止”的内涵。中医也认为，天人合一，人是自然界的一分子，必须遵循自然界的所有规律，包括地域规律和季节规律。每到一个地方都需要顺其地域自然，入乡随俗，跟随当地的饮食习惯与生活习惯。而有关顺应季节规律的原则，中医强调春季养肝、夏季护心、春夏养阳防风。春夏之交，气候逐渐炎热，人体的消耗开始加大，容易出汗。随着外出活动的相应增加，心脏的负担也逐渐地增加。壮医也针对四季的特点指出，春夏之交的养生注重养阳，如民间有“夏至狗，无处走”的说法。著名壮医专家黄汉儒教授提出的“顺其自然，适可而止”的养生经验，高度概括了壮医养生的最高境界。

三、以未病先防为核心

壮医认为，未病先防是医学的大智慧。未病先防就是指疾病未发生之前就采取一定的措施，防止疾病的发生与发展。自古以来，防病胜于治病是壮医健康养生的一大理念。从自然规律来说，任何事物都经历从无到有、从弱到强的过程，疾病也不例外。任何疾病的发生都是从未病到已病的过程。按照现代医学的说法，就是任何一个器质性的病变都是从非器质性的阶段发展而来的，病情的发生必须有一个转化的过程。壮医认为，疾病的发生，关系到毒和正两个方面，毒气是导致疾病发生的重要条件，而正气不足是疾病发生的内在原因。正气存内，邪不可干。外邪只有通过内因才能起作用。因此，壮医治未病以调养正气和驱邪外出为主要原则。

四、以排毒补虚为原则

壮医认为，毒虚致百病，排毒一身轻。广西的壮族分布在亚热带区域，山林茂盛，气候湿热，动植物腐败产生瘴毒，野生有毒的动植物和其他毒物尤多，如毒草、毒树、毒虫、毒蛇、毒水、毒矿等等。唐代陈藏器在《本草拾遗》中称："岭南多毒物，亦多解物，岂天资乎？"无数中毒致病甚至死亡的实例和教训，使壮族先民对毒有着深刻的感受，并总结出丰富的解毒治病方法。

所谓"毒"，是以对人体是否构成伤害以及伤害致病的程度为依据的。有的毒性猛烈，有的则是缓慢起毒性作用；有的为有形之毒，有的为无形之毒；有的损伤皮肉，有的则伤害脏腑和体内重要通道。毒之所以致病，一是因为毒性本身与人体正气势不两立，正气可以祛邪毒，邪毒也可损伤正气，两者争斗，若正不胜邪，则影响三气同步而致病；二是某些邪毒在人体内阻滞三道两路，使三气不能同步而致病。因各种毒的性质不同，侵犯的主要部位有别，作用的机制各异，人体对毒的抵抗程度不同，故临床上表现出各种不同的典型症状和体征，成为壮医诊断和鉴别诊断的重要依据。

所谓"虚"，即正气虚，或气血虚。虚既是致病的原因，同时也是病态的反应。作为致病的两大因素之一，虚表现出软弱无力、神色疲劳、形体消瘦、声低息微等临床症状，甚至衰竭死亡。而且因为虚，体内的运化能力和防卫能力相应减弱，特别容易招致外界邪毒的侵袭，出现毒虚并存的复杂临床症状。虚的原因，壮医归结为两个方面：一是先天禀赋不足，父母羸弱，孕期营养不良或早产等。二是后天过度劳作；或与邪毒抗争气血消耗过度，而得不到应有的补充；或人体本身运化失常，摄入不足而致虚。

总之，毒或虚可使人体失去常度而表现为病态。如果这种病态得到适当的治疗，或人体的自我防卫、自我修复能力能够战胜邪毒，则人体正气逐步恢复，从而病情减轻至痊愈。反之，则病情加重，甚至导致死亡。因此，壮医养生不管采用什么方法，都要以排毒补虚为原则。

五、以心身养生为重点

壮医认为，病由心生，养生先养心。心身健康是人类生存极为重要的内容，对于人类发展、社会变革、文化更新、生活方式改变有着决定性的作用。随着人类疾病谱的改变和社会压力的不断增大，心理健康问题日益突出。健康不仅仅是没有疾病，而且是身体上、心理上和社会上的完好状态。人的健康包括身体健康、精神健康和社会适应能力等三个方面。因此，养生的重点在养心，养心的重点在养神，关键是保持情绪稳定与心情愉快。现代科学研究证明，人体的生命活动是在心脑的严格控制之下有节制地进行相对平衡的运转。因此，有规律的生活作息，能使你容光焕发，活力显现；相反，则会使你形槁颜枯，生命暗淡甚至死亡。

壮医称大脑为“巧坞”（壮语谐音），意为技巧、神灵珍藏的地方。若神灵不定，则会出现神志错乱。因此，壮医养生之道也倡导“道法自然”[①]，认为只有遵从自然规律，才能保持身心健康。为此，要求我们在饮食、起居、学习、工作等各个方面养成一种定时、定量的生活习惯，并保持情绪稳定和心情愉快。这样才能充分发挥生理和心理功能的最佳效应，确保健康长寿。

六、以综合养生为模式

壮医认为，影响健康的因素是多样的，包括社会、环境、遗传、生活习惯、医疗水平等。因此，壮医养生也强调综合调摄。在强调排毒、补虚、解郁、调神四大养生方法基础上，还采用了药物治疗、食疗、松筋、拍筋等丰富的治疗方法。这些方法具有简、便、验、廉的特色与优势，是壮医“花小钱，防大病”的有效方法。但是，任何养生方法都不是一蹴而就的，要因时、因地、因人施法。要在适合自身养生的基础上施法调摄，努力做到动静调养、内外调养、心身调养、整体调养、局部调养、综合调养，方能取得养生保健的最佳效果。

七、以食疗养生为特色

壮医认为，民以食为天，食以养为先。饮食既是生理健康的需要，也是文化发展的需要。食疗养生最大的特点是“有病治病，无病强身”，对人体基本上无副作用。壮族是最早栽培和种植水稻的民族之一，稻作文化十分发达，稻米也自然成为壮族人民的主食。所谓“一方水土养一方人”，八桂的美景美食誉满天下。几千年来，壮医食疗养生以其自身的天然优势，在本民族的保健养生方面发挥着独特的作用。壮族地区具有丰富的食药两用的动植物资源，尤以动物资源为优

---

① “道法自然”是出自《道德经》的哲学思想。

势。壮医认为动物为有情之品，与人体同气相求。故壮医食疗以动物药膳和植物药膳为特色，两者合理搭配，达到养生、防病、治病的目的。随着当今社会的进步与经济高速发展，人们所承受的压力日益增大，生活节奏不断加快，食品添加剂不安全、空气污染严重、水资源卫生存在安全隐患等问题严重地威胁着人们的身体健康，在一定程度上让人体进入了亚健康状态。在这种环境下，人们依托壮族药食资源与优美环境，努力打造养生、养老、康疗、旅居产业，既可以保护壮族文化的完整性，又可以为广大旅居者提供集养生、养老、康疗、旅居于一体的养生服务。

第二章　壮医养生学发展简史

第一节　骆越养生文化概述

壮族文化起源于先秦时期。骆越是壮族的祖先，骆越古国创造了璀璨的民族文化，至今已有2 000多年的历史，是壮族传统文化的代表。骆越文化孕育了最原始的壮族养生养老文化，在形成与发展过程中都体现出了壮族人民养生养老的理念。稻作养生文化既是中华养生文化的源头之一，也是壮医养生文化的重要组成部分。自古以来，广西的长寿养生文化与古骆越的稻作文化、纺织文化、龙母文化、青铜文化、干栏文化、岩画文化、医药文化等有着密切的联系。骆越养生文化既是壮族祖先推崇天地人三气同步养生的文化瑰宝，也是壮族祖先“以气为本，扶正调阳”的养生大法，为壮族的繁衍健康做出了重要贡献，至今仍具有防病养生的指导意义。

一、稻作文化与养生

稻作文化，是指以稻作为主要生产活动的社会群体的物质财富和精神财富总和，是中华农耕文化的重要组成部分。著名学者梁庭望教授指出，壮族是中国也是世界上最早发明水稻人工种植技术的民族之一。1995 年，在苍梧部故地（现湖南省道县）紧靠广西边境的寿雁镇玉蟾宫，发掘出了四粒炭化稻谷。这四粒稻谷兼具野生稻和人工稻混合特征。由此说明了这四粒稻谷是驯化不久的栽培稻。后来经国家文物局测定，得知它们是 1.8 万—2.2 万年前的稻壳。至今尚未发现超过这一年代的考古遗物，说明水稻人工栽培的历史长达 1.2 万—2 万年。梁庭望教授利用考古材料、百越支系分布的相关记载和语言文学资料等，证明道县所在的零陵地区从新石器时代到战国之前是壮族先民繁衍生息之地，从而证明壮族是我国也是世界上最早发明水稻人工栽培技术的民族之一。稻作农业对壮族社会产生深刻的影响，因而壮族文化具有鲜明的稻作文化特征。在壮族人的生产、生活中，包括衣食住行、婚姻嫁娶、养生防病等，无不带着深深的稻作文化印记。

壮族人以谷养命，谷从土生。壮族人称水田为“那”，意为山岭谷地间的一片田。“那”字蕴藏着壮族先民稻作文化的丰富内涵。而由“那”文化产生的陶器文化和大石铲文化，为饮食卫生起到了促进作用，预防和减少了肠胃病的发生，也体现了壮族先民养生防病观念的初步形成。

大米，又名“稻米”，被誉为“五谷之首”，是去了壳的稻的籽实。大米是补充营养素的基础食物，除了富含碳水化合物外，还含有蛋白质、脂肪、多种维生素及多种矿物质等，能为人体提供全面的营养。

稻米按照品种类型分为籼米、粳米和糯米三类，按加工精度不同可分为特等米和标准米，按产地或颜色不同可分为白米、红米、紫红米、紫黑米、黑米等，按播种季节可分为早稻和晚稻，按种植方法可分为水稻和旱稻。

壮医认为，大米具有补中益气、健脾养胃、益精强志、和五脏、通血脉、聪耳明目、止烦、止渴、止泻、降压、排毒等功效；米粥、米汤具有补脾、和胃、清肺等功效，乃万药之首，适宜一切体虚之人、高热之人、久病初愈之人、产妇、老年人、婴幼儿和消化力减弱者，但糖尿病患者不宜多食。

壮族作为我国最早栽培水稻的民族之一，一向以大米为主食，辅以红薯、木薯、芋头、饭豆、南瓜、玉米、三角麦、小米、糯米等，尤喜食糯米。每年三月三，壮族地区都有食用五色糯米饭的风俗。壮族人深谙“以红治红，以黄治黄，以黑治黑，以白治白”的壮医治疗原则，用红蓝草通调龙路，预防与治疗龙路病；用山栀子治疗黄疸；用枫叶预防和治疗青少年白头发；用白糯米补益肺气。五色糯米饭现已成为壮族饮食文化中的代表性食品，具有清热祛湿、通龙路、防风辟邪、强筋益气、祛病延寿等功效。壮族人民将养生之道融入饮食文化中，可见他们具有匠心独运的养生养老智慧。

二、纺织文化与养生

壮族系古代百越族群支系西瓯、骆越的后裔，而古代岭南的越人是我国南方棉麻纺织的发明者。壮族先民何时意识到人兽之分、男女之别而织布缝衣，无史籍可稽。而桂林甑皮岩遗址所发现的缝衣用的骨针、骨锥，说明9 000多年前壮族先民已开始做衣御寒了。

壮族棉麻纺织历史悠久，有一套独特的织染方法，纺织印染成了壮族文化不可分割的部分。早期壮族人纺织所用的原料为苎麻、大麻、葛麻。麻布是壮族地区使用最久也最广泛的布料，比棉布要早。据考证，汉代壮族地区即产苎麻布。从宋代开始，苎麻就是广西传统的农产品，广西是全国苎麻的重要产区。以麻布所织的夏衣“轻凉离汗”，符合南方湿热气候特点的需要，是养生保健的上佳材料。棉织品又叫“吉贝布”，吉贝（亦称“古贝”）即棉花。壮族所产的棉布在唐代就已闻名京师。诗人白居易曾用桂布缝衣，并赞：“桂布白似雪，吴绵软于云。”壮族人以竹为布，晋代就已经开始了。到了唐代，贺州等地的竹布被列为贡品。清代《嘉庆一统志》记载了平乐、恭城“县妇能以竹作衫”。可见竹布是壮乡的特产。直到现代，尽管各种合成纤维不断涌现，麻、棉、竹等仍是壮族服饰的重要原料。这些原料均为可种植再生的天然产品，壮族人爱护环境、崇尚自然的理念可见一斑。

在壮族传统服饰中，以蓝、黑为代表性的颜色。蓝、黑色素是以十字花科菘蓝、草大青、豆科木蓝、爵床科马蓝、蓼科蓼蓝等植物的叶子加工提炼而成，俗称“靛蓝”。用靛蓝浸染出来的布料，具有色调沉稳、色彩清新亮丽的特点。靛蓝，《本草拾遗》说：“敷热疮，解诸毒。”可见靛蓝具有清热解毒的作用。因此，壮族用靛蓝浸染布料做出来的青黑服饰具有解毒的作用，可防避蚊虫，适合壮族地区的气候环境。

壮医养生认为，纺织品不是药，却是一种能预防和辅助治疗慢性病的保健物品。它具有蔽体、避寒、防暑、保健、美观等功能。在日常生活中，只需一铺一盖一穿一戴，就能感受到纺织品的轻、柔、暖、健、美。

三、龙母文化与养生

龙母文化是以掘尾龙拜山传说为中心所形成的文化体系。相传在很久以前，大明山下的一个村子里住着一个贫穷的“娅迈”（壮语谐音，意为“寡妇”）。在一个寒冷的冬天，她救了一条小蛇，并把它养大。小蛇逐渐长大，“娅迈”的茅棚已装不下它了。“娅迈”只好将小蛇的一截尾巴砍去。从此，小蛇变成了秃尾巴的蛇。壮语把秃尾巴称作“掘”，于是“娅迈”给小蛇起名叫“特掘”，人们按照壮族的习惯把“娅迈”叫作“乜掘”（“乜”是壮语谐音，意为“母亲”）。“乜掘”年老体弱病死了之后，村里人刚想来为她办丧事，即见狂风大作，雷雨交加，一条金光闪闪的巨龙昂头摆尾凌空而下，把“乜掘”抬到大明山安葬了。这条金光闪闪的巨龙就是被“娅迈”养大的秃尾小蛇。于是人们把它叫作“掘尾龙”，“乜掘”也就成了龙母。“乜掘”被安葬以后，“特掘”每年农历三月初三都上大明山为“乜掘”扫墓，在大明山刮起一阵风。因此，壮族把每年农历三月初三定为祭扫节，一直沿袭至今。

龙母虽然是传说，但龙母文化却体现了壮族天人合一的养生思想。龙母代表人类群体，“特掘”代表大自然界。“娅迈”对小蛇的抚养，体现了人类对生存的自然环境的精心爱护，力求生态平衡，以利于人类自身的健康持续发展。自古以来，居住在大明山下的人，都懂得龙母文化的这层含义，他们会自觉地爱护大明山，保护大明山的原始森林和水源，使这个天然氧吧更加葱茏繁茂。关于大明山的龙母泉，壮族民间还传说，只要经常饮用这里的泉水，或到山上溪水里泡浴，就会身体强壮。

四、青铜文化与养生

青铜文化是考古学上以使用青铜器为标志的人类文化。青铜文化是人类发展过程中的重要阶段。壮族何时开始冶炼青铜，目前尚无定论。但考古认定，壮族祖先使用青铜器，始于商代无疑。1974 年，广西武鸣县（现南宁市武鸣区）马头乡（现马头镇）全苏免岭出土了兽面纹提梁铜卣、铜戈，具有明显的商代晚期风格。1985 年，在武鸣县马头乡元龙坡发现了多达 350 座的先秦墓葬。经测定，约为西周晚期到春秋时期的墓葬。随葬品有青铜质的盘、卣、刀、矛、斧、钺、匕首、镞、镦、针等。由于发现了与出土铜钺、铜斧、铜镞等大小相应的石范，证明当时已有青铜冶炼业。有研究认为，我国古代壮族青铜文化在春秋至西汉时期呈现出萌芽和初步发展的趋势。东汉至宋初，由于中央政府对南方矿藏的开发和重视，使得铜鼓有了丰富的原材料和先进的技术基础，不论是从冶铸技术还是从铸造工艺来说，这一时期壮族的青铜文化都达到了鼎盛阶段。

青铜文化促进了古骆越针具的发展。1985 年 10 月，考古工作者在广西武鸣县马头乡西周末年至战国时期的古墓中出土了两枚青铜浅刺针（其中一枚出土时已经残断）。针体通长 2.7 厘米；针身长 2.2 厘米，宽 0.6 厘米，厚 0.1 厘米，呈扁长方形；针尖短小，长仅 0.5 厘米，直径仅 0.1 厘米；锋尖锐，呈圆锥状。经考证，这两枚出土的青铜针是两枚浅刺用的医疗用针，其针锋细微，与古人对微针的描述是一致的。广西发现的年代最早的青铜针，与《黄帝内经》中“九针从南方来”提及的“九针”不完全相同，其他地方则未发现相同或相似的九针针具。广西发现的这两枚青铜针很可能是九针之前就在广西壮族地区流传使用，可见壮族先民很早就积累了自己独特的针刺治疗经验。据晋代葛洪的《肘后备急方》卷七《治卒中沙虱毒方第六十六》记载："比见岭南人，初有此者，即以茅叶，茗茗，刮去……已深者，针挑取虫子。"沙虱虫形体小，针挑不但需要高超的技术，更需要精细的针具。根据微针针锋锐利，针体扁长，易于操作的特点，可知壮族先民在晋代就掌握了这种挑治技术，用于治疗本地的一些常见病，或用于放血排毒来养生保健。

铜鼓是一种特殊的青铜器，在我国主要分布在云南、贵州、广西、广东等地。据不完全统计，我国馆藏铜鼓数量达1 400多面，其中广西各级文物部门收集和保存的就达610面。壮族先民创制的铜鼓，最初是作为炊具，以后逐渐扩展到以鼓娱神，以鼓祈雨，以鼓聚众，以鼓号令军阵，以鼓歌舞，以鼓作为权力与财富的象征，等等。打铜鼓源于2 000多年前的西瓯、骆越举行祭祀和召集战斗的活动。广西左江流域花山岩画中有多处打铜鼓的场面。打铜鼓现已成为壮族人民喜闻乐见的一项民族传统体育活动。如今在红水河流域的东兰、天峨、巴马、凤山等壮族聚居地区，每年的蚂蚜节都盛行打铜鼓，击鼓者伴着旋律边鼓边舞。他们充分施展自己的拿手技艺，时而左旋，时而右转，动作刚劲敏捷、快慢相间，鼓声此起彼伏、节奏分明，鼓阵庄严雄浑、动人心魄。打铜鼓动作粗犷古朴、音调高昂，体现出壮族人民纯朴、刚毅、勇敢、顽强的民族精神。打铜鼓活动不仅可以提高人的灵活度、耐力等方面的身体素质，还可以培养人们坚毅、果敢、勇于进取和积极向上的优秀品质。

五、干栏文化与养生

考古发现，早在距今4万—5万年以前，壮族地区就已经有人类居住。上古时候，壮族地区地广人稀，山高林茂，猛兽横行，且气候炎热，土地潮湿，瘴气弥漫。在这种险恶的自然环境下，需要构筑离地的房舍以居住，才能避免毒蛇猛兽的伤害和潮湿瘴气的侵蚀。先民可能从鸟类在树上筑巢栖息的方法中得到启示，创造了原始的干栏式建筑。因而可以说，干栏文化是壮族传统文化中历史最悠久、形态最原始、延续时间最长、最富有民族特色的原生形态文化类型之一。

最早记载干栏建筑的书籍是《魏书》，该书提道："依树积木，以居其上，名曰'干栏'。"在壮族聚居的合浦、平乐、贵港、梧州、钟山、贺州、兴安、西林、都安等地区，发现了大量秦汉时期的墓葬，出土了陶制干栏式建筑模型，说明了壮族历史上有"居干栏"的居住习俗。这种干栏建筑一直沿袭到现在。如今壮族地区的群众，仍然习惯于这种建筑形式。

干栏建筑的特征是在地面上竖立木柱，然后在立柱上用木料构筑成屋架，顶上盖以茅草、树皮或瓦，铺板为楼，合板或糊泥为隔墙。干栏建筑因地制宜，上层居室住人，通风凉爽，日照充足，适应南方的地理环境和气候变化，既防潮又可以减少风湿病的发生，且居高能防避瘴气和猛兽虫蛇之害；下层圈畜，堆放杂物，防止牲畜四处乱窜，随地排便，维护村寨的环境卫生，具有独特的地方民族特色，也充分体现出壮族先民的卫生防疫智慧。

壮族先民对村落的选址也极为讲究，大多数村寨都选在地势较高、背靠青山、面临溪河的地方，三面有山地环抱，缓解和阻挡了冬季西北风的入侵，而朝南的隘口又可让夏季湿热的东南风吹入，给村寨周围的田地带来充足的降水。村寨的前后都广种树木，并立村规民约加以保护，严禁任何人砍伐或占用。这种做法，不仅体现了壮族先民对大自然的崇拜，也反映了顺应自然、尊重自然、追求人与自然和谐发展的思想。壮族先民处理好人与自然环境之间的关系，既能预防山洪、干旱等自然灾害的发生，又能美化环境，调节空气，使人们得以益寿延年。

六、岩画文化与养生

壮族地区的岩画以地处广西崇左市左江及其支流明江流域（范围包括崇左市宁明县、龙州县及江州区和扶绥县）的花山岩画群最为著名。有学者依据花山岩画出现的典型器物推断，岩画是战国至东汉时期岭南左江流域的壮族先民祭祀留下来的遗迹，距今已有2 000多年历史。

目前，花山岩画群已发现的岩画地点共 89 个 189 处，尚可辨认的各种画像5 258个。从左江上游的龙州县岩洞山到下游的扶绥县青龙山，岩画绵延 260 多千米，形成一条规模宏大的岩画长廊。特别是宁明县花山岩画，在宽 221 米、高约 40 米的临江一面的崖壁上，密密麻麻地布满各种用赭红色颜料绘成的、色彩鲜艳的画像。规模如此宏大，画像如此众多，在我国已发现的岩画中首屈一指，国外亦属罕见。2016 年 7 月 15 日，在土耳其伊斯坦布尔举行的联合国教科文组织第 40 届世界遗产委员会会议上，中国世界文化遗产提名项目“左江花山岩画文化景观”入选《世界遗产名录》，成为中国第 49 处世界遗产。花山岩画申遗成功填补了中国岩画类世界文化遗产项目的空白。

广西民族医药研究院和广西中医药大学的科研人员曾对宁明花山岩画进行了多次考察。从民族医学史的角度看，他们认为，在岩画反映的壮族先民社会生活中，确有涉及防病治病的壮医养生方面的内容。岩画人像正面多为两手上举，肘部弯曲 90°—110°，两膝关节弯曲 90°—110°，形如半蹲状。侧身人像多两腿向后弯曲，两手向上伸张。这些人像的动作，在壮医看来都是一种气功或舞蹈动作，具有舒筋活络、强壮筋骨等保健作用。利用舞蹈导引气功等方法防治疾病，是古代传统壮医天地人三气同步保健养生的一大特色。有学者将之与春秋战国时期的“行气”铭玉杖首和长沙马王堆汉墓的帛画《导引图》并称为“中国三大气功文物”，并认为花山气功是壮医乾坤掌子午功。由于壮族地区特殊的地理环境，加上壮族是农耕民族，风湿、劳损等疾病多发，严重影响人们的生产和生活。故这些岩画记录的壮族先民通经活络、疏利关节、强身健体的舞蹈动作或气功形象，既是对原始时代生活气息和生活场景的反映，也是先民运用气功导引来防病治病的具体体现。

七、医药文化与养生

壮医药文化是壮族文化的重要组成部分，长期以来以其独特的民族形式和浓厚的地方特色流传于民间。譬如具有悠久历史的壮医针、灸、刮、拔罐等医疗技法至今还在沿用，肉桂、八角、罗汉果等地道药材已被广大壮族群众熟知和应用，颇具民族特色的医药习俗和文化仍流行于民间。

在防治疾病过程中，壮医内治法与外治法具有鲜明的民族特色。壮医内治善用药膳，体现了壮族人民对预防疾病及养生养老的重视。壮族人民依据不同食物对人体脏腑、气血、骨肉的不同作用来选择食材作为药膳，从而调整机体的偏盛偏衰，使得机体三道两路通畅，天地人三气协调平稳运行。如壮族人民治疗宫寒不孕，经常选用羊肉、鲜嫩益母草等食材炖服。壮医药线点灸疗法是壮医颇具特色的外治疗法之一，对身体亚健康状态的调治有独特的功效。通过点灸的刺激，疏通龙路、火路的气机，从而起到防御外邪、调理脏腑气血功能、疏通三道两路、恢复天地人三气同步运行等作用，使亚健康状态恢复到健康协调的生理状态，对人们防病保健有着重要的意义。

壮族人民多生活在岭南地区，这里气候炎热、潮湿多雨、重峦叠嶂、植物繁茂。因此，该地区烟雾弥漫，山岚瘴气较盛，古称“瘴乡”。壮族先民在长期与疾病做斗争的过程中，掌握了颇具特色且行之有效的防病保健方法。例如，每到春夏季节，壮族民间习惯将采集的草根香药（如菖蒲叶、佩兰叶、艾叶、青蒿叶等）扎起来挂于门外或放置房中，以辟秽祛瘴。家中若有未成年的小孩，则令其佩挂各种香药制成的药囊，意在扶正驱瘴。在瘴疠流行时，壮族村寨里家家户户，无论男女老少，都要佩挂药囊，以辟邪防瘴，预防或减少瘴疫的发生。在日常生活中，也注意做到未病先防。凡外出赶路，要口含生姜以驱寒辟秽。壮族人民在外耕作时，若不慎被雨淋湿，回家后则用葱姜汤沐浴，热服姜糖汤，以发汗解表，驱散寒湿。若遇山洪暴发，壮族人民常用白矾沉淀过滤水源，可有效预防胃肠道寄生虫病。疠疫流行期间，染病之家常谢绝串门，各村之间暂不交往，非着眼一家一户，实属于群体隔离。又如亲人远归，常止于村舍外甚至数里之遥，待家人装衣服提篮往迎，将换下衣物或蒸或煮，用意在于祛除浊秽，消沙虱毒，预防传染。年老体弱者，常用舒筋活络、辟秽解毒之品垫床而睡，以防病保健。正在发育的儿童，或幼儿体弱多病，或成人患慢性病，则于胸腹佩挂药用的草木，其作用持久，起到防治疾病的作用。这些习俗文化不仅有效地提高了壮族人民的身体素质，也有力地促进了壮族养生防病理念的形成和发展。

在壮族聚居的广西靖西、忻城等地，长期以来就有赶药市的习俗。每年的端午节，壮族各村寨的乡民将自采的各种药材运到圩镇药市出售，人们或去买药，或去看药，或去闻药。壮族民间习俗认为，端午节的草药，根肥叶茂，药力宏大，疗效最好。这天去药市，饱吸百药之气，就可以预防疾病的发生，一年之中就能少生病或不生病。久而久之，赶药市成了壮乡的一种习俗。每年的农历五月上旬，特别是端午节那一天，附近村寨的壮族人民都扶老携幼，赶往药市去吸纳百药之气，以驱瘴保健康。他们还会向壮医、药农请教医药知识，带回各自所需的草药。赶药市既是交流药材知识和疾病防治经验的好机会，也是壮族人民崇尚医药的体现。

第二节　壮医养生理念的形成与发展

一、对日月的认识

关于壮族祖先对天地日月的认识，最早来源于《布洛陀经诗》。布洛陀是壮族先民口头文学中的神话人物，“布”是对德高望重老者的尊称，“洛”是知晓、懂得之意，“陀”含普遍、全面之意，合起来通译为“无所不知的智慧老人”。布洛陀是壮族的智慧祖神。《布洛陀经诗》唱诵壮族祖神布洛陀创造天地万物，规范人间伦理道德，启迪人们祈祷还愿，消灾祛邪，追求幸福生活。《布洛陀经诗》以诗的语言和形式，生动描述了布洛陀造天、造地、造日月星辰、造火、造谷米、造牛等的“造化”过程，讲述了天地日月的形成、人类的起源、各种农作物和牲畜的来历，还介绍了远古时期人们的生活习俗等。壮族民间称太阳为“公公”，是对太阳的崇拜和尊敬；称月亮为“奶奶”，是对月亮的美称与羡慕。“公公”为男性，属阳；“奶奶”为女性，属阴。日与月的关系就像男人与女人的关系：男性刚烈、热情，女性阴柔、善良。天地之间，日有阴晴，月有圆缺，人有虚实。故人与自然界之间，是一个统一的整体。人们只有顺应自然的变化并及时调节自己，按照天、地、日、月、星辰的变化规律，使自己生活节律中的同步因素不断维持动态平衡，才可以健康永驻，延年益寿。

壮族先民崇拜太阳，即日崇拜，主要表现在壮族对火的认识和使用上。壮族先民认为，太阳带给人间温暖，是生命活动的必要保障，因此受到许多部族的尊崇。广西左江花山岩画中就有关于日崇拜的画面，其中一幅岩画描绘了太阳高高在上，下面则是表现一群壮族先民以一个高大的人物为中心，举行迎日、送日的拜日仪式。这幅岩画反映了壮族先民希望以祭祀的形式，获得太阳神的恩赐，保佑谷物丰收、人民健康。

壮族先民对月亮也有一定的崇拜。与汉族人民一样，壮族也有过农历八月十五的习俗。这一天壮族人民要祭月、赏月，这一习俗与汉族文化有何种联系尚待考证。

二、对自然的认识

壮族对自然的认识取决于壮族先民聚居的八桂地区所特有的自然环境，取决于人与物候条件的相互关系。广西属亚热带季风气候区，年平均气温较高，但由于山岭平原交错的地貌和独特的喀斯特地貌，又形成酷热与阴凉交错的地理气候。远古时期，壮族人民的生产、生活、健康就受到了这种特殊物候的影响，他们深知人不得逆天地的道理。在生产力低下的原始社会，人们无法理解日月交替、风雨雷电、四季轮转，对强大自然力无可违逆，所以对大自然产生敬畏与膜拜之情。当风调雨顺、气候适宜时，农耕获得丰收，人体感觉舒适，较少患病；当地震、台风、洪水、干旱等灾变来临，不但影响生产，而且人体会因受太过或不及之气的干扰发生病变。经过历代壮医的经验总结，以及中医理论传入壮族地区，壮医逐步形成了人受天地之气涵养与制约、人气与天地之气相通的三气同步学说。

天体自然运动与人体自身运动同步是人体健康的保证。古今中外，健康长寿的养生之道千差万别，但生命在于运动的认识却是共同的。有规律的生活与运动已被世界卫生组织列为健康基石之首。如果人的生物钟运转与大自然节律合拍，就能实现“以自然之道养自然之身”，这就是“生物钟养生”。国际上认为生物钟养生是最佳养生法，是自然养生的最高境界。早在2 000多年前，壮族的祖先就认识到人与自然的密切关系，认为人是自然界的产物，人的生命现象是自然现象的一部分，人体的机能要和自然界的变化保持一致才能维持生命，保持健康。

三、对阴阳的认识

壮族先民在探索大自然奥秘的同时，开始思考自然的起源和人类的诞生。在生活中，他们见到太阳从东方升起，西方落下，故将“日出而作，日落而息”视为最基本的生活方式。太阳给予大地光和热，故被称为“太阳公公”。公公为阳。晚上见月亮高挂天空，四周星星闪耀，月光柔和，月夜阴凉，故被称为“月亮奶奶”。奶奶为阴。这是壮族先民对日月星辰的观察，由光与暗、温与凉而得到的最原始的阴阳概念。

随着对日月的认识提升到阴阳概念，壮族先民把“波”（壮语谐音，意为“爸”）、“乜”的认识也提升到阴阳概念（“波”为阳，“乜”为阴；天为阳，地为阴等），初步形成天地人、日月星，三位一体、三气同步的思维。明代《广西通志·卷十七》称壮族民间“笃信阴阳”，即认为大自然的各种现象可以用阴阳理论解释。壮族先民感受到的或冷或热特色鲜明的自然气候，又使他们对阴阳的认识偏重于阳盛阴衰、阴盛阳衰、阴盛阳盛三种关系。

然而在壮医养生中，阴阳理论并未成为治疗疾病和养生的主导理论。八桂地区特点鲜明的自然环境决定了毒虚致病是普遍病机，针对具体疾病的毒虚辨病治疗是壮医临床的主流。而壮医长期缺乏文字传承，使得古代壮族医家无法对毒虚致病的病机理论进行系统化整理，阴阳理论自然也只能限于阴证、阳证等少数几个辨证。

四、对生命的认识

壮医养生的目的是呵护生命的健康成长。古代哲学认为，人以天地之气生，以四时之法成，生命和万物一样，由天之阳气和地之阴气相合相感而成。壮族先民认为，万物皆由气而生，万物皆有生命，生命分为植物和动物，动物为血肉有情之品，而人类是动物之上品，是高级动物。在天地之间，动物之人与植物之花相通，通常认为女人为红花，男人为白花。因此，人一出生，生命花园里就添加一朵花；人一死亡，生命花园里就减少一朵花。壮族对这种“人—花—人”生命循环的认识是对生命最朴素的认识，也是对自然花开花落和人类生老病死规律的认识和总结。

壮医认为“噓”（壮语谐音，意为“气”）是生命活动的根本形式。婴儿一出生，首先要哭一声才能打开气道，产生呼吸。身体是否有“噓”出入，是生与死的界限。此外，人体通了气道之后，要维持生命，必须有水谷之气的供养，水谷饮食通过“条根埃”（壮语谐音，意为“谷道”）进入人体进行消化吸收。水道与谷道同源分流，负责水液类营养的吸收和汗、尿液体的排出。三道共同作用，在人体生命活动过程中起到维持生命活动正常运行的作用。壮族的三道理论是建立三气同步的理论根基。广西柳州地区民族医药研究所名老壮医覃保霖先生总结了民间壮医对气的认识，指出：人禀天地之气而生，其生、长、壮、老、已，皆受天地之气涵养及制约，生命活动是气的聚、散、离、合的运动。人若想保持健康，就要懂得趋吉避害，主动适应天地之气的变化，并做出相应调节。这就是壮医三气同步理论在养生中的具体应用。

现代养生认为，生命储备是维持阴阳平衡的基础，生命储备包括三大要素：饮食、睡眠、性。这三大要素是增加生命储备的基础，是维持身体阴阳平衡的主要环节。首先，我们看饮食养生，就是对生命的营养供应，即气与血的生成与循环。人体通过三道两路运行气血，一补一泻来维持生命的阴阳平衡。其次，就是睡眠。睡眠养生是人体最佳的健康“充电”方式。人体通过睡眠调整阴阳平衡，达到积蓄脑力、体力和精力的目的。再次，就是性养生。性养生是对生命的协调与保养、繁殖与衍生。性养生的重大意义在于协调人体的阴阳。阴阳平衡，五脏得养，新陈代谢得以提高，衰老就能够减缓，寿命就会延长。

五、对死亡的认识

壮族先民认为，花开花落是自然规律，生老病死也是自然规律，死亡是不可抗拒的。生命的长短各有不同，死亡的原因也各有不同。壮族民间称老人无疾而终为“寿终”，有病而终为“病故”。壮族民间提倡老有所养、病有所医、死有所葬。故老人过 70 周岁后，家人就会为老人准备一副棺材，称“寿棺”。但由于壮族老人多长寿，常常寿棺坏了人还健在。壮族先民认为人的身体是神圣的，人死后要入土为安，这种对生命的尊崇也体现在对尸骸的重视上。过去在多数壮族人民聚居的地区有拾骨葬、二次葬的习俗，即尸首入殓埋葬数年后，再将遗骸掘出，装入陶罐中重葬，以示对生命的尊重。壮族对尸骨的认识客观上也促进了壮医对人体骨骼的认识。

六、对疾病的认识

壮医认为，人体生病是自然的，也是难免的。壮医养生的目的就是少得病，晚得病，病可治。由于地理环境和气候的影响，壮族先民认为致病之因分内外，外因为痧、瘴、蛊、毒，内因为正气亏虚，即毒虚致病。只提痧瘴之毒峻烈，或偏重于强调潮湿闷热损伤正气，都难以全面、准确地说明壮族地区的疾病模式。上古时期的人多信鬼神，生病时先巫后医，或先医后巫，通常巫医不分。从医学发展的观点看，巫医的存在确实阻碍了医学的发展；但从历史唯物主义看，巫医的存在也是医学发展过程中的一个必然阶段。

目前整理的壮医病症名称多达数百种，就内科病症而言，大致可分为痧、瘴、蛊、毒、风、湿六大类。此六者，皆为“恶气”，为广义上的毒气。因岭南阳气宣泄，冬不闭藏，天地间湿热之气阻遏，地气不得升腾，天气不得肃降，草木水泉皆禀此恶气，生为毒草、毒树、毒花，其中藏有毒虫、毒蛇、毒水，壮族人民“日受其毒，发而为病”。有的毒性缓慢，有的则来势汹汹，如唐代徐彦若《戏答成汭》中写有“南海黄茅瘴，不死成和尚”，可见毒性猛烈。

毒气中人，表现不尽相同。同一种毒，有的人可能即时发病，有的人可能延迟发作。因为毒可伤正气，而正气又可祛邪毒。因此，《黄帝内经》中的“正气存内，邪不可干”于壮医也是适用的。

正气亏虚，除了先天禀赋不足，还多由环境所伤，湿热为病，三道两路不循常态所致；或因五劳七伤，不知节制，后天失养所致。三道阻滞，调节失度，或两路阻断，信息不通，都可使三气不能同步而杂病丛生。因此，判断疾病转归，必须外毒内虚合参，方可评价全面，准确施治。

七、对寿命的认识

寿命是指从出生经过发育、成长、成熟、衰老以至死亡前机体生存的时间，也叫“生命的最大长度”。这一长度在110—120岁。寿命的长短一方面受社会经济条件和卫生医疗水平的制约，不同社会不同时期有很大差别；另一方面由于体质、遗传因素、生活习惯、生活条件等差异，个体的寿命长短相差悬殊。反映寿命长短的指标常用平均预期寿命指标表示。预期寿命是衡量人口素质的重要指标之一。现代研究发现，历史记载在壮族地区有比120岁还高寿者，如巴马瑶族自治县的蓝祥145岁、永福县的廖扶158岁等。目前广西已有2个县被评为“世界长寿之乡”，25个县被评为“中国长寿之乡”。百越之地，气候恶劣，医疗条件不足对长寿多有不利，然而从古至今百越多长寿，这与壮族先民长期重视长寿养生密不可分。

专家对长寿地区的人体基因研究的结果显示：长寿与遗传基因密切相关，是一种稳定的群体生态现象。除了遗传因素，长寿地区人们的生活习惯、文化习俗也起到了重要作用。以著名的长寿之乡巴马为例，该地区长寿老人日常饮食以自种自给的粗粮素食为主，不仅符合低盐、低糖、低脂、低动物蛋白、高纤维素、高维生素等营养学提倡的饮食结构，而且绿色天然。在日常生活中，巴马人心态恬淡，起居有序，日出而作，日落而息，颇有《黄帝内经》所载“外不劳形于事，内无思想之患，以恬愉为务，以自得为功”之意。

房事有节，是壮族群体的生活特征。过去壮族人民有新婚不落夫家的习俗。女子生育后才来到夫家定居。这种习俗对婚姻稳定有一定的保护作用。家庭生活稳定，家庭成员的身心健康就有了保证。

此外，如今的广西，空气清新，水源清洁，环境整洁，为本地区壮族以及其他各民族人民的健康长寿提供了物质条件。

八、对壮药的认识

壮族先民对壮药的认识和应用具有悠久的历史。1976年，广西贵县（现贵港市）出土的汉代药盒里藏有壮药铁冬青就是实例。民间亦有“神农尝百草，一日遇七十二毒”的传说。广西气候温湿，土壤肥沃，适合草药生长，古有道地药材“壮乡药都”的美称。壮族先民在靠山吃山、靠水吃水的农耕生活中，接触并认识大量药食两用的动植物及矿物药材，或用于治病，或用于养生，逐步形成了富有地方特色的壮药养生文化。据统计，目前广西常用壮药有2 200余种。

壮药是指出产于壮族地区并在壮医理论指导下应用的药物，具有预防疾病、治疗疾病等功能。在长期临床实践中，依据三气同步、三道两路、毒虚致病等理论，逐渐形成公药、母药、主药、帮药、带药等壮药组方原则。

由于地方环境特征与病种特点，壮药配方具有解毒补虚、以通为要、喜用鲜药等特点。针对毒虚致病的地方特点，壮族人民重视进补“血肉有情之品”[①]。

壮族人民认为农历五月是“毒月”，每逢此月，山中毒物最为猛烈。因此，人们在农历五月初五这一天将新鲜的菖蒲叶、佩兰叶、艾叶等草药悬挂于门上或房屋内，以期解毒辟秽。靖西、忻城、贵港等地还有赶端午药市的习俗。这一天去逛药市，除了买卖药材，还可以饱吸药气，防病祛邪。

壮药不仅种类丰富，使用方法也非常讲究。内服主要包括炮制内服、鲜药煎服、酒浸内服、代茶泡服、药食两用等，外用包括熏蒸、浴足、佩药、垫药等。其中，应用鲜药是壮医用药的特色，很多基层壮医善用单味或数味鲜药治疗专病。但需要注意的是，鲜药缺乏炮制，药力的偏性缺乏制约，久用易伤正气，而且广西地区民众病机为毒盛正虚，治疗需邪正兼顾、标本兼治，鲜药在实际使用中仍需谨慎。

九、对防病的认识

壮族先民早就有防病思想，如宋朝时期壮家的鼻饮习俗就是防病的方法之一。据《汉书·贾捐之传》记载：“骆越之人，父子同川而浴，相习以鼻饮。”川浴除污，鼻饮祛毒，凉脑快膈，都是先民防病的养生习俗。壮族传统的饮食习惯、群体心理性格、社会交往模式及人际关系等均可影响人们养生习惯的建立。社会物质的日渐丰富让人们的精神生活变得多姿多彩，古人提倡的“恬淡虚无”“精神内守”似乎越来越难做到，故养生之难，不在知之，而在行之。

由于壮族地区气候湿热毒盛，壮族人民在日常生活中总结了很多预防疾病的经验。如早在南北朝时期，壮族的民居就已采用干栏结构（上层是人的居所，下层饲养牲畜），这在当时来说起到了卫生防疫的作用。

壮族人民重视日常体育活动的保健作用，花山岩画描绘的舞蹈、气功等图像生动地展示了壮族先民在运动养生方面的场景。不同地区的壮族人民，因地制宜形成了具有本地特色的传统体育活动，如对山歌、打扁担、荡秋千、赛龙舟等。此外，壮族民间还有独具保健作用的壮拳流传。

针对本地区毒虚致病的特点，壮族人民通过香囊佩药、药市闻药、鼻饮饲药、食药膳、饮凉茶、悬艾持蒲、饮雄黄酒等多种方式，使用壮药进行预防保

---

① “血肉有情之品”：“血肉有情”的概念首先见于孙思邈的《千金翼方》，书中首先提出“血肉有情之品”的补益作用。

健。在日常饮食中，壮族人民也注重食材的保健功能。例如，有壮族特色的五色糯米饭，不仅糯米有健脾的功效，而且染色时使用的姜黄、枫叶、密蒙花等也具有行气益胃、健脾利湿的功效。桂北地区流行一种手敲油茶的饮茶方式，这种敲制方式制成的油茶是采用大量生姜与茶叶进行翻炒、敲制，再倒入热水煮制而成。此油茶有效地运用了生姜降逆除湿、驱寒解表的功效，并用绿茶及山泉水的寒性佐治，是当地壮、瑶人民的家常饮品。而桂北地区有贺州这样的“世界长寿市”存在，与当地人民饮用油茶养生防病是否有直接关联，则有待进一步调查。

第三章　壮医养生观概述

第一节　阴阳为本的生命观

生命观是人类面对自然界生命物体的一种态度，是世界观的一种，包括对人类自身生命的态度。壮族先民最初对生命观的认识是通过观察日升日落、花开花落、生老病死等自然现象，认识到生命的独特性和唯一性，认为人类生命是地球上唯一存在的个体。所以我们应该热爱生命和敬畏生命。同时，天体在于运动，生命也在于运动。生命运动的最高境界为阴阳平衡。壮族先民最早通过日与月、水与火、男与女的认识提升到对阴阳概念的认识。如日为阳，月为阴；火为阳，水为阴；男人为阳，女人为阴等。这些都是壮族先民对阴阳的原始分类。随着与中原汉族文化交流日益密切，壮族文化受汉族文化影响，于是阴阳的概念在壮族的生产、生活、医疗、养生、文化等方面被广泛应用。壮族民间笃信阴阳，认为大自然的各种现象都可以用阴阳理论解释。特别是在生命观方面，生老病死整个过程及变化规律都可用阴阳来表述。在阴阳的关系中，壮医特别强调阳气的主导作用，认为人体之所以具有生命的特征，是阳气存在和作用的体现。人体阳气经常耗散，因而临床上阳虚的征象比较常见，重阳、调阳、壮阳成为壮医防治疾病的重要理念。壮医同时认为阴阳应处于相对协调平衡的状态，维持在一定的常度上，否则无论是大自然还是人类，都会出现灾变或病态。

壮医阴阳为本的生命观，从阴阳对立、阴阳互生、阴阳消长、阴阳共存等观点出发，研究人体脏腑筋骨、气血津液、三道两路、三气同步之间的相互协调关系，以维持人体阴阳平衡的正常生理状态为目的。

壮医养生以阴阳平衡为准则。阴阳平衡则人体健康，阴阳失衡则产生疾病。健康人叫“平人”。所谓“平人”，就是“阴阳均平，以充其形，九候若一，命曰平人”[①]。具体而言，壮医把阴阳分为天阴阳、地阴阳、人阴阳。天阴阳应五气，地阴阳应五形，人阴阳应五脏。五气为风、寒、湿、燥、火，五形为皮、肉、筋、脉、骨，五脏为心、肝、脾、肺、肾。天地人阴阳相互协调是生命整体运动的核心。

第二节　三气同步的养生观

养生观是决定人体健康行为规范的主要思想根源，是人类养护、维护生命的思想观念。壮医三气同步养生观是指人与天、人与地、人与人之气相通并同步运行，保持平衡，人才得以健康长寿的养生观念。壮医称气为“嘘”，气充斥于天地和人体之中，表现为阳、动力、动能。人体的生、长、壮、老、已生命周期，赖天地之气涵养和制约。人气与天地之气息息相通，同步运行。人作为万物之灵，对天地之气的变化有一定主动适应的能力。人体也是一个小天地，人体内的天地人三部之气也必须同步运行，制约化生，才能维持健康状态。三气同步的意义在于同步，即协调运动、互相制约，从而维持阴阳的动态平衡。

壮医认为，人类和万物一样，都是气的产物，气是生命的本源。正如《难经·八难》云：“气者，人之根本也。”并且人的一生，不但由乎气，还始终依赖于气，才能不断地长养。若气之不充或不调，就会发生疾病甚至死亡。所以，人的生、长、壮、老、已，健康与疾病，皆本于气。养生之道，实乃养气之道也。

壮医三气同步理论源于壮族先民通过观察日月星辰变化的自然规律，得出三气同步的平衡养生观。天地二界必须保持同步平衡，大自然才不会发生灾害；而天地人三界保持同步平衡，人才不会发生疾病。何为同步平衡？壮医认为：地球绕太阳一周 365 天为一年，地球自转一圈 24 小时为一天，月亮绕地球一周 28 天为一月；而人体经脉共 12 条，每条运行 2 个时辰，运行一圈为 24 小时，刚好与地球自转一圈 24 小时同步；人体全身 365 个穴位，每日调理一穴，一年共 365 穴，刚好与一年 365 天同步；妇人每 28 天行经，刚好与月亮运转 28 天同步。这

① 出自《黄帝内经·素问》中的《调经论》。

种日月星辰与人体经脉运行同步的规律，就是壮医三气同步的具体表现。

壮医认为，三气同步在人体生命的表现规律也叫“人体生物钟”。人体生物钟是指生物体生命活动的内在节律，也是生物体内气的运动规律，是由生物体内的时间结构序列所决定的。如日作夜息顺应生物钟规律，而日息夜作则违反生物钟规律。总之，顺之则同步，对人体健康有利；逆之则不同步，对健康不利。壮族先民通过练功、舞蹈等运动方式，调节人体三气使之同步。如广西左江地区的花山岩画，在描绘壮族先民社会生活的场景图中，正面的人像多为头顶太阳，形似壮医养生功法的打开百会穴，与天气相接；两手上举，肘部弯曲成 90°—110°，形似壮医养生功法的打开劳宫穴，与人气相接；两膝关节弯曲成 90°—110°，半蹲状，形似壮医养生功法的打开涌泉穴，与地气相接。侧身的人像多排列成行，两腿向后弯曲，两手向上伸张。不管是正面还是侧面图，都似一种练功导引的形象。这些练功导引方法可以使天地人三气同步、振作阳气、健身防病，是原始的保健方法之一。

第三节　三道供养的健康观

健康观是人类追求健康与快乐，达到无疾而终的思想观念。什么叫健康？健康不仅是身体健康，还包括心理健康、社会适应良好和道德健康。壮医认为，三道供养对人体健康至关重要。三道两路是人体内五条极为重要的通道。三道指谷道、水道、气道，是三条直接与大自然相通的通道；两路指龙路、火路，是两条内封闭通道。气道是人体之气与大自然之气相互交换补充的通道，进出于口鼻，交换的枢纽为肺。谷道是指米谷进入人体得以消化吸收的通道，主要指食道、胃和脾，化生的枢纽在肝、胆、胰、脾。水道是指水液进入人体进行代谢吸收和排出的通道，代谢中枢在肾与膀胱。水道与谷道进同出异，在吸收水谷精微之后，谷道排出粪便，水道排出汗、尿、涕、唾。三道与大自然直接相通，是大自然与人体进行物质交换和实现新陈代谢的通道。三道阻塞或调节失度，就会直接影响三气同步而致病。

壮族人民在三道供养中十分重视食疗养生。壮族人民喜食糯米，用糯米做出的食物多种多样，有红枣桂花糖糯米饭、南瓜糯米腊肉饭、竹筒糯米饭、粽子、糍粑、甜酒等。糯米味甘、性温，为温补强壮食品，具有补中益气、健脾养胃、止虚汗的功效，能够补养人体正气。壮族栽种的糯米有白、黑、红三色。白糯米补脾益肺，而黑糯米以黑补肾、红糯米以红补心的补益功效更佳。每年三月三歌圩（清明节前后），壮族地区都有食用五色糯米饭的风俗。这种分别用枫叶、红蓝草、乌桕树叶、姜黄、密蒙花或紫番藤等植物的根茎或花叶取汁制成的五色糯米饭，黄色入脾，白色入肺，黑色入肾，青色入肝，红色入心，具有五色补五脏之意。五色糯米饭不仅色鲜味香，而且具有清热利湿、行气健胃等保健作用，现已成为壮族饮食文化中的代表性食品。

第四节　二路通畅的形神观

形神观体现人体结构与功能的有机统一，体现人体生物属性与精神属性的和谐共存，是壮医重要的养生观念之一。

壮医认为，人体之形以脏腑筋骨为主体，其供养中枢在“咪心头”（壮语谐音，意为“心”），与龙路相通；人体之神以喜怒哀乐为主体，其调神中枢在“巧坞”（壮语谐音，意为“大脑”），与火路相通。龙路在人体内主要是指血液循环的通道，又叫“龙脉”，相当于中医的经脉。火路主要指人体内神经信息传感的通道，相当于中医的经筋。龙路与火路相互依存，共为体系。壮族传统文化认为龙是制水的，龙路是人体内血液、体液和精津的通路。其功能主要是为脏腑、筋骨、肌肤输送水和营养物质。龙路有干线，有网络，遍布体内，循环往来，其枢纽在心脏。火为触发之物，其性迅速（“火速”之谓）。壮医认为火路在人体内为传感之路，用现代语言来说也可称为“信息通路”，相当于现代医学的神经系统。火路同龙路一样，有干线及网络，四通八达，使正常人体能在极短的时间内感受外界多种信息和刺激，并经大脑的处理，迅速做出反应，以此来主动适应外界的各种变化，维持生理常度，实现三气同步最佳状态。

壮医三道两路关系密切，具体作用虽不同，但相辅相成，共同维持人体正常协调的生理功能。三道两路的核心是一个“通”字。人体的许多疾病，就其病理来说，都是由于道路阻滞甚至阻断所造成。通调三道两路，可以防治多种常见病、多发病，甚至疑难急重病症。

第五节　松筋调节的运动观

运动观是指用活动身体的方式维护健康、增强体质、延长寿命的养生观念。壮医认为，生命在于运动，运动在于松筋，松筋在于调节。随着年龄的增长，肝肾亏虚、筋骨老化是人体的生理变化规律。身体因老化而筋缩可导致各种毛病，故除平时的散步、游泳、登山等常规运动外，还要借助拉筋、拍筋、整骨等方法防治筋缩症，通过拉筋调节，使气血自流而达到健康长寿的目的。

壮医认为筋、骨、肉构成人体的框架和外形，通过筋的传导，产生肢体的运动。而气血通过三道两路供养躯体和脏腑，达到三气同步，维持人体的生理健康。而人体的运动功能，需要人脑通过经筋（火路）传递信息来完成。所以筋在人体运动中起主导作用。

壮医松筋调节养生观的理论基础在于维护人体经筋结构的动态平衡，保持肌肉量和肌肉力量。通过拉筋、拍筋、抖筋等调理，将不均整、不平衡的结构调节平衡，使得体内代谢顺畅，气血通行，肌酸、乳酸自动清除，机体的各项功能自然恢复正常，酸、麻、胀、痛现象自然消失。从生物力学看，经筋、骨骼的结构紊乱，势必影响经脉和五脏六腑的正常结构与功能，临床上早期表现出各种不适的亚健康症状，继而引发组织器官功能衰退，严重者出现功能障碍性疾病，甚至诱发筋性内脏病。只有通过全身松筋、疗筋、理筋、养筋，使经筋结构恢复整体平衡，才能使机体结构真正达到上下平衡、左右平衡、内外平衡、五行平衡，从而使五脏六腑的机能代谢达到最佳状态。

第六节　祛瘀除垢的排毒观

万病皆毒起，排毒一身轻。壮医对毒的认识源远流长。早在夏、商、周时代，骆越先人就有了沐、浴、饮的生活习惯。后来盛行的温泉沐浴，实质上就是在清洁皮肤的基础上，促进皮肤血液循环，通过发汗来排毒。据考证，壮医最早对毒的认识主要指食物之毒、药物之毒、虫兽之毒和引起传染病的瘴毒。南方气候炎热，热气与毒气相结合，壮医称为“热毒”，即“火热之盛谓之毒”。尤以三道两路不畅，热毒郁结，日久化火为最常见的原因。嗜食辛辣厚味，积少成多，火毒内生也是常见的原因。所以有热毒、胎毒、火毒，以后又增加了湿毒、血毒、邪毒、痰毒等等。总体来看，壮医所谓人体的“毒”，实质是人体不能排泄掉的、多余的且对人体有害的物质。在 2 000 多年的医学发展过程中，壮医积累了丰富的排毒保健经验，如保持大便、小便、汗腺的三道通法，饮食排毒法，泻火通便法，利尿祛湿排毒法，以毒攻毒法，等等。这些排毒保健的方法值得继承、发扬和推广。

壮医刺络放血疗法的壮医理论基础主要是毒虚致百病学说和三道两路理论。壮医认为，龙路具有由里及表、通达内外、联络肢节的作用，是气血运行的通道。根据历代针灸文献记载，针刺疗法包括针刺不出血和针刺出血两种。针刺不出血就是用毫针针刺穴位以治病；针刺出血就是用三棱针或注射针头刺破皮下浅表静脉以泻其瘀血来治病。《黄帝内经》把刺络放血疗法分为络刺、赞刺、豹文刺三种。络刺就是用三棱针刺入络脉，使其自然出血；赞刺是用针在患处直入直出，多次浅刺，使患处出血，进针和出针都比较快，是消散痈肿的一种针法；豹文刺是一种多针出血法，即在十指尖或患处的前后左右多处刺入血络，排除瘀阻血液，是古代治疗心脑病的一种方法。刺络放血疗法放血量的多少，主要根据病人的具体情况而定。一般而言，新病、实证、热证、体质较强的病人，放血量较多，反之则较少。同样，针刺放血时机的选取，也根据病人的病情和体质而定。总之，壮医认为，治毒先治血，毒去一身轻。

第七节　节欲保精的房事观

节欲保精是养生健体的一个重要观点。节欲包括节制胃口之欲、名利之欲和两性之欲。性是人类的天性，它与吃饭、睡觉、呼吸、排泄一样，是人的自然生理活动。正常的房事是人类天性和生理之需，合乎天道。

壮医认为，人有三宝，即精、气、神，过度房劳伤精，过度饮食伤气，过度名利伤神。壮族地区提倡房事有节、适龄独宿等。民间就有“女子出嫁三年不落夫家”和“中年异被，老年异床”的风俗。明代医家张景岳在《类经》中说：“欲不可纵，纵则精竭；精不可竭，竭则真散。盖精能生气，气能生神，营卫一身，莫大乎此。故善养生者，必宝其精。精盈则气盛，气盛则神全，神全则身健，身健则病少。神气坚强，老而益壮，皆本乎精也。”即节欲保精才能固气全神，使人神气旺盛而体壮身健，老而益壮。

因此，人类养生之本在于补肾养肾，同时要注意节欲保精，固摄阴精，保证肾脏及身体的健康。人由于贪色纵欲，造成精气外泄，肾气不足，导致精神不振，腰酸腿软，体虚乏力，头昏耳鸣，口渴盗汗，睡眠质量不高，抵抗力减弱，从而百病滋生，寿命缩短。因此，人应该节欲，固本培元，使自己精力旺盛，抵抗力增强，从而百病不侵，寿命绵长。

第八节　筋柔骨正的长寿观

健康与长寿是人类永恒的追求。有一副好筋骨是健康长寿的标志。古人云：“筋长一寸，寿延十年。”为何筋长骨正能长寿？壮医认为，筋缩短和骨增生是人体衰退的生理表现，也是导致筋骨病的主要原因，筋柔软才健康。实践证明，拉筋具有行气祛痛、通经排毒、强腰健肾、延长筋骨衰老等功能。原理有三点：第一，十二筋经的走向与十二经脉相同，故筋缩处经脉也不通，不通则痛。拉筋过程中，胯部、大腿内侧、腘窝等处会有疼痛感，说明这些部位筋缩，经络不通畅。拉筋使筋变柔，令脊椎骨的错位得以复位，腰膝、四肢及全身各处的痛、麻、胀等症状因此减缓，甚至消除。第二，拉筋可打通背部的督脉和膀胱经。督脉是诸阳之会，元气的通道，此脉通则肾功加强。而肾乃先天之本，精气源泉，人的精力、性能力旺盛都仰赖于肾功能的强大。督脉就在脊柱上，而脊髓上通脑髓，故脊柱与脑部疾病有十分密切的联系。任督二脉在人体中是个封闭的循环圈，打通任督二脉就能打通肾与脑髓的联系。膀胱经是人体最大的排毒系统，也是抵御风寒的重要屏障。膀胱经通畅，则风寒难以入侵，内毒随时排出，肥胖、便秘、粉刺、色斑等症状自然减缓，甚至消除。膀胱经又是脏腑的腧穴所在，疏通膀胱经自然有利于人体内的脏腑。现代医学认为，手足十二经筋内蕴藏有神经、血管、淋巴等三大系统，连接大脑和脏腑的主要神经、血管都依附在脊椎及其两边的骨头上。疏通脊柱上下筋结，自然就打通经筋上的筋结障碍。第三，拉筋、拍筋可改善大腿内侧的肝、脾、肾三条经脉，达到调肝、健脾、补肾的功效。因此，壮医通过拉筋、拍筋、抖筋、整骨等技术可通调三道两路，激活五脏六腑，达到筋柔骨顺、气血津液自流、健康延年长寿的目的。

中篇　壮医自然养生法

第一章　神志养生法

神志，指人的精神和感觉，知觉和理智。神志活动是人类特有的生命现象。中医学将人的神志和形体看作一个不可分割的整体，认为生命活动是形与神统一的过程，所以倡导形神共养的养生原则。

壮族先民历来很重视神志养生法。自古以来，壮族就是一个酷爱唱歌的民族，山歌深刻地融入壮族人的生活里，几乎成了壮族人民生活中不可缺少的一部分。这种生活方式能调理神志、舒畅情志、怡养性情，对预防心理因素导致的疾病十分有效。神志养生法可以保持身心健康、预防疾病、延年益寿，值得借鉴。

第一节　神志养生的作用机理

神志的含义很宽泛，包括精神、感觉、思维、情感、情绪、性格等，是涉及心理、生理两大系统的复杂反应。

壮医将人的精神活动、语言及思维能力归结为“巧坞”的功能。凡是精神方面的疾病，在治疗时都着重调理“巧坞”的功能。其作用主要表现在以下几个方面：

一、调“巧坞”，通火路

壮医对“巧坞”功能的认识与西医对大脑功能的认识相吻合，与中医心主神志的观点则有所区别。壮医认为，“巧坞”之所以能够进行主神志的活动，在于“巧坞”与龙路、火路相通。两路网络遍布全身，“巧坞”与内脏、骨肉、官窍密切联系，通过耳、目、口、鼻、舌等感官收集内外界信息，通过火路反馈到“巧坞”，由“巧坞”分析处理，并产生相应的神志思维活动。

“巧坞”为上部，属天，位高权重，全身内脏器官、筋骨皮肉、气血水精等都受“巧坞”的指挥。火路直接将“巧坞”与这些组织器官连接起来，起到接收、传递和反馈信息的作用。“巧坞”乱或“巧坞”坏，火路阻滞，“巧坞”就会指挥失灵，引起其他脏腑组织器官功能失调，使三气不同步而引发疾病甚至死亡。总之，人体各脏腑组织器官的生理活动，均是通过火路在“巧坞”的支配与调节下协调有序进行的。

二、调“巧坞”，通神灵

壮医认为，“巧坞”居颅骨腔内，下通脊髓，连通眼、耳、鼻、口，为“元神之府”，被精髓所充养，主要功能是主控人的神志、语言及思维活动。此外，人的神志活动还受其他一些脏器组织器官的配合调节，与气血阴阳的状态也有关系。“巧坞”、龙路与相关脏腑组织器官密切配合，气血阴阳充盈，三道两路通畅，天地人三气同步，才能保障神志清晰。反之，则无神失灵。

三、调“巧坞”，和心态

神志活动与人的身心健康密切相关是经过实践检验的。壮族先民在长期的生活实践中，形成了独特的神志养生法。壮族人民能歌善舞。享誉国内外的电影《刘三姐》，片中耳熟能详、朗朗上口的壮族山歌给海内外友人留下了深刻的印象。如影片所示，山歌已完全融入壮族人民的生活里，几乎成了壮族人民生活中不可缺少的一部分。人们用歌来传承文化，用歌祈神求雨，问路访寨，迎宾接客，劝酒助兴，进行人际交往。田野里、树林中、圩镇上，都能听到歌声，故壮族的生活中多欢乐笑声，少忧愁苦闷。这种生活方式能调理神志、舒畅情志、怡养性情，对预防由心理因素导致的疾病十分有效。

四、调“巧坞”，养形神

形神关系是指形体与神志的关系，是中国古代哲学的一个重要命题。壮医特别重视调摄神志及神志疾病的防治。形为神之母，无形则神无以生；神为形之主，无神则形不可活。《类经·摄生类》记载：“虽神由精气而生，然所以统驭精气而为运用之主者，则又在吾心之神。”说明形生神而寓神，神依赖于形而存在；精神活动对机体组织器官及其生理状态具有反馈性调节作用，可以能动地作用和影响人的生理机能。如《类经·藏象类》所说的：“未有形气衰而神能王者，亦未有神既散而形独存者。”只有形神统一协调，才能身心健康，尽享天年。

神志因素可以直接影响脏腑、阴阳、气血的功能活动。神志愉悦，则阴阳平和，气血调畅，脏腑协调，健康长寿。

第二节　神志养生法

神志调养是传统医学养生益寿的首要方法，历来备受重视。《黄帝内经》以诸子百家的学术精华为基础，提出了系统的精神养生理论，历代医家在《黄帝内经》确立的养生原则指导下，创立了丰富多彩、行之有效的精神调养方法。神志调养可以舒缓压力，减少不良的情志刺激，保障心身健康。随着社会的发展，生活节奏的加快，竞争意识的增强，以及人际关系的复杂化等，人们的心理负荷日益加重，心身疾病呈现出高发病率的趋向。在这种社会背景下，精神调养法将日益凸显出其价值和意义。

壮族先民在长期的实践中形成了许多有浓厚民族文化色彩的、行之有效的神志养生法。

一、生活简朴，神志内守

壮医认为调神摄生，首贵静养。心静则不躁，神安而不乱，精气自可盈满，邪气无从侵犯，疾病无所从来。

生活简朴，主要是摒除杂念，防止情绪躁动，使人的精神情志活动保持淡泊宁静的状态，以维持脏腑气机气化的稳定状态。精神内守，指精神静谧，守持于内，做到少思寡欲、心神宁静、思想纯正、精力充沛，避免精气耗散，以抗邪防病，延年益寿。

少私寡欲，则心安不惧。少私寡欲，就是排除私心杂念，正确对待个人的得失。节制欲望，不溢其情，不淫其性，返璞归真，节欲去奢，以保持生命的常态，维护身心的和谐，尽享生命的乐趣。只有减弱自我意识、减少私心，减轻思想负担，才有利于思想清静。只有达到无欲无求、无我忘我、安然内观的状态，人的生命活动才最自然、最健康。在生活中，提倡知足常乐，心胸开阔，襟怀坦荡，保持达观的处世态度，减轻不必要的负担，避免无原则的纠纷。寡思虑以养心神，保持清静安宁、乐观开朗，才能有益于健康与长寿。

二、动形怡神，形与神俱

形与神可分而不可离，形恃神以立，神须形以存。《黄帝内经·素问》中的《上古天真论》指出："食饮有节，起居有常，不妄作劳，故能形与神俱，而尽终其天年。"精神的安定饱满依赖于脏腑机能的协调和气血津液的充盈和畅，所以，必须生活起居规律，调节饮食营养，注重劳逸结合，保证身体健康，精神才能健旺。

壮族是一个善于歌舞的民族。壮族人民用载歌载舞的方式，动静结合，适度用神，使人忘却烦恼忧愁，获得精神上的满足和慰藉，有利于安定心神，愉悦身心。

形体的运动与精神的颐养是养生的两个重要方面，两者结合可以相互为用。四肢的运动可舒展气机，调畅血行，通利脏腑，促进脾胃运化，缓解精神紧张，消除不良情绪。特别是许多具有民族特色的锻炼方法，如抛绣球、跳竹竿、舞狮、跳桌等活动，均能赏心悦目、怡情养性、调神健身，达到形神共养的养生目的。

三、崇尚自然，和谐共处

壮族先民认为，自然界万物皆有灵气，人要崇尚自然、亲近自然，与自然和谐相处，才能无灾无病。人体的五行相生相克导致疾病和自然界的五行相冲相克是有密切关系的。要治好病，必须保持与自然和谐统一。人的住所要选择有水有林的地方，村后的树木不能乱砍伐。人活着要保护好自然水土，人死后埋入土中方得其所，即"入土为安"。人的生死都要与自然和谐统一。

四、身心同治，心理养生

壮族先民治病多是医巫合一，重视发挥心理调整和心理暗示的作用。师公为生病的老人举行的补粮添寿仪式和为生病的孩子举行的请花寄树寄石仪式，实际上具有一定的心理治疗作用。对于一些因受精神刺激或忧伤过度而导致的疾病，壮族先民用一种叫"香怀"的催眠暗示活动来治疗，使患者解除精神上的痛苦。对于中暑的病人，农村壮医常常用一种刮"标蛇"的方法来治疗，把胸脯上的"标蛇"刮"死"，通过心里暗示达到身心同治的效果。

第二章　起居养生法

起居养生是指生活作息顺应自然变化规律，做到起居有常、劳逸结合、动静相宜等的一系列养生措施。起居养生法是一种科学有度地调节生活起居的养生方法。壮乡是宜居之乡，也是长寿之乡。壮医养生十分重视起居养生，因为它与健康长寿息息相关。

第一节　起居养生的作用机理

起居养生包含养形与养神的养生方法。动以养形，静以养神。养形以调气为基础，养神以补血为基础。壮医强调三气同步，就是要求天地人三气的运动和谐统一，以达到形神俱养、强身健体、心身康泰的目的。其作用主要表现在以下几个方面：

一、通三道，调两路

壮医强调，三道两路以通为用。其中，三道与外循环相通，两路与内循环相通。饮食有节，起居有常，人体脏腑筋骨得以调养，气血精液得以补充，三道两路得以通畅，四时变化得以适应，人体就自然健康长寿。

二、强筋骨，健“巧坞”

壮医认为，筋主动，骨主静，脑主运动，久行伤筋，久立伤骨。起居有常，动静结合，健脑开智，运动有度，保持筋柔骨正，气血自流。人体有一副好筋骨和一个好脑袋，才能永葆心身不老。

三、积精气，养精神

壮医强调精气神对人的重要性，认为人体三宝（精、气、神）既是健康的根本，也是维持人体生命活动的三大要素。饮食有节，起居有常，使人体脏腑筋肉和大脑得到合理的休息，才能精力充沛，反应灵敏，精神焕发。

第二节　起居养生法

一、随居而安，适应环境

住有所居，是人们生存的重要条件。良好的居住环境是人类生存的前提，也为人体养生提供了各种有利的条件。居住环境和谐优美，不但可以让人赏心悦目，还有利于人体健康，也可增强体质、防病治病、延年益寿。

人的居住环境与养生密切相关。壮族先民自古就有岩居洞穴、巢居树宿的居住习俗，后来还建造了干栏式房屋、硬山搁檩式房屋，这些人居文化的产生与当时的自然环境和生产力水平密切相关。随着社会的进步，人们的居所已经得到很大的改善。但不管什么时代，人们的居所都具有遮风避雨、因势而建、通风排毒等特点。人的一生至少有一半的时间是在居室中度过的，居住环境直接影响着人的健康。专家对世界上一些长寿老人聚居的地方进行了考察，发现长寿的秘诀除了与他们的饮食起居、日常劳作等多方面密切相关，还与优美的居住环境息息相关。

广西有优良的生态环境，气候宜人，空气新鲜，山清水秀。广西的旅游资源丰富而独特，有终年郁郁葱葱的森林、碧波荡漾的河流。美丽的山水、良好的生态，使人感到舒适，心理平衡，即使面对贫困、灾难、人际纠纷，也可以通过山水之美来调节心情。得天独厚的自然环境提供了良好的人居氛围，使得人们在居住的时候心情愉悦。

根据壮医学的天地人三气同步理论，外在的自然环境与内在的人体养生息息相关。人禀天地之气而生，为万物之灵。人的生、长、壮、老、已生命周期受天地之气涵养和制约，人气与天地之气息息相通。天地之气为人体造就了生存和健康的一定常度，但天地之气在不断地变化着。人体是一个小天地，也是一个有限的小宇宙单元，也分为天、地、人三部。人体的结构与功能、先天之气与后天之气，共同形成了人体的适应与防卫的能力，从而使人体达到天地人三气同步的健康状态。在长期的生产生活实践中，壮族人民受天人合一的思想影响，拥有良好的生态意识。尊重自然是壮族人民一直以来在与大自然做斗争和适应大自然的过程中逐步形成的观念。人要热爱自然、保护自然、顺应自然的发展，与自然形成平等、和谐的相处关系，而不是服从与被服从的关系。在崇尚自然、天人合一的朴素哲学思想指导下，壮族人民认为只有保持人体三道两路畅通、天地人三气同步运行，才能维持人体健康的常度。

二、按时作息，劳逸结合

按时作息、劳逸结合是起居养生的基本要求。晨宜早起，不要贪睡，一日之计在于晨，早晨阳气生发趋于体表，最宜做些活动形体、调养精神的运动。“流水不腐，户枢不蠹”，这句话道出了生命在于运动的真谛。“欲求健康乐逍遥，起居养生有诀窍；黎明即起庭院扫，散步慢跑做做操；踢腿甩臂太极拳，何必苦把仙方找。作息有序不熬夜，养生睡好子午觉；工作娱乐要调理，疲劳过度精气耗；安闲好逸气血滞，体弱多病易早夭；居室洁净勤通风，空气新鲜病不扰。”这首山歌就是壮族人民起居养生的真实写照。

体育运动也是要讲科学的。就一般而言，晨练多以有氧运动为宜，如散步、慢跑、爬山、游泳、打太极拳等。运动时间和强度要以自身的体力、精力为度，而不可强为。随着社会发展，许多人经常加班加点、劳体劳心，不能按时作息，黑白颠倒，违背规律。从顺应生命活动规律来看，晚上阳气内敛入阴，正是休养生息时间。因此，夜歇的原则不应破除，至少不能当夜猫子，或偶然为之，或劳而不过度不过久，否则破坏人体固有的生理节律，免疫力降低将惹生疾病。

三、睡眠充足，强调午休

睡眠充足是人体健康的根本保证。古代养生家有云：“养生之诀当以睡眠居先。”俗话说得好：“药补不如食补，食补不如神补。”所谓“神补”，除了平素注重心理调适外，主要指保证睡眠时间和睡眠质量。人之一生，三分之一的时间在睡眠中度过，这既是生理的需要，也是健康的保证、养生的途径。采用合理的睡眠方法，保证睡眠质量，恢复体力精力，以此达到防病强身、延年益寿的目的。

保证睡眠质量，除要求达到入睡快、睡眠深、无起夜、起床快、精力旺盛等指标外，壮医起居养生还强调睡午觉，认为适当午睡有益健康并可减少某些疾病的发生。有研究认为，坚持午睡半小时至一小时，能使冠状动脉得到休息，可减少心脏病的发作。也有学者对人体 24 小时生物节律进行研究后指出，13 时正是心脏休息时间，上半天的最佳工作时间即将过去，人会感到疲倦，需要休息。此时如果适当午睡，就能消除疲劳，提高下午的工作效率。如能长期坚持下去，可减少某些疾病的发生。

现代研究认为，人体生长激素分泌、免疫因子形成等都在睡眠时间进行，尤其是在深睡眠时间完成。研究还认为，23点到早晨6点是深睡眠的集中时间段，这7个小时被称为睡眠的“黄金时段”。一般人都有体会，过了这个时间段，虽有倦意却难以入睡。其他时间段的睡眠一般都是以浅睡眠为主，哪怕白天睡的时间再多，人也会感到迷迷糊糊，缺乏神清气爽的感觉。

随着生活节奏的加快，竞争压力的日增，浮躁风气的趋盛，夜不安寐之人越来越多。因此，睡眠养生更显重要。调节睡眠除了服药调治，以下事宜应当重视：睡眠前必要的准备工作是良好睡眠的前提。睡前需和泰情志，凡剧烈的情志变化，势必引起脏腑气血功能的紊乱，从而导致失眠。睡前不可进食，这样会增加胃肠负担，影响睡眠质量。若明显饥饿，少量饮食休息片刻后再睡。《黄帝内经》中有“胃不和则卧不安”之说，民间也有“晚饭少一口，活到九十九”的谚语。睡前不宜大量饮茶，因睡前饮水过多会使膀胱充盈，排尿频繁，特别是老年人，肾气易虚，固摄功能减退，过多饮水势必增加夜尿而影响休息。且睡前饮茶过多，茶叶中含有的咖啡因能兴奋中枢神经，使人难以入睡。睡前宜用温水泡脚与足底按摩。历代养生家均把睡前用热水泡脚作为养生祛病、延年益寿的一项措施。热水泡脚与足底按摩，可疏通经脉，促进血行，有利于消除疲劳，提高睡眠质量。

四、起居有常，顺应四时

顺应一年四时气候的变化规律，起居有常，是养生保健的重要环节。春生夏长，秋收冬藏，以及气候的变化对人体的脏腑功能、气血运行、情志变化、疾病发生等方面均产生影响。古代养生家认为，春夏宜养阳，秋冬宜养阴。因此，春季应“夜卧早起，广步于庭，被发缓形，以使志生”①，夏季应“夜卧早起，无厌于日，使志无怒，使华英成秀”②，秋季应“早卧早起，与鸡俱兴，使志安宁，以缓秋刑”③，冬季应“早卧晚起，必待日光，使志若伏若匿，若有私意，若已有得”④。壮族先民根据一年四季的阴阳变化对五脏的影响，总结出四季五脏养生法。

（一）春季养肝

阳春三月，草木萌发，万物复苏，生机勃勃。春季多风，风性为木，木性属

①②③④ 出自《黄帝内经·素问》中的《四气调神大论》。

肝。肝藏血，主情志，喜条达，故春季宜疏肝理气。若肝气不畅，人就会情绪低落，心情烦躁，容易发怒，并可能出现精神不振、食欲减退等不适。因此，要心胸豁达，目光远大，不为小事所烦恼。尤其在春天肝气旺盛的时候更应该如此。如果在生活中遇到什么麻烦或受到什么挫折，不必坐在家里，闷在心里，而应该走出家门，放眼自然，享受美好的春光，以舒畅自己的情绪。春天对应的脏器是肝脏，在此季节好发肝病。对慢性肝病患者来说，此时是肝病活动期，要注意养肝护肝，多吃些补血排毒之品。春天多风，风易侵袭人体头皮，所以易感冒人群和有头痛病史的人要预防春季风邪的侵袭。

（二）夏季养心

夏季炎热，热极生火，火扰心神，故夏天宜养心安神。夏季来临，阳气鼎盛，万物繁茂，暑热延绵，雨水普降。此时天地阳气交合，正是人体新陈代谢的旺盛时期。由于人体阳气活动较为旺盛，阴津易随汗液外泄而伤津，血汗同源，故夏季养生应重视“护阳气，养阴液”，多吃些养阴安神之品。此时，人易厌倦，应保持情志愉悦，以使体内阳气宣泄，向外散发。夏季养心，心安血畅，心身安康。

（三）秋季养肺

秋季多燥，燥气伤肺，故秋季宜护肺。秋季应做到早睡早起，注意添加衣物，防止因受凉而伤及肺部。适度秋冻。秋冻不仅能提高人体在冬天的御寒能力，同时还可避免因多穿衣服而产生的身热汗出、汗液蒸发、阴津耗伤、阳气外泄。养肺宜多吃滋阴宣肺之品。俗话说“白露身不露”，进入深秋则应注意保暖。若遇天气骤变，气温明显下降，应加衣添被。无论外出还是居家都应注意防寒保暖，避免受凉感冒或旧病复发。远离悲秋。秋天容易引起悲愁、忧郁的情绪。悲秋，是人们对自然现象的一种正常反应，一般没有太大问题，但如果调养不当，悲秋过度，就容易引起抑郁症及其他一些疾病。所以，秋季要注意调摄精神，远离悲秋。预防悲秋，应养成乐观开朗、宽容豁达、淡泊宁静的性格，收神敛气，保持内心宁静。

（四）冬季养肾

冬季是万物枯萎、收藏休养的季节。冬季养生应以敛阳养阴为根本。作息强调早睡晚起，可随着太阳的升起降落来调整作息，每天要保证 7—8 小时的睡眠。冬季白天短，夜间长，早睡有利于阳气潜藏，迟起则利于阴精蓄积。除了早睡迟起，还宜多吃补肾养精之品。另外要注意身体保暖，衣着适度，以免阳气外泄。冬季气候寒冷，寒气入体易使气机疏泄不利，导致气血运行不畅，因气滞血瘀而诱发各种疾病，或增加旧病的复发率，尤其是老人、小孩、体质较弱者或久病难愈之人更易复发。寒冷、恶劣的气候严重影响着健康，因此，防寒保暖是冬季养生最重要的手段。

第三章　饮食养生法

饮食养生法简称“食养”，即利用食物来影响机体各方面的功能，使其获得健康或愈疾防病的一种养生方法。通常认为，食物是为人体提供生长发育和健康生存所需的各种营养素的可食性物质。食物养生显著的特点之一就是“有病治病，无病强身”。壮族是一个典型的稻作民族，栽培食物经验丰富，食物品种多种多样，饮食养生富有民族特色。壮族人民平日饮食多以当地出产的绿色食品为主。即使是现在，很多壮族人民还保持着“日出而作，日落而息”的传统生活方式。这种合乎生态、返璞归真的“法于阴阳，和于术数，食饮有节，起居有常，不妄作劳，恬淡虚无”[①]的养生之道，对于现代人确立返璞归真的生态理念具有积极的意义。

第一节　饮食养生的作用机理

一、益气补虚

壮族人民认为人是万物之灵，是血肉有情之躯，食物之中的动物为血肉有情之物，同气相求，故用动物作为食疗之物具有较强的益气补虚之功。另外，在进补方面，壮族人民根据食物五色入五脏的特性总结出五色的养生作用，如：以红补红，红色入心，有补心功效；以白补白，白色入肺，有补肺功效；以黄治黄，黄色入脾，有补脾功效；以青治青，青色入肝，有补肝功效；以黑治黑，黑色入肾，有补肾功效等。因此，食物的不同颜色、不同形状和不同部位都具有不同的进补功效。

二、排毒防病

壮医认为，毒虚致百病，防病先排毒。壮族很多饮食具有排毒的作用，如端

---

① 出自《黄帝内经·素问》中的《上古天真论》。

午节饮用的雄黄酒具有排毒防病作用。壮族的饮食习惯都是壮族先民长期实践的总结。

三、抗衰增寿

壮医认为，凡药三分毒[①]，药补不如食补，五谷为养，五畜为益，五果为助，五菜为充。谷畜果菜，营养丰富，使人五脏得养，气血充足，正气存内，邪不可干，抗衰护老，增寿延命。

壮族是崇尚农耕文化的民族，饮食文化历史悠久，饮食风俗更是丰富多彩。不同的节日有不同的代表食物，体现了壮族丰富的饮食文化和鲜明的饮食特色。壮族地区多长寿者，这与壮族地区的丰富食材和长期食用传统的绿色美食有密不可分的关系。壮医饮食养生法主要有气道养生法、谷道养生法、水道养生法和两路养生法等多种方法，如巴马长寿老人多喜欢食用当地出产的火麻仁、玉米等谷道养生的食物。

第二节　壮族益寿美食

壮族地区气候炎热，烟瘴易发。因此，各种美食风味与当地气候息息相关。壮族历史悠久，有丰富的饮食文化。壮族人除了喜欢饮酒以消除劳动带来的疲劳，还喜欢饮用槟榔、山楂叶、米酸水制成的饮料。如用槟榔配制的饮料，可预防瘴气重而引发的疾病。春夏之际，疾病流行，壮族家中往往备有槟榔，煮水后饮用可以消除瘴气。农历五月初五壮族人喜做粽粑，常把槟榔蒸于粽面，食用粽粑前先饮些槟榔水，或把它涂于额角、手指间，也能去瘴除湿。壮族民间少饮茶，但常用晒干的山楂叶浸泡于开水中，待冷却后饮用，那是止渴、解暑的常用饮料。壮族农村，家家自制米酸水，用来浸泡辣椒、豆角、嫩笋、蒜头等。炎暑时节，饮用些米酸水，不仅可止渴解暑，还可防治肠胃疾病；菜肴中加入些米酸水，可使人增加食欲。下面介绍几种壮族美食：

1. 粽子

粽子是壮族地区颇受人们喜爱的特色美食，逢年过节几乎家家都会包粽子。

---

① “三分毒”在此处指的是药物的副作用。

包粽子的食材也多种多样，人们常就地取材。

壮族的粽子种类很多，按形状分有枕头粽、羊角粽、三角粽、驼背粽、方粽等，按馅料分有猪肉粽、腊肉粽、猪脚粽、八宝粽、莲蓉粽、豆沙粽等。传统粽子的制作方法大体如下：食材选用上好的糯米、新鲜的粽叶、五花肉、绿豆。糯米最好是香糯，将其浸泡 3 个小时，加油、盐等调味品拌匀；新鲜粽叶洗干净，晾干待用；五花肉切块，用调料调匀腌制；绿豆脱壳浸泡并用油、盐调味拌匀。先将小半碗糯米铺在粽叶上，在糯米上放绿豆，中间放一块五花肉，再放一些绿豆包裹五花肉，最后放小半碗糯米将绿豆盖上，用粽叶包裹后以丝竹、纱线或者水草缠绕捆绑，放入锅内，加水以浸没粽子为限，大火煮开后慢火蒸六七个小时，使之熟透酥软即可。人们可以根据自己的口味习惯制作不同口味的粽子，如加入香肠、腊肉、猪排、海鲜等馅做成肉粽，或者加入豆蓉、莲蓉等馅做成素味粽。为了增加粽子的香味，有的肉粽里面还放入香菇、板栗、芝麻、花生仁等与绿豆配成馅。煮熟的粽子味道清香醇厚，非常诱人。粽子的馅料不同，作用也各异，一般都具有补虚、通调谷道的作用，还有一些具有清热解毒、凉血补虚的作用。

2. 糍粑

糍粑是壮族传统的节日小吃，一般在春节、三月三、清明节、重阳节等节日，以及婴儿满月酒、进新居等喜庆场合会舂糍粑。糍粑的种类很多，按颜色分有白糍粑、艾叶糍粑等，按口味分有素糍粑、甜糍粑、咸糍粑。糍粑以糯米为主料。艾叶糍粑的做法是先将糯米打成粉状，然后将新鲜艾叶打成糊状与糯米粉混合，再加少许油搅拌，和成艾叶糯米团，将糯米团分成等量的剂子，擀成圆形，里面包入芝麻末和糖粉，将包好的糍粑放在粽叶上，整成饼状上锅蒸熟即可。有的地方在糍粑中包了红糖、芝麻、花生粉，做出来的是甜糍粑；也有的地方把煮熟的绿豆去皮，与肉末、葱花、香菜等混合放在糍粑中，做成咸糍粑。由于糯米是白色的，这样做出来的糍粑为白色的。有颜色的糍粑是先用植物泡出来的汁液浸泡糯米，再将糯米舂成糍粑；或是将植物煮熟与熟糯米一起舂成糍粑。类似的还有龙州的红蓝彩色糍粑和白头翁糍粑。糍粑的吃法也很多：可以蒸着吃，味道纯正；还可以煮糖水糍粑，趁热吃，香韧可口。糍粑一般具有补气血虚、清热毒、调谷道的作用。

3. 糍带

糍带有甜糍带和肉糍带两种。甜糍带的制作方法：将糯米磨成粉状或泡水后磨成浆，过滤，稍干，加入红糖和成粉团，切成宽约 3 厘米、长约 16 厘米的长条，包上芭蕉叶蒸熟。肉糍带的制作方法：将糯米粉和成粉团后，切成宽约 3 厘米、长约 10 厘米的长条，压扁后包上炒熟的碎肉，再包上芭蕉叶蒸熟。甜糍带香甜可口，肉糍带味香质软。

4. 五色糯米饭

五色糯米饭，也叫五色饭，因糯米饭呈黑、红、黄、白、紫五种颜色而得名，是壮族地区的传统美食。壮族人民十分喜爱五色糯米饭，把它看作是吉祥如意、五谷丰登的象征。每年三月三、清明节等传统节日期间，壮族人民普遍制作五色糯米饭，用来祭祀祖先和招待客人。五色糯米饭是用紫番藤、黄饭花、枫叶、红蓝草等植物的汁液浸泡过的糯米蒸制而成。

壮族人民吃五色糯米饭，不仅因为好看和好吃，还有传统意义。三月三或清明节，是一年春耕生产的开始，人们在这个时候吃五色糯米饭，是希望一年里风调雨顺、五谷丰登、六畜兴旺、万事遂意、老幼安康等。五色糯米饭还有一定的药用价值，红蓝草有补血虚的作用，黄饭花有清热毒和凉血的作用，枫叶有强筋骨、益肠胃、祛风湿、补髓的功效。

5. “扣谋”（壮语谐音，意为“扁米”）

壮族有句俗话：“银河过门顶，两手掬扣谋。”深秋，当糯谷穗颜色橙黄，熟至七八成时，正是做“扣谋”的时候。此时，人们将那些要熟未熟的糯稻割下来，摊在簸箕里，倒扣瓷碗，用碗沿擦捋脱粒。然后把糯谷煮熟、晾干，再回锅炒，放在石臼里舂。制作“扣谋”，炒、舂的功夫相当要紧，所以有“三炒三舂”之说。舂时，适当放些姜叶，舂出的“扣谋”味道特别香。这时节，清晨或傍晚，满村都是人们舂“扣谋”的欢乐声，空气中也飘荡着“扣谋”一缕缕的清香。被舂脱壳后的米粒，扁平、柔软、色青、味香。因为其色玉青，吃“扣谋”又被称为“吃青”。还有的壮族姑娘带着摘刀到田里去摘两把半青半黄的糯谷，将糯谷放进已烧开的水中煮几分钟，然后捞出晾干，用木槌捶脱谷粒，再把谷粒舂脱谷壳，经筛、簸后，取干净的糯米与已准备好的姜汁拌匀，再放进蒸笼蒸 10 分钟，最后将蒸熟的糯米倒进石臼里用杵舂。这样，香喷喷的新香糯米饭就可以享用了。有的还把“扣谋”放到锅里跟花生粉、碎肉、油、盐一起炒，再放到簸箕里用圆木滚动压实，最后切成小片，称作“扣谋涅”。壮乡的“扣谋”糯香微甜，令人回味无穷。“扣谋”具有补虚、通气道、调谷道的作用。

6. 灌猪肠

壮族地区的血制食品颇具风味。壮家农户宰猪时，常用猪血灌猪肠。灌猪肠分三种：一是将糯米与生猪血、食盐搅匀，灌进洗净的猪大肠；二是将放盐后的纯猪血搅拌灌入猪大肠；三是将大米粉拌猪血和盐灌入猪小肠。如用猪血制成的“龙棒”（壮语谐音，意为“用血灌的肠子”）就是其中的一种。杀猪时用猪血及碎肉拌上优质糯米，或用舂碎的猪骨头佐以葱蒜，灌入洗净的猪肠中，用细线扎成段，入锅煮熟即成，壮族人家称之为“龙棒”。食用时可截成段吃，也可切片吃。壮族人家常把“龙棒”分送给亲朋好友品尝，回报平时大家对自己的关心与帮助；也会将叔伯兄弟等亲戚请到家里吃饭，饭后让他们带两三段灌猪肠回家。同时，也要给外公外婆送灌猪肠。灌猪肠成了壮族的风俗食物，具有补血虚、通龙路、调谷道的作用。

7. 壮乡米粉

壮族人喜欢把米制成米粉。米粉是壮族地区的一种特色食品。米粉的种类繁多，按照不同的分类方法有各种名称。按照制作工艺的不同可以分为切粉和榨粉；按照烹饪配料的不同可以分为马肉粉、牛腩粉、螺蛳粉等；按照烹饪方式的不同可分为炒粉、汤粉、凉拌粉等。米粉柔软细腻、爽滑可口。米粉是否美味，与卤水有很大的关系。卤水成了吸引顾客的秘密武器。各家米粉店的卤水都会有自己独特的配方和熬制方法，细到配料的配置比例、火候大小、熬制时间的长短等等。经过改良，现在的卤水由十几种香料和中草药熬制而成，具有较强的健身功效。这样的卤水不仅清香味美，更重要的是能缓解疲劳、补虚、通调谷道，起到强身健体的作用，对预防疾病能起到一定的效果。

第三节　壮族养生药粥

1. 芥菜粥

【配方】 鲜芥菜 100 克，粳米 50 克，食盐、油适量。

【制法用法】 鲜芥菜洗净切细，粳米淘净，一同放入锅内，加入清水 500

毫升，武火烧开，改用文火熬煮成粥，调入油、盐即成。每日1次，作早餐温热服食。

【作用】清热毒，补虚，通调谷道。

2. 四仁粥

【配方】白果仁、甜杏仁、胡桃仁、花生仁各等分，鸡蛋1个。

【制法用法】上述4种果仁洗净，烘干，研成细末，每次取混合药末20克加入鸡蛋和适量清水煮成一小碗。每日1次，早晨空腹服食。宜连服6个月。

【作用】清热毒，补阴虚，止喘咳，通调谷道。

3. 莱菔子粥

【配方】莱菔子（别名：萝卜子）15克，粳米50克。

【制法用法】粳米淘洗干净入锅，加入清水500毫升，武火烧开，改用文火熬煮。粥将熟时，放入莱菔子，煮至粥熟。每日2次，早晚温热服食。

【作用】通气道，补阴虚，通调谷道。

4. 白兰花粥

【配方】白兰花4朵，红枣10枚，粳米50克，白糖适量。

【制法用法】粳米、红枣洗净，一同放入锅内。加入清水500毫升，武火烧开，改用文火熬煮成粥。加入白兰花、白糖，稍煮即成。每日1次，早晨空腹温热服食。

【作用】通气道，补气虚，补血虚，通调谷道。

5. 葱白糯米粥

【配方】长3厘米硕大葱白5段，糯米60克，生姜5片，米醋5毫升。

【制法用法】葱白洗净，糯米淘洗干净，与生姜片一同放入砂锅内，加入清水500毫升熬煮。粥熟时加入米醋。每日2次，早晚温热服食。

【作用】通气道，补阳虚，调谷道。

6. 四仁橘皮粥

【配方】甜杏仁、松子仁、火麻仁、柏子仁各10克，橘皮3克，粳米100克，白糖适量。

【制法用法】甜杏仁、松子仁、火麻仁、柏子仁、橘皮洗净放入砂锅内，加入清水1 500毫升，煎煮至1 000毫升，去渣留汁锅中。加入淘洗干净的粳米，用中火煮成稀粥。加入白糖，调匀即成。每日2次，温热服食。

【作用】通调谷道，通气道。

7. 紫苏粳米粥

【配方】鲜紫苏 15 克，粳米 50 克。

【制法用法】粳米淘洗干净入锅，加入清水 500 毫升，武火烧开，改用文火熬煮。粥将熟时加入鲜紫苏，稍煮即成。每日 2 次，温热服食。

【作用】散风毒，通气道，通调谷道。

8. 芥菜百合粥

【配方】鲜芥菜 150 克，百合（干品）30 克，粳米 100 克，食盐、味精、麻油各适量。

【制法用法】鲜芥菜洗净，切成碎段。百合、粳米洗净入锅，加入清水 1 000毫升，武火烧开，改用文火慢熬。粥将熟时，下食盐、芥菜，稍煮二三沸，下味精，淋麻油。每日 2 次，空腹温热服食。

【作用】通气道，解热毒，通调谷道。

9. 杏仁粥

【配方】杏仁 20 粒，粳米 50 克。

【制法用法】杏仁洗净去尖。粳米淘洗干净入锅，加入清水 500 毫升，武火烧开，改用文火熬煮。粥将熟时，加入杏仁一同熬煮，粥熟即成。每日 1 次，温热服食。

【作用】止咳喘，调气道，通调谷道。

10. 荸荠粥

【配方】荸荠（别名：马蹄）200 克，糯米 60 克，白糖 100 克，桂花卤 10 克。

【制法用法】荸荠洗净削皮，切成小块。糯米淘洗干净。荸荠、糯米一同放入锅内，加入清水 500 毫升，用文火熬煮。粥熟后调入白糖、桂花卤即成。每日 1 次，温热服食。

【作用】通调谷道，补虚。

11. 枇杷粥

【配方】枇杷果 6 枚，莎木面（别名：西国米）50 克，白糖适量。

【制法用法】枇杷果洗净去核，莎木面浸透后一同放入锅内，加入清水 500 毫升烧开，熬煮成粥，调入白糖即成。每日 1 次，温热服食。

【作用】止喘咳，通调气道。

12. 橘饼粥

【配方】橘饼（用鲜橘与蜂蜜浸制而成）、糯米各 100 克，白糖适量。

【制法用法】橘饼切成小粒状。糯米淘洗干净，与橘饼一同入锅，加入清水 800 毫升，用文火熬煮至粥将熟时，调入白糖即成。每日 1 次，早晨空腹温热服食。

【作用】通气道，通调谷道。

13. 鸭梨粥

【配方】鸭梨 3 个，粳米 50 克。

【制法用法】鸭梨剖开除核，切成小块。粳米淘洗干净入锅，加入清水 500 毫升，武火烧开，改用文火熬煮至八成熟时，加入鸭梨，煮熟即成。每日 1 次，温热服食。

【作用】通气道，通调谷道。

14. 猪肺粥

【配方】猪肺 500 克，粳米 100 克，薏苡仁 50 克，姜丝、白酒、食盐、味精、葱末、麻油各适量。

【制法用法】猪肺洗净切块，放入砂锅中，加入清水 150 毫升，倒入白酒。中火煮至七成熟，捞出，切成小方粒。粳米、薏苡仁淘洗干净入锅，加入清水 1 000毫升，武火烧开，加入姜丝和猪肺，改用文火熬煮成粥。下食盐、味精、葱末、麻油，调匀即成。每日 2 次，空腹温热服食。

【作用】补气虚，祛湿毒。

15. 蔗浆粥

【配方】甘蔗 1 000 克，粳米 50 克。

【制法用法】甘蔗榨汁。粳米淘洗干净，加水 500 毫升，武火烧开，改用文火熬成稠粥。加入蔗汁搅匀，稍煮即成。每日 1—2 次，不拘时间，温热服食。

【作用】补虚，解热毒，通调谷道。

16. 竹笋粥

【配方】熟冬笋、粳米各 100 克，猪肉末 50 克，食盐适量，葱末、姜末各 5 克，味精 2 克，麻油 25 毫升。

【制法用法】熟冬笋洗净切成细丝。锅内放入麻油烧热，下猪肉末稍炒散开，加入冬笋丝、葱末、姜末、食盐、味精，翻炒入味，盛入碗中。粳米淘洗干净入锅，加入清水 1 000 毫升，武火烧开，改用文火熬煮。粥将熟时，加入冬笋丝等佐料，稍煮即成。每日 1—2 次，温热服食。

【作用】 清热毒，通调谷道，补虚。

17. 冬瓜桃仁粥

【配方】 桃仁、桔梗各 10 克，冬瓜仁、薏苡仁各 30 克，白及 15 克，粳米 100 克，冰糖适量。

【制法用法】 冬瓜仁、白及、桔梗洗净放入砂锅内，加入清水 250 毫升，煎煮至 100 毫升，去渣取汁。桃仁捣碎如泥，加入清水研汁去渣。将药汁、桃仁汁合并。粳米、薏苡仁淘洗干净，与混合药汁一同放入锅内，加入清水 1 000 毫升烧开，用文火熬煮。粥将熟时，调入冰糖，稍煮至糖溶化。每日 2 次，温热服食。

【作用】 清热毒，通调谷道。

18. 薏苡桃仁粥

【配方】 薏苡仁 30 克，桃仁 15 克，粳米 100 克。

【制法用法】 薏苡仁、桃仁洗净放入砂锅内，加入清水 1 500 毫升，煎煮至 1 000 毫升，去渣留汁锅中。加入淘洗干净的粳米，用文火熬煮成粥。每日 2 次，温热服食。

【作用】 祛湿毒，通调谷道。

19. 蜂房贝母粥

【配方】 蜂房 1 具，贝母 30 克，粳米 50 克，蜂蜜适量。

【制法用法】 蜂房口灌入蜂蜜，入锅内炒黄，与贝母研成细末。粳米淘洗干净，加入清水 500 毫升，煮成稀粥。取药粉放入粥中搅匀，稍煮即成。每日 2 次，温热服食。

【作用】 补气血亏虚，止喘咳，通气道。

20. 天冬雪梨粥

【配方】 天冬 20 克，雪梨 3 个，粳米 100 克，冰糖适量。

【制法用法】 雪梨洗净剖开去核，切成块，与天冬一同放入砂锅内，加入清水1 500毫升，煎至 1 000 毫升，去渣留汁锅中。将淘洗干净的粳米、冰糖加入，用文火熬煮成粥。每日 2 次，空腹温热服食。

【作用】通气道，止喘咳。

21. 竹叶花粉粥

【配方】鲜竹叶 90 克，天花粉 20 克，粳米 100 克，冰糖 50 克。

【制法用法】鲜竹叶、天花粉洗净，加入清水 1 500 毫升，煎煮至 1 000 毫升，去渣取汁。粳米淘洗干净入锅，倒入药汁。用文火熬煮。粥将熟时，加入冰糖稍煮，糖溶化即成。每日 2 次，温热服食。

【作用】清热毒，补阴虚，通气道。

22. 黑米杏仁粥

【配方】杏仁、百合（干品）各 15 克，黑米 100 克，冰糖适量。

【制法用法】黑米淘洗干净入锅，加入清水 1 000 毫升烧开，放入杏仁、百合，用文火熬煮。粥将熟时加入冰糖，稍煮至糖溶化即成。每日 2 次，空腹温热服食。

【作用】补阳虚，通调谷道。

23. 花生粥

【配方】花生仁、红枣各 50 克，糯米 100 克，冰糖 150 克。

【制法用法】红枣洗净去核，花生仁用清水浸泡 12 小时并洗净，糯米淘洗干净，一同放入砂锅内，加入清水 1 000 毫升烧开。粥熟时加入冰糖，稍煮至糖溶化即成。每日 2 次，温热服食。

【作用】通气道，补气血亏虚，通调谷道。

24. 银鱼粥

【配方】银鱼（干品）50 克，白萝卜、糯米各 100 克，白酒、葱末、姜末、食盐、猪油、味精、胡椒粉各适量。

【制法用法】糯米用清水浸泡 12 小时，洗净。银鱼除去杂质，稍浸泡后洗净。白萝卜洗净，切成细丝。糯米放入锅内，加入清水 800 毫升烧开，煮至米粒将开花时，加入银鱼、萝卜丝、白酒、食盐、猪油、葱末、姜末。煮至米烂成粥，下味精、胡椒粉即成。每日 1 次，温热服食。

【作用】补气虚，通气道，通调谷道。

25. 百合粥

【配方】百合（干品）60 克，糯米 250 克，白糖 100 克。

【制法用法】百合洗净，糯米浸泡 2 小时后洗净。糯米、百合一同放入锅内，加入清水 2 000 毫升，武火烧开，改用文火熬煮至百合、糯米烂熟。调入白糖，拌匀即成。每日 2 次，温热服食。

【作用】 通气道，通调谷道。

26. 海蜇糯米粥

【配方】 海蜇皮、糯米各 100 克，白糖适量。

【制法用法】 海蜇皮用清水洗净，切成小块。糯米用水淘洗干净。海蜇皮、糯米放入砂锅，加入清水 800 毫升，武火烧开，改用文火熬煮成粥。下白糖，拌匀即成。每日 2 次，温热服食。

【作用】 清热毒，通调谷道。

27. 黑豆松子粥

【配方】 黑豆、松子仁、粳米各 50 克，蜂蜜适量。

【制法用法】 黑豆浸泡洗净，松子仁研碎，粳米淘洗干净，一同放入砂锅内，加入清水 500 毫升，武火烧开，改用文火熬煮。粥将熟时，加入蜂蜜，调匀即成。每日 2 次，作早餐温热服食，晚上睡前服食。

【作用】 补阳虚，通调谷道。

28. 沙参麦冬粥

【配方】 北沙参 20 克，麦冬、天花粉、白扁豆各 10 克，粳米 100 克，冰糖适量。

【制法用法】 北沙参、麦冬、天花粉、白扁豆洗净放入砂锅内，加入清水 1 500毫升，煎煮至 1 000 毫升。加入淘洗干净的粳米，用文火熬煮。粥熟时，加入冰糖，稍煮至糖溶化即成。每日 2 次，早晚温热服食。3 日为 1 个疗程。

【作用】 通气道，祛湿毒，消暑热。

29. 杞枣银耳粥

【配方】 枸杞子、银耳各 10 克，红枣 5 枚，粳米 100 克，冰糖适量。

【制法用法】 银耳在温水中浸泡后，除去杂质，撕成碎片。枸杞子洗净。粳米淘洗干净。红枣去核。粳米与各药一同放入砂锅内，加入清水 1 000 毫升，武火烧开，改用文火熬煮至银耳熟烂。粥熟时，加入冰糖，稍煮至糖溶化即成。每日 2 次，早晚温热服食。

【作用】 补阴虚，补气血虚。

30. 柚皮粥

【配方】鲜柚子1个，粳米60克，葱末、食盐、味精各适量。

【制法用法】柚子取皮，刮洗干净，用清水浸泡1天，切块，放入锅内，加入清水600毫升，武火烧开，投入淘净的粳米，改用文火熬煮。粥将熟时，加入葱末、食盐、味精，调匀。每日1次，早晨空腹温热服食。

【作用】通气道，通调谷道。

31. 玫瑰花粥

【配方】白玫瑰花5朵，糯米100克，樱桃10颗，白糖适量。

【制法用法】白玫瑰花轻轻撕下花瓣，洗净。糯米浸泡半天后洗净入锅，加入清水800毫升，武火烧开，改用文火熬煮。粥将熟时，加入白玫瑰花、樱桃、白糖，稍煮片刻即成。每日1次，温热服食。3—5日为1个疗程。

【作用】解郁闷，养容颜。

32. 佛手柑粥

【配方】佛手柑15克，粳米30克，冰糖适量。

【制法用法】佛手柑洗净放入砂锅内，加入清水500毫升，煎煮30分钟，去渣留汁锅中。粳米淘洗干净，与冰糖一同放入药汁锅内，熬煮成粥。每日2次，早晚温热服食。

【作用】通调谷道，止喘咳。

33. 大蒜粥

【配方】大蒜、白及粉各30克，粳米100克。

【制法用法】大蒜去皮，用刀剁碎，放入砂锅内，加入清水1 000毫升烧开，煎煮2分钟，捞出。加入淘洗干净的粳米，煮至米粒开花，放入大蒜、白及粉，一同熬煮成粥。每日2次，早晚温热服食。10日为1个疗程。

【作用】解毒，止血，通调谷道。

34. 木耳粥

【配方】黑木耳15克，粳米30克。

【制法用法】黑木耳浸泡半天后洗净，切碎，与淘洗干净的粳米一同放入砂锅内。加入清水300毫升，熬煮成粥。每日2次，早晚温热服食。

【作用】清热毒，补虚。

35. 鲤鱼粥

【配方】 苎麻根 10 克，活鲤鱼（约 500 克）1 尾，糯米 50 克。

【制法用法】 鲤鱼去鳞剖腹除去内脏，洗净，切成块，加适量清水煮汤。苎麻根洗净，放入砂锅，加入清水 250 毫升，煎煮至 100 毫升，去渣取汁。鲤鱼汤、苎麻汁、已淘洗的糯米一同放入锅内，用文火熬煮成粥。每日 2 次，空腹温热服食。5 日为 1 个疗程。

【作用】 调水道，清热毒，通调气道、谷道。

36. 香菇粥

【配方】 香菇 15 克，海螵蛸 6 克，白及 10 克，白茯苓 20 克，粳米 200 克，牛奶 250 克。

【制法用法】 粳米淘洗干净，加入清水浸泡 2 个小时。香菇用水泡发后，洗净。海螵蛸、白及、白茯苓研成细末。粳米入锅，加入清水 2 000 毫升，武火烧开，投入海螵蛸、白及、白茯苓及香菇，改用文火熬煮 30 分钟。粥熟后，倒入牛奶，再煮沸即成。每日 3 次，温热服食。

【作用】 补虚，调龙路，祛湿毒。

37. 雄乌鸡粥

【配方】 雄乌鸡 1 只，糯米 100 克，葱白、花椒、食盐各适量。

【制法用法】 乌鸡宰杀去毛，除去内脏，洗净切块。加入适量清水煮至肉烂，加入淘洗干净的糯米及葱白、花椒、食盐，用文火熬煮成粥。每日 2 次，空腹温热服食。

【作用】 补气血虚。

38. 三七粉粥

【配方】 三七粉 3 克，大枣 5 枚，粳米 100 克，冰糖适量。

【制法用法】 粳米淘洗干净，大枣洗净去核，一同放入锅内。加入清水 1 000毫升，武火烧开，改用文火熬煮。粥将熟时，调入冰糖，稍煮至糖溶化即成。每日 2 次，温热服食。

【作用】 补气血虚。

39. 鲜藕白及粥

【配方】 鲜莲藕、糯米各 100 克，白及 5 克。

【制法用法】 莲藕洗净切成小粒，白及焙干研成细末，糯米淘洗干净。莲藕粒、糯米一同放入锅内，加入清水 800 毫升，用文火熬煮。粥将熟时，撒入白及粉拌匀，再煮一二沸即成。每日 2 次，早晚温热服食。

【作用】清热毒，补阴虚，通调龙路。

40. 油菜粥

【配方】油菜 100 克，粳米 50 克。

【制法用法】粳米淘洗干净入锅，加入清水 500 毫升，文火熬煮。粥将熟时，加入洗净切好的油菜，煮二三沸即成。每日 2 次，早晚温热服食。

【作用】通调龙路，通调谷道。

41. 桃花粥

【配方】鲜桃花 75 克，糯米 200 克，蜂蜜 20 克，白糖适量。

【制法用法】糯米浸泡，洗净入锅，加入清水 1 500 毫升，武火烧开，改用文火熬煮。至米粒开花时，加入桃花。继续煮至米烂。调入蜂蜜、白糖，搅匀即成。每日 2 次，早晚温热服食。

【作用】通龙路，利水道，通调谷道。

42. 山楂粥

【配方】山楂（干品）30 克，粳米 60 克，白糖 10 克。

【制法用法】山楂洗净入锅，加入清水 800 毫升，煎煮至 500 毫升，去渣留汁锅中。加入淘洗干净的粳米，文火熬煮成粥。调入白糖，糖溶化即成。每日 1 次，温热服食。

【作用】通调龙路，通调谷道。

43. 牛脾粥

【配方】牛脾 1 具，粳米 100 克，姜丝、食盐、味精、麻油各适量。

【制法用法】牛脾洗净切片，每次用 150 克与淘洗干净的粳米、姜丝一同放入锅内，加入清水 1 000 毫升，武火烧开，改用文火熬煮成粥。下食盐、味精，淋麻油即成。每日 1 次，空腹温热服食。

【作用】通调谷道。

44. 香蕉粥

【配方】香蕉 3 根，糯米 100 克，冰糖适量。

【制法用法】糯米淘洗干净，香蕉剥皮切成小块。糯米放入锅内，加入清水 800 毫升，烧开。加入冰糖和切好的香蕉块，熬煮成粥。每日 1 次，温热服食。

【作用】通调谷道，补虚。

45. 麻油粥

【配方】麻油 2 克，粳米 60 克，葱、姜、蒜、味精、食盐、麻油各适量。

【制法用法】葱、姜、蒜洗净，葱、蒜切成碎末，姜切成丝。粳米淘洗干净后入锅，加入清水 500—600 毫升，用武火烧开，改用文火熬煮。粥将熟时，调入葱末、姜丝、蒜末、食盐、味精，淋麻油稍煮，搅匀即成。每日 1 次，温热服食。

【作用】通调谷道。

46. 蜂蜜粥

【配方】蜂蜜、糯米各 50 克。

【制法用法】糯米浸泡洗净入锅，加入清水 400 毫升，用中火熬煮熟后，调入蜂蜜即成。每日 1—2 次，温热服食。

【作用】补虚，解毒，通调谷道。

47. 甘薯粥

【配方】鲜甘薯 250 克，粳米 100 克，白糖适量。

【制法用法】鲜甘薯洗净，去皮，切成小粒。粳米淘洗干净。将甘薯粒、粳米一同放入锅内，加入清水 1 000 毫升，用武火烧开，改用文火熬煮成粥。调入白糖，稍煮片刻即成。每日 1—2 次，空腹温热服食。

【作用】通调谷道。

48. 白果羊肾粥

【配方】白果 10 克，羊肾 1 具，羊肉、糯米各 50 克，葱白 3 克。

【制法用法】羊肾洗净，除去臊腺、脂膜，切成细粒，放入锅内。葱白洗净切成段，羊肉洗净切成片，糯米淘洗干净，白果去皮洗净，全部放入锅内。加入清水 500 毫升，煮至肉熟米烂。每日 2 次，温热服食羊肾、白果、羊肉，喝粥。

【作用】通气道，补阳虚。

49. 黄芪牛肉粥

【配方】黄芪、浮小麦各 30 克，牛肉、粳米各 100 克，大枣 10 枚，山药 15 克，食盐、姜丝各适量。

【制法用法】大枣去核，牛肉洗净切成肉片。黄芪、山药、浮小麦、大枣放入砂锅内，加入清水 1 500 毫升，煎煮 30 分钟，去渣留汁锅中。粳米淘洗干净入锅，用文火熬煮成稀粥。放入牛肉片及食盐、姜丝，煮至肉熟即成。每日 2 次，温热服食。

【作用】补气虚，通调水道，补血虚，通调谷道。

第四节　壮族养生药酒

1. 土茯苓酒

【配方】土茯苓（勿犯铁器）400 克，糯米 5 000 克。

【制法用法】将土茯苓放于石臼内捣为细末，过 100 目筛备用。将糯米浸泡后，蒸熟。将土茯苓末、酒曲末与熟糯米拌匀，酿制成醇酒。每次可取酒与糟 50—100 克饮食，每日可食 1—2 次。

【功效】清热毒，利水道，祛湿毒。可用于治疗湿热邪毒留注下焦之淋浊带下、疮疡肿毒、梅毒等，今也用于治疗癌性疼痛、钩端螺旋体、性传播疾病等。

2. 山药酒

【配方】山药（干品）30 克，酥油 50 毫升，米酒 1 000 毫升。

【制法用法】先将山药在砂盆中研细，然后放于铁勺中，加酥油熬香，再添入米酒搅均匀，停火待凉备用。每次于空腹时顿饮，每日 1 次。

【功效】平补肺、脾、肾，补气虚，补阴虚，调水道。可用于治疗肺肾两虚之久咳虚喘，伴腰部酸痛、男子遗精、女子带下、食欲欠佳、大便溏软、小便清长、夜尿频多、尿后余沥不尽，或自汗易感冒。

3. 火麻仁酒

【配方】火麻仁 150 克，米酒 500 毫升。

【制法用法】将火麻仁研为粗末，倒入盛米酒的罐中，密封浸泡 15 日，即可开封备用。每次可饮 30—50 毫升，每日 1—2 次。

【功效】补气虚、血虚，通调谷道。可用于治疗气血两虚，肠燥涩滞之大便燥结、排泄艰难，或妇女产后便秘难解，并见肠鸣腹胀、食少纳差、口气秽臭等。

4. 石菖蒲酒

【配方】 石菖蒲（薄切，晒干）1 500 克，好酒 7 500 毫升，熟糯小米饭 500 克。

【制法用法】 先将石菖蒲用绢布袋装好封口，悬吊于酒坛中（石菖蒲全部浸在酒中），密封坛口。存放 100 天后，开坛取酒样观察，若呈菜绿色，即将熟糯小米加入其中，再封存 14 天即可。每次取酒 30 毫升，加温后饮用，每日 3 次。

【功效】 祛风毒，祛湿毒，调火路，调谷道，散寒毒。可用于治疗风湿痹病等病症，常服方可奏效。

5. 肉桂酒

【配方】 肉桂 20 克，45—50 度的高粱酒 1 000 毫升。

【制法用法】 将肉桂洗净，焙干，研成细粉，放入酒瓶，密封浸泡 15 天，即可开封备用。每次可饮 10—15 毫升，每日 1—2 次。

【功效】 补阳虚，散寒毒。可用于治疗肾阳不足、虚寒内生，症见脘腹隐痛、喜温喜按、腰膝酸软、四肢不温、阳痿遗精、夜尿频多等，或妇女宫寒之少腹冷痛等。

第五节　壮族养生药膳

壮族人民不仅能歌善舞，而且很喜欢美食。壮族养生防病的药膳源自壮族的美食，很多药膳至今仍然是壮族人民养生防病的重要手段和方法之一。通过挖掘、整理、研究，对一些常见病的药膳原则、常用食物、药膳常用药进行总结，并对每种常见病精选常用药膳食谱进行介绍，丰富壮医养生养老内容。

一、痴呆

痴呆是由饮食不当、嗜酒过度，热毒、火毒、湿毒内生，或由劳累过度、久病不愈、气血耗损等，脏腑功能失调，体内阴盛阳衰、阳盛阴衰、阴盛阳盛，三道两路不通，三气不能同步，气血逆乱，“巧坞”功能失调所致的疾病。起病时表现为记忆力减退，以后会逐渐发展为记忆力、理解力、判断力、计算力等智能活动全面减退，严重患者会卧床不起、语言不清、神情呆钝、生活不能自理的疾病。

（一）药膳原则

通调谷道，健脾开胃，补肾填精，益气养血，聪脑安神。

（二）常用食物

猪脑、乌骨鸡、粳米、糯米、粟米、花生米、蚕豆、豇豆、绿豆、大枣、葡萄干、黑芝麻、蜂蜜、淀粉、核桃仁、仔母鸡胸脯肉、银耳、黑木耳、莲子心、羊骨、甲鱼、猪脊髓、鲶鱼头、冬菇、猪肥肉、鳝鱼、羊肉、马铃薯、鲜菠菜、鲜猪肝、干金针菜、牛心、桂圆肉、鹌鹑、枸杞、栗子、牛肉、黄酒等。

（三）常用药物

熟地、白芍、菖蒲、远志、龙骨、牡蛎、麦门冬、知母、党参、桔梗、五味子、丹参、山楂、生地黄、鲜茅根、天麻、三七、连翘心、竹沥、茯苓、陈皮、白术、百合、何首乌、山药、芡实、茯神、杜仲等。

（四）药膳食谱

1. 养脑延年饭

【主要原料】 粳米、糯米、粟米、山药各50克，花生米、蚕豆、豇豆、绿豆、大枣、葡萄干、核桃仁、黄精、黑芝麻各25克。

【制法用法】 在碗底抹上花生油，放入粳米、糯米、粟米、蚕豆、豇豆、绿豆，把黄精切条、大枣去核、山药去皮切条，连同葡萄干、核桃仁、花生米、黑芝麻一起装入碗内，摆成花样，加水250毫升，上屉蒸熟，呈米饭状，以便食用。

【效用】 补益三道，益精养神。

【适用范围】 适用于脾虚或者肾虚所致气虚、血虚，及大脑供养不足所致的痴呆患者。

2. 地黄蒸乌鸡

【主要原料】 生地黄180克，乌骨鸡1只，饴糖100克。

【制法用法】 先将乌骨鸡洗净，鸡肚处理干净，生地黄洗净切成细丝，加点饴糖和匀放在鸡腹中，放到电饭锅中与米饭一起蒸，饭熟即可食用。

【效用】 补肾健脾，益气生精。

【适用范围】 适用于脾肾亏虚、阴精衰少的痴呆患者。

3. 黄芪膏

【主要原料】 生黄芪 30 克，蜂蜜 60 克，甘草 10 克，山药、鲜茅根各 20 克。

【制法用法】 先将黄芪、鲜茅根共煎 10 余分钟，滤去渣，澄取清汁，加入甘草、山药末同煎，煮时搅匀，再调入蜂蜜成膏。2 日内服完 1 剂，每日 3 次，久服有效。

【效用】 健脾补气，燥湿化瘀。

【适用范围】 适用于脾虚或气虚所致痰湿型或瘀血内阻的老年性痴呆患者。

4. 甘麦大枣粥

【主要原料】 甘草 25 克，小麦 50 克，大枣 10 枚，炒酸枣仁 15 克，粳米 100 克。

【制法用法】 将甘草、小麦、大枣、炒酸枣仁共煎煮 20 分钟，去渣留汁，放入粳米煮熟。

【效用】 甜润滋补，养心安神。

【适用范围】 适用于老年性痴呆，伴忧郁伤神、少寐多梦者。

5. 双耳莲心汤

【主要原料】 银耳、黑木耳各 5 克，莲子心 2 克，冰糖 15 克。

【制法用法】 将银耳、黑木耳用清水泡开洗净，与莲子心放入碗内，加冰糖及水适量，放入蒸锅中蒸 1 小时。

【效用】 通气道，养阴生津，清心润肺。

【适用范围】 适用于老年性痴呆，伴狂躁不安、虚烦少寐、五心烦热者。

6. 橄榄粥

【主要原料】 橄榄 10 颗，粳米 100 克，白糖 5 克。

【制法用法】 橄榄洗净，去核。粳米淘洗干净，浸泡半小时后捞出，沥干水分备用。锅中加入约 1 000 毫升清水，放入粳米，先用武火煮沸，再放入橄榄肉，然后改用文火煮至粥熟，以白糖调味食用。

【效用】 补益谷道，化痰生津。

【适用范围】 适用于脾虚或气虚所致痰湿或痰火型痴呆患者。

7. 胡桃首乌猪脑

【主要原料】 猪脑 1 副，核桃仁 15 克，何首乌 15 克，天麻 6 克，调味品适量。

【制法用法】将天麻切片，与何首乌一同放入药包。核桃仁及药包放入锅里，加水烧开，猪脑（去脑膜）后下。炖熟后去药包，调味即可。

【效用】补肾填髓，祛风通络。

【适用范围】适用于肾虚、髓海不足型痴呆，伴头晕、肢体麻木、手足不遂者。

8. 鱼头炖冬菇

【主要原料】鲢鱼头1个，冬菇、猪肥肉、调味品各适量。

【制法用法】将鱼头切成两半，放入葱姜、料酒腌制1小时。把猪肥肉片、鲢鱼头、冬菇同放一盆内，加水、盐适量，约蒸30分钟，再放入葱花、香菜、味精、姜末和香油即可。

【效用】温养谷道，益气。

【适用范围】适用于脾虚或气虚型痴呆患者。

9. 桂圆童子鸡

【主要原料】桂圆肉100克，童子鸡（约1 000克）1只，料酒100克，姜10克，葱10克，食盐5克。

【制法用法】将童子鸡拔毛除去内脏，洗净放入锅中，用沸水氽一下，取出。桂圆肉用清水洗净。然后将童子鸡放入锅中，再加桂圆肉、料酒、葱、姜、盐和清水500毫升，上屉蒸约1小时即成。

【效用】补益心脾。

【适用范围】适用于心脾虚损、气血不足所致的痴呆患者。

10. 黄芪猴头汤

【主要原料】黄芪20克，鸡肉200克，猴头菌100克，生姜10克，葱10克，食盐5克。

【制法用法】黄芪洗净，切斜片；将猴头菌冲洗后用温水浸软，切成薄片；嫩鸡肉剁成方块，葱切段，姜切片。将上述原料一起放入锅中，加清水500毫升，武火煮沸后转文火煮45分钟即可，待温度适合后服用。

【效用】补气健脾。

【适用范围】适用于体虚的痴呆患者。

二、贫血

贫血，壮语谐音为“勒内”，是指由于各种原因导致气血不足而引起的以面色苍白、萎黄、头晕眼花、神疲乏力、心悸气短为主症的病症。

（一）药膳原则

补肝益肾，养血理虚，清热毒，补血虚，滋阴，补肾强骨，补脾，调谷道，温中补虚，益气升阳，健脾强身。

（二）常用食物

桂圆肉、红枣、荔枝、莲子、粳米、羊骨、母鸡、大米、猪肝、羊肝、鸡肝、猪血、豆腐、猴头菌、油菜心、嫩鸡肉、菠菜、童子鸡、金针菇、香菇、发菜、鳜鱼茸、白菜叶、瘦火腿、熟猪油、熟蛋清、活鳙鱼头、冬笋、鲥鱼、羊肉、白面、小米面、猪蹄等。

（三）常用药物

山药、薏苡仁、党参、黄芪、陈皮、当归、生地黄、干姜等。

（四）药膳食谱

1. 龙眼红枣粥

【主要原料】桂圆肉 15 克，红枣 3—5 枚，粳米 100 克。

【制法用法】同煮成粥，温服。

【效用】养心补脾，滋补强壮。

【适用范围】适用于谷道虚弱型贫血患者。

2. 羊骨粥

【主要原料】新鲜羊骨 1 000 克，粳米 200 克。

【制法用法】羊骨洗净捶碎，加水熬汤，去渣后，入粳米共煮成粥。调味温服，10—15 天为 1 个疗程。

【效用】补肾壮骨。

【适用范围】适用于水道亏虚型贫血患者。

3. 薏仁红枣粥

【主要原料】糙糯米 100 克，薏苡仁 50 克，红枣 15 枚。

【制法用法】同煮成粥。食用时加适量白糖。

【效用】补血虚，滋阴。

【适用范围】适用于谷道虚弱型贫血患者。

4. 黄芪鸡汁粥

【主要原料】 母鸡（1 000—1 500 克）1 只，黄芪 15 克，大米 100 克。

【制法用法】 将母鸡剖洗干净浓煎鸡汁，将黄芪放入鸡汁，加入大米煮粥。早、晚趁热服食。

【效用】 补气生血。

【适用范围】 适用于谷道虚弱、运化不足、气血亏虚型贫血患者。

5. 肝粥

【主要原料】 动物肝脏（猪肝、羊肝、牛肝、鸡肝均可）100—150 克，大米 100 克，葱、姜、油、食盐各适量。

【制法用法】 将动物肝脏洗净切成小块，与大米、葱、姜、油、盐一起入锅，加水约 700 毫升，煮成粥，待肝熟粥稠即可食用。

【效用】 补肝养目，养血。

【适用范围】 适用于各类贫血患者，伴萎黄、夜盲、目赤、浮肿、脚气等症。

6. 红枣黑木耳汤

【主要原料】 黑木耳 15 克，红枣 15 枚。

【制法用法】 将黑木耳、红枣用温水泡发后放入小碗中，加水、冰糖适量，再将碗放置蒸锅中，蒸 1 小时。每日服 2 次，吃木耳、红枣，喝汤。

【效用】 补益谷道，滋阴补血。

【适用范围】 用于谷道、水道不足所致各类贫血患者。

7. 豆腐猪血汤

【主要原料】 豆腐 250 克，猪血（羊血、牛血也可）400 克，大枣 10 枚。

【制法用法】 将大枣洗净，与豆腐、猪血同放入锅中，加适量水，煎煮成汤。饮汤，食枣。

【效用】 补气养血。

【适用范围】 用于谷道、水道不足所致各类贫血患者。

8. 首乌红枣粥

【主要原料】 制首乌 60 克，红枣 3—5 枚，粳米 100 克。

【制法用法】 先以制首乌煎取浓汁去渣，加入红枣和粳米煮粥。粥将成，放入红糖适量，再煮一二沸即可。温服。

【效用】补益谷道，养血补气。

【适用范围】用于谷道、水道不足所致各类贫血患者。

9. 猪肝菠菜汤

【主要原料】猪肝 150 克，菠菜适量。

【制法用法】猪肝洗净切片，腌制调味，放入油锅内与焯过水的菠菜炒熟；或将猪肝洗净切片，放入沸水中煮至将熟时，放入菠菜，开锅加入调料，吃肝吃菜喝汤。

【效用】养血止血。

【适用范围】适用于气血亏虚型贫血，伴痔疮、便血、便秘、高血压病、糖尿病、夜盲症患者。

10. 桂圆童子鸡

【主要原料】净童子鸡（约 1 000 克）1 只，干桂圆肉 100 克，料酒 100 克，葱、姜各 10 克，精盐 5 克。

【制法用法】将净鸡剁去爪，把腿别在鸡翅上面，使其团起来。放入沸水锅中汆一下，捞出洗净。桂圆肉用清水洗净。取一只汤锅把鸡放入，再加桂圆、料酒、葱、姜、盐和 500 毫升清水上屉蒸约 1 小时即成。

【效用】补益心脾，养血安神。

【适用范围】适用于脾肾阳虚型血虚，伴形寒肢冷、心悸不宁、健忘失眠，亦可用于气血亏虚所致的高血压、高血脂、冠心病患者。

三、风湿

风湿，壮语谐音为“发旺”，是指邪毒入侵机体火路，导致火路网络阻滞不畅，被侵犯的筋骨、肌肉、关节等部位会出现疼痛、酸楚、麻木、重着、肿大、灼热、屈伸不利等症状的病症。

（一）药膳原则

散寒毒，利湿毒，疏风通络，活络止痛，舒筋通龙路，祛风毒，除湿毒，补虚助力，通利筋骨，通火路，调谷道，健脾补肾，清热毒。

（二）、常用食物

红糖、白糖、羊肉、鳝鱼、黄酒、白酒、乌鸡、鸽子、樱桃、泥鳅、米酒等。

（三）常用药物

生姜、葱白、糯米、薏苡仁、防风、五加皮、酒曲、豨莶草、藿香、扁豆、赤小豆、茯苓、冬瓜、薄荷、肉苁蓉等。

（四）药膳食谱

1. 泥鳅粉

【主要原料】 大泥鳅（每条500克以上）5条，米酒适量。

【制法用法】 泥鳅除去内脏，晾干研成细粉，装罐预留。每天服2次，每次15克，用米酒2—3匙调均匀用开水冲服。2个月为1个疗程。

【效用】 补益脾肾，利水，解毒通络。

【适用范围】 适用于谷道虚弱所致正气不足，复感寒湿毒邪引起风湿者。

2. 赤小豆粥

【主要原料】 赤小豆30克，白米15克，白糖适量。

【制法用法】 先煮赤小豆至熟，再加入白米煮粥，粥将成，加糖适量，即可食用。

【效用】 除湿毒。

【适用范围】 适用于素体虚亏，内有蓄热，复感风寒湿毒之邪所致风湿者。

3. 木瓜乌鸡汤

【主要原料】 宣木瓜30克，赤小豆60克，薏苡仁90克，乌鸡1只，生姜20克，精盐、葱花各适量。

【制法用法】 乌鸡宰杀后，去毛及内脏，洗净。将宣木瓜、赤小豆、薏苡仁、生姜洗净，装入布袋塞入鸡膛，放入砂锅中，加适量水，文火炖烂，去药袋，加盐和葱花调味，食肉喝汤。3—6天食1只鸡。

【效用】 通龙路、火路，祛湿健脾。

【适用范围】 适用于风寒湿邪所致风湿，伴气虚、血虚者。

4. 防己鸽汤

【主要原料】 防己12克，赤小豆60克，薏苡仁90克，鸽子2只，生姜20克，精盐、葱花各适量。

【制法用法】 鸽子宰杀后，去毛及内脏，洗净。将防己、赤小豆、薏苡仁、生姜洗净，装入布袋塞入鸽膛，放入砂锅中，加适量水，文火炖烂，去药袋，加盐和葱花调味，食肉喝汤。

【效用】 利湿毒，疏风通络，活络止痛。

【适用范围】 适用于风湿痹痛，水肿脚气，小便不利者。

5. 乌鸡酒

【主要原料】雄乌鸡1只，白酒2 500克

【制法用法】将雄乌鸡洗净后用白酒炖煮，至酒熬去一半即可。每次饮20—30毫升，每日1次，同时佐餐食用。

【效用】散寒毒，疏风通络，活络止痛，通火路，调谷道。

【适用范围】适用于风寒湿邪毒致风湿者。

6. 鳝鱼酒

【主要原料】小鳝鱼500克，白酒1 000克。

【制法用法】将小鳝鱼洗净放入白酒中，加盖密封，1个月后饮用。每日2小盅，连用2个月为1个疗程。

【效用】舒筋活血，驱风除湿，补虚助力，通利筋骨。

【适用范围】适用于风毒寒毒引起的慢性关节炎患者。

7. 鳝鱼粉

【主要原料】大鳝鱼（每条500克以上）5条，黄酒适量。

【制法用法】鳝鱼除去内脏，阴干，研成细粉，装瓶备用。每日服2次，每次15克，用黄酒2—3匙调匀后用开水冲服。连用2个月为1个疗程。

【效用】通火路，散寒毒，祛风毒，利湿毒，通络。

【适用范围】适用于风湿痹症患者。

8. 防风薏仁饮

【主要原料】薏苡仁30克，防风10克，生姜3片。

【制法用法】将薏苡仁、防风、生姜共煎汁，弃渣留汁饮用。每日1剂，连用4—6日为1个疗程。

【效用】通调龙路、火路，祛风除湿。

【适用范围】适用于龙路、火路不通，关节不利，伸屈不直，风寒湿邪等症患者。

9. 生姜红糖茶

【主要原料】生姜5片，红糖适量。

【制法用法】生姜放入保温瓶中，加入红糖以沸水冲泡，加盖焖10分钟，代茶随时饮用。

【效用】通火路，散寒毒。

【适用范围】适用于肢体关节风痹所致疼痛。

四、高血压

高血压，壮语谐音为“血压嗓”，是指以体循环动脉血压增高（收缩压≥140毫米汞柱，舒张压≥90毫米汞柱）为主要特征，可伴有心、脑、肾等器官的功能或器质性损害的临床综合征。

（一）药膳原则

清肝降压、通调谷道。

（二）常用食物

芹菜、菠菜、白菜、胡萝卜、茄子、番茄、羊肉、香菇、百合、南瓜、黄瓜、苹果、梨、桃、橘子、葡萄、西瓜等。

（三）常用药物

玉米须、白菊花、罗布麻叶、山楂、五味子、天麻、陈皮、决明子、何首乌、夏枯草、昆布、海藻等。

（四）药膳食谱

1. 海带玉米须汤

【主要原料】海带30克，玉米须10克。

【制法用法】海带洗净后切成细丝，玉米须略冲洗后，与海带丝一同放入砂锅中，加适量水煮成汤食用。

【效用】清肝降压、通调谷道。

【适用范围】适用于肝阳上亢型高血压者。

2. 芹菜粥

【主要原料】芹菜50克，大米50克。

【制法用法】芹菜洗净去叶子，梗切成段与大米共煮粥。叶子煎汁，待粥煮沸后加入即可。

【效用】平肝清热、祛风利湿。

【适用范围】适用于肝阳上亢型高血压者。

3. 菊花脑

【主要原料】菊花植物嫩芽15—20克。

【制法用法】将菊花植物嫩芽冲洗干净后，放砂锅内，加适量清水及少许食盐，煮成汤，饮汤。

【效用】 解热毒，通龙路，降血压。

【适用范围】 适用于肝阳上亢型高血压者。

4. 罗布麻叶茶

【主要原料】 罗布麻叶、山楂、五味子各适量。

【制法用法】 罗布麻叶、山楂、五味子用开水冲泡后代茶饮。

【效用】 平肝安神，清热利水。

【适用范围】 适用于肝阳上亢型高血压，伴眩晕、心悸失眠、浮肿尿少者。

5. 天麻猪脑

【主要原料】 猪脑 1 副，天麻、陈皮各 10 克，调味品适量。

【制法用法】 将猪脑、陈皮、天麻洗净后放入炖盅中，加入食盐、味精、葱末、姜末各少许，再加入适量清水，隔水炖熟后食用。

【效用】 祛风开窍，通调火路，调补谷道。

【适用范围】 适用于肝肾亏虚型高血压，伴头晕目眩、肢体麻木、夜寐差、胃纳呆滞者。

6. 苦瓜炒芹菜

【主要原料】 芹菜、苦瓜各适量。

【制法用法】 将芹菜去叶后洗净切成段，苦瓜去瓤后洗净切成段，然后用植物油炒食。

【效用】 养血护肝，清热明目，调谷道。

【适用范围】 适用于高血压，伴头晕目眩、双目干涩、大便干结者。

7. 菊楂决明茶

【主要原料】 菊花、生山楂片、决明子各适量。

【制法用法】 将菊花冲洗干净，山楂片洗净，决明子打碎，同放入锅中，加适量水煎煮后代茶饮。

【效用】 清肝明目，清热解毒。

【适用范围】 适用于高血压，伴头晕头痛、目胀耳鸣、尿黄便秘者。

8. 夏枯草瘦肉汤

【主要原料】 夏枯草、瘦猪肉各适量。

【制法用法】 将猪肉切成薄片，与夏枯草一同放入砂锅内，加适量清水，以文火煲汤，即可食用。

【效用】清肝泻火，补肾养血，滋阴润燥。

【适用范围】适用于肝阳上亢型或肝肾阴虚型高血压者。

9. 香菇猪肉汤

【主要原料】香菇、瘦猪肉各适量。

【制法用法】将香菇洗净，瘦猪肉切成薄片。葱末、姜末炝锅，肉片略煸，加清水或鸡汤后加入香菇煮熟，调味服用。

【效用】通调谷道，下气化滞，明目，降压，通水道。

【适用范围】适用于高血压，伴谷道功能低下、营养不良者。

10. 当归羊肉汤

【主要原料】当归18克，生姜30克，羊肉250克，人参6克，黄芪30克。

【制法用法】先把人参、当归、黄芪、生姜洗净，切成片，再把羊肉洗净，切成条块。将上述材料一起放入锅中，加适量水，武火煮沸后去沫，改用文火炖羊肉至烂即可。

【效用】益气生血。

【适用范围】适用于气虚、血虚的高血压患者。

五、高脂血症

高脂血症是指血脂水平过高，可直接引起一些严重危害人体健康的疾病，如动脉粥样硬化、冠心病、胰腺炎等。

（一）药膳原则

化浊降脂，滋阴通龙路，调养谷道，益肾清肝。

（二）常用食物

豆腐、豆浆、大蒜、洋葱、海鱼、黑木耳、香菇、银耳、水芹菜、黑枣、生山楂、生薏米、花生叶、紫菜、燕麦片、玉米、苹果、冰糖等。

（三）常用药物

决明子、白菊花、金银花、桑叶、橘皮、荷叶、生麦芽、昆布、海藻、田七、黄精等。

（四）药膳食谱

1. 菊苗粥

【主要原料】新鲜甘菊幼苗或嫩芽15—30克，粳米50—100克，冰糖适量。

【制法用法】 甘菊幼苗或嫩芽切细，与粳米、冰糖加水同煮为粥。作早晚餐服食。

【效用】 清肝明目。

【适用范围】 适用于阴亏阳亢型高脂血症患者。

2. 田七粥

【主要原料】 田七粉 3 克，粳米 50 克，白糖适量。

【制法用法】 粳米加水适量，煮至粥成，入田七粉和白糖，稍煮即可。每日 1 剂，分 2 次热服。1 个月为 1 个疗程。

【效用】 通调龙路。

【适用范围】 适用于血瘀络痹型高脂血症患者。

3. 水芹黑枣汤

【主要原料】 水芹菜 500 克，黑枣 250 克。

【制法用法】 将黑枣洗净去核，水芹菜洗净切成段，加水适量共煮汤。

【效用】 滋补肝肾，祛脂，降血压。

【适用范围】 适用于阴亏阳亢型高脂血症患者和高血压患者。

4. 决明子粥

【主要原料】 决明子 10—15 克，白菊花 10 克，粳米 100 克。

【制法用法】 先将决明子放入锅内，炒至微有香气时取出，待冷后与白菊花同煮，去渣取汁。入粳米煮粥，粥成入冰糖，煮沸即可。每日 1 次，5—7 日为 1 个疗程。

【效用】 清肝明目，消脂，通谷道。

【适用范围】 适用于阴亏阳亢型高脂血症患者。

5. 二花桑楂汁

【主要原料】 金银花 6 克，菊花 6 克，桑叶 4 克，生山楂 6 克，冰糖 20 克。

【制法用法】 将金银花、菊花、桑叶、生山楂用清水洗净，用白洁纱布包扎好，放入锅内煎 10 分钟，加入冰糖溶化即成。每日 1 剂，代茶频饮。10—30 日为 1 个疗程。

【效用】 清肝明目，降脂。

【适用范围】 适用于阴亏阳亢型高脂血症患者。

6. 山楂黄精粥

【主要原料】山楂 15 克，黄精 15 克，粳米 100 克。

【制法用法】山楂、黄精煎取浓汁后去渣，入粳米煮粥，粥成时入白糖调味即可。可作早晚餐或点心服食。

【效用】通调谷道，祛瘀，降血脂。

【适用范围】适用于血瘀络痹型高脂血症患者。

7. 甜浆粥

【主要原料】豆浆适量，粳米 50—100 克。

【制法用法】豆浆与粳米一同煮粥，粥成时调入冰糖，再煮沸即可。每日早晚温服。

【效用】调养谷道、气道，降脂减肥。

【适用范围】适用于脾气虚弱型高脂血症患者。

8. 加味人参粥

【主要原料】人参末 3—5 克（或党参末 15—20 克），葛粉 20 克，粳米 60—100 克。

【制法用法】上三味同入砂锅内加水煮粥，粥成时加入冰糖调味。作早晚餐或点心服食。

【效用】益气健脾。

【适用范围】适用于脾气虚弱型高脂血症患者。

9. 花生壳粥

【主要原料】花生壳、粳米各 60 克，冰糖适量。

【制法用法】将花生壳洗净水煎，去渣取汁，入粳米和冰糖同煮成粥。每日 1 剂，不拘时频服。

【效用】补养谷道、气道，降脂，降血压。

【适用范围】适用于脾气虚弱型高脂血症患者和高血压患者。

10. 健脾饮

【主要原料】橘皮 10 克，荷叶 15 克，炒山楂 3 克，生麦芽 15 克，白糖适量。

【制法用法】橘皮、荷叶切丝，和山楂、麦芽一起，加水 500 毫升，煎煮 30 分钟，去渣留汁，加入白糖即可。每日 1 剂，代茶饮。

【效用】 通调谷道，升清降浊。

【适用范围】 适用于脾气虚弱型高脂血症患者。

六、更年期综合征

更年期是妇女卵巢功能逐渐衰退至完全消失的一个过渡时期，最突出的征象是月经不规律渐至绝经，一般发生在45—55岁之间。更年期综合征是指在绝经前后出现的月经紊乱、潮热汗出、易激动、烦躁、忧郁、疲倦、失眠、头痛等一系列躯体及精神心理症状。

（一）药膳原则

安神解郁，滋阴养心安神，通调谷道（补脾健胃）。

（二）常用食物

鲤鱼、猪肉、羊肉、白鸽、牛肉、鲫鱼、红糖等。

（三）常用药物

甘草、小麦、大枣、合欢皮、莲子、枸杞、当归、菊花、赤小豆、益智仁、党参等。

（四）药膳食谱

1. 合欢花粥

【主要原料】 合欢花（干品30克或鲜品50克），粳米50克，红糖适量。

【制法用法】 将合欢花、粳米、红糖同放锅内，加水500毫升，用文火煮至粥熟即可。每晚睡前1小时空腹温热食用。

【效用】 安神解郁，通龙路，利湿毒，消水肿，活血悦颜。

【适用范围】 适用于更年期，伴易怒忧郁、虚烦不安、健忘失眠等症患者。

2. 益智仁粥

【主要原料】 益智仁5克，糯米50克，精盐少许。

【制法用法】 先将益智仁研为细末，糯米煮粥，调入益智仁末，加精盐少许，稍煮即可。每日早晚餐温热食用。

【效用】 温补谷道。

【适用范围】 适用于妇女更年期，伴老年人脾肾阳虚、腹中冷痛、面色晦暗、尿频、遗尿等症者。

3. 枣仁粥

【主要原料】 酸枣仁30克，粳米60克。

【制法用法】酸枣仁洗净，水煎取汁，与粳米共煮成粥。每日1剂，连服10日为1个疗程。

【效用】宁心安神，通调谷道。

【适用范围】适用于妇女更年期，伴“巧坞”乱、喜怒无度、面色无华、食欲欠佳等症者。

4. 莲子百合煨猪肉

【主要原料】莲子50克，百合50克，瘦猪肉250克，葱、生姜、食盐、料酒适量。

【制法用法】先将莲子去心，用清水把莲子、百合洗净。瘦猪肉洗净，切成长3厘米、厚1.5厘米的块状。将莲子、百合、瘦猪肉放入锅内，加水适量，再加葱、生姜、食盐、料酒。武火烧沸后文火煨炖1小时即成。

【效用】滋阴养心。

【适用范围】适用于男子更年期，伴心阴不足而致心悸、失眠，肺阴虚所致低热、咳嗽等症者。

5. 菊花百合汤

【主要原料】白菊花6克，干百合（鲜品加倍）50克。

【制法用法】菊花略洗拍碎，干百合先泡发，加水同煮，待百合软烂，可加糖适量服用。

【效用】调“巧坞”，安神志（养心安神），平肝潜阳。

【适用范围】适用于更年期阳亢心神失安者。

6. 甘麦莲枣汤

【主要原料】甘草6克，淮小麦15克，麦冬10克，莲子15克，大枣30克。

【制法用法】将甘草、淮小麦、麦冬三味药煎汁去渣，用药汁煮莲子、大枣服用。

【效用】调“巧坞”，安神志（清心安神），养阴润燥。

【适用范围】适用于更年期妇女伴有躁动之症者。

7. 双子炖羊肉

【主要原料】枸杞子、栗子各20克，羊肉150克，黄酒15毫升，葱花5克，生姜5克，精盐2克。

【制法用法】将羊肉洗净切块，与枸杞子、栗子放在一起，加入黄酒、精盐、葱花、生姜，一起下锅，以小火炖熟即可。

【效用】温肾助阳。

【适用范围】适用于妇女更年期，伴体力疲乏、精神萎靡、腰酸腿痛、水肿等症者。

8. 淮山炖牛肉

【主要原料】牛肉 500 克，淮山 50 克，黑木耳 15 克，植物油 25 毫升，黄酒 15 毫升，姜、葱各 5 克，精盐 2 克，味精 1 克。

【制法用法】姜切片，葱切段。黑木耳泡发洗净，撕成小片。牛肉洗净，于沸水中氽一下，切成小块。淮山洗净，放入大盅内。待油锅八成热时，爆炒牛肉，加黄酒，拌匀后放入大盅，放入黑木耳、葱、姜。加水、黄酒、精盐于锅内，加热。然后倒入大盅，加盖，入笼，蒸至牛肉熟烂，加味精即可。

【效用】调养谷道（补脾健胃），养心安神。

【适用范围】适用于更年期综合征，伴失眠多梦、心神不安等症者。

9. 莲子炖荔枝

【主要原料】莲子 50 克，荔枝 10 颗。

【制法用法】将莲子浸泡后去除莲心，荔枝去壳、核，一起放入盆中，加入清水，隔水炖熟即可。

【效用】养血健脾，补肾润肺。

【适用范围】适用于妇女更年期，伴失眠多梦、带下、崩漏等症者。

10. 莲淮炖牛肉

【主要原料】牛肉 500 克，莲子 30 克，淮山 30 克，枸杞 10 克，桂圆肉 10 克，生姜片 3 克，葱段 5 克，植物油 25 毫升，黄酒 10 毫升，精盐 2 克，味精 1 克。

【制法用法】将莲子、淮山、枸杞、桂圆肉洗净，放入大盅内。洗净牛肉，于沸水中氽一下，捞出，切成片。中火烧热油锅，爆炒牛肉片，加黄酒、生姜片、葱段，然后倒入大盅内。锅内再次加入黄酒、精盐、开水，以中火煮沸后，倒入大盅，加盖，入笼，蒸至牛肉烂熟，加味精调味。

【效用】通调谷道（益脾健胃），安神养血，补脑养心。

【适用范围】适用于更年期综合征，伴心悸、烦躁、失眠、健忘等症者。

七、冠心病

冠心病，壮语谐音为“阿闷”，是指因邪毒侵袭、情志不舒、劳累过度或身体虚弱，导致龙路阻滞不通，引起心前区突然疼痛，甚则痛引肩背、喘息、不得平卧的病症。

（一）药膳原则

调养“巧坞”，通龙路、火路，扶正祛邪毒，补益气血。

（二）常用食物

猪心、银耳、绿豆、山楂、蜂蜜、土豆、玉米、粳米、豆腐等。

（三）常用药物

桃仁、酸枣仁、菊花、人参、党参、红花、三七、石菖蒲等。

（四）药膳食谱

1. 薤白炖猪心

【主要原料】猪心 1 个，薤白 30 克，胡椒粉适量。

【制法用法】猪心洗净入锅，加水适量，武火烧沸煮熟，倒入薤白，文火炖煮至猪心软透，加入胡椒粉调味即成。早晚佐餐服用。

【效用】通阳散结，健脾益心，理气消食，通调谷道。

【适用范围】适用于痰湿毒邪闭阻型冠心病，伴倦怠乏力、纳呆便溏、口粘、恶心、咯吐痰涎者。

2. 双耳汤

【主要原料】银耳、黑木耳各 20 克。

【制法用法】上述材料放入温水中浸泡，洗净蒸熟。每日 1 剂，分数次食用。

【效用】益气滋阴，降低血脂。

【适用范围】适用于心阴亏虚型冠心病，伴心悸怔忡、五心烦热、口燥咽干、潮热盗汗者。

3. 山楂桃仁蜜

【主要原料】鲜山楂 1 000 克，桃仁（打碎）60 克。

【制法用法】上述材料水煎 2 次，去渣取汁，加入蜂蜜 250 毫升，上锅蒸 1 小时，冷却后备用。每次 1 匙（5 毫升），每日服 2 次。

【效用】通龙路，消食润肠，通调谷道，降脂降压。

【适用范围】适用于瘀血阻滞龙路所致冠心病，伴脘腹闷胀、食少纳呆者。

4. 菊楂决明茶

【主要原料】菊花 3 克，山楂片、决明子（捣碎）各 15 克。

【制法用法】上述材料放入茶杯，开水浸泡半小时，代茶频饮。

【效用】调养“巧坞”，通龙路，熄风平肝，行气散瘀，降脂降压。

【适用范围】适用于气滞心胸，遇情志不遂时容易诱发或加重的冠心病患者。

5. 三仁粥

【主要原料】桃仁、酸枣仁、柏子仁各 10 克，粳米 60 克，白糖 15 克。

【制法用法】将桃仁、酸枣仁、柏子仁打碎，加水适量，置武火上煮沸 30—40 分钟，滤渣取汁。将粳米淘净入锅，倒入药汁，武火烧沸，文火熬成粥。加白糖调味，早晚佐餐服用。

【效用】通调龙路，活血化瘀，养心安神，通谷道。

【适用范围】适用于瘀血阻滞龙路所致的冠心病，伴情志不舒、夜寐不安、大便秘结者。

6. 菊花山楂饮

【主要原料】菊花 5 克，生山楂 10 克，决明子 15 克。

【制法用法】将三物同入砂锅煎煮 20 分钟，或同放保温瓶中，冲入沸水泡 30 分钟，代茶饮。

【效用】平肝，清热毒，通龙路。

【适用范围】适用于冠心病之心绞痛、高血压的防治。

7. 大蒜粥

【主要原料】紫皮大蒜 30 克，粳米 100 克。

【制法用法】紫皮大蒜去皮，放入沸水中 1 分钟后捞出。将粳米放入蒜水中煮成稀饭，再将蒜放入粥中煮片刻。早晚温服。

【效用】温通心阳。

【适用范围】适用于心阳不振型冠心病。

8. 山楂桃仁蜜

【主要原料】鲜山楂 1 000 克，桃仁（打碎）60 克，蜂蜜 250 毫升。

【制法用法】鲜山楂、桃仁水煎两次，去渣取汁，加入蜂蜜，上锅蒸 1 小时，冷却后备用。每次1匙（5毫升），日服2次。

【效用】通调龙路，活血化瘀，通调谷道（消食润肠），降脂降压。

【适用范围】适用于气血瘀滞，伴气血亏虚者。

9. 菊楂决明茶

【主要原料】菊花3克，山楂片、决明子（捣碎）各15克。

【制法用法】上述材料放入茶杯，开水浸泡半小时，代茶频饮。

【效用】通龙路，熄风平肝，行气散瘀，降脂降压。

【适用范围】适用于气滞龙路所致的冠心病，伴情志不舒、夜寐不安、纳呆食少者。

10. 山楂炖牛肉

【主要原料】山楂15克，红花、熟地各6克，红枣10枚，牛肉、胡萝卜各200克，香菇15克，料酒10毫升，葱10克，姜、精盐各5克。

【制法用法】把山楂洗净去核，红花洗净去杂质，红枣去核，香菇洗净，熟地切片。牛肉洗净，用沸水氽一下，切成3厘米的方块。胡萝卜洗净，切成3厘米的方块。姜拍松，葱切段。把牛肉、料酒、精盐、葱、姜放入炖锅内，加水1 000毫升，用中火煮50分钟即成。每次吃牛肉50克，随意吃胡萝卜，喝汤。每日1次。

【效用】通龙路，补血虚、气虚。

【适用范围】适用于冠心病之心绞痛者。

八、失眠

失眠，壮语谐音为“年闹诺”，是指因饮食不节、情志失调或久病体弱导致阴阳不调、天地人三气不能同步，以经常不能获得正常睡眠为特征的病症。主要表现为入睡困难，睡中易醒，醒后难以入睡，重者彻夜难眠，常伴有神疲乏力、头晕头痛、健忘或心神不宁等症。

（一）药膳原则

药物以酸甜入心、滋阴补肾为主；食物宜清淡、营养。

（二）常用食物

葡萄、香蕉、核桃仁、虾仁、鱼、鸡蛋、瘦肉、牛奶、鲜百合、红枣、莲子、小米、山药、蜂蜜、燕麦片等。

（三）常用药物

酸枣仁、川丹参、半夏、夜交藤、麦冬、远志、芡实、薏苡仁、白扁豆、桂圆等。

（四）药膳食谱

1. 酸枣仁粥

【主要原料】 酸枣仁末 15 克，粳米 100 克。

【制法用法】 先以粳米煮粥，粥将熟，下酸枣仁末再煮。空腹食用。

【效用】 调养“巧坞”，宁心安神。

【适用范围】 适用于心悸、失眠、多梦、心烦等症患者。

2. 秫米粥

【主要原料】 秫米 30 克，制半夏 10 克。

【制法用法】 先煎制半夏，去渣，入秫米煮粥。空腹食用。

【功效】 调谷道，和胃安眠。

【适用范围】 适用于谷道失调、食滞不化、胃中不适而引起的失眠患者。

3. 远志莲粉粥

【主要原料】 远志 30 克，莲子 15 克，粳米 50 克。

【制法用法】 先将远志泡去心皮，与莲子共研为粉，再煮粳米粥，粥熟入远志粉和莲子粉，再煮一二沸。

【功效】 补养谷道，益心志，聪耳明目。

【适用范围】 适用于健忘、失眠等症患者。

4. 小米粥

【主要原料】 小米 50 克，鸡蛋 1 个。

【制法用法】 先以小米煮粥，再打入鸡蛋，稍煮。临睡前以热水泡脚，并饮此粥，然后入睡。

【功效】 养心安神。

【适用范围】 适用于心血不足、烦躁、失眠等症患者。

5. 小米枣仁粥

【主要原料】 小米 100 克，枣仁末 15 克，蜂蜜 30 克。

【制法用法】 小米煮粥，粥熟入枣仁末，搅匀。食用时加蜂蜜，日服 2 次。

【效用】 通调谷道，补脾润燥，宁心安神。

【适用范围】适用于纳食不香、失眠、便秘等症患者。

6. 夜交藤粥

【主要原料】夜交藤 60 克，粳米 50 克，大枣 2 枚，白糖适量。

【制法用法】取夜交藤用温水浸泡片刻，加清水 500 毫升，煎取药汁约 300 毫升，加粳米、白糖、大枣，再加水 200 毫升煎至粥稠，盖紧焖 5 分钟即可。每晚睡前 1 小时，趁热食，连服 10 天为 1 个疗程。

【效用】养血安神，祛风毒，通龙路、火路。

【适用范围】适用于虚烦、顽固性失眠、多梦以及风湿等症患者。

7. 百合冰糖粥

【主要原料】百合、冰糖各 30 克，大米、糯米各 50 克。

【制法用法】上述材料加水煮粥。空腹食用，睡前可适量食用。

【效用】滋阴降火，安神。

【适用范围】适用于心阴亏损型失眠者。

8. 黄花菜肉汤

【主要原料】干黄花菜 30 克，猪瘦肉（切片）100 克。

【制法用法】上述材料加水烧汤，调食盐、味精、酱油即成。可睡前适量吃。

【效用】安五脏，利心志，解烦忧。

【适用范围】适用于寝食不安者。

9. 柏子仁粥

【主要原料】柏子仁 15 克，粳米 45 克，蜂蜜适量。

【制法用法】先将柏子仁洗净，稍捣烂，加入粳米煮粥。煮好后，加蜂蜜适量。空腹食用，或睡前适量食用。

【效用】养心安神。

【适用范围】适用于气虚、血虚所致失眠、便秘、汗多等症患者。便溏及痰多者慎服。

九、糖尿病

糖尿病，壮语谐音为“阿肉甜”，是由于先天禀赋不足，复因情志失调、饮食不节等原因所导致的以阴虚燥热为基本病机，以多尿、多饮、多食、乏力、消瘦，或尿有甜味为典型临床表现的一种疾病。

（一）药膳原则

益气养阴，清热降火。

（二）常用食物

南瓜、青瓜、苦瓜、猪胰、田螺、鹅肉、大米、粳米、竹笋、猪瘦肉、兔肉、韭菜、黑豆、藕、鸡肉、木耳、红枣、猪肚、猪脊骨、萝卜、菠菜、鲫鱼、绿茶等。

（三）常用药物

薄荷叶、山药、薏苡仁、枸杞、黄芪、熟地黄、沙参、麦冬、玉竹、山茱萸、芦荟、土茯苓、莲子等。

（四）药膳食谱

1. 杂粮南瓜粥

【主要原料】 南瓜粉 250 克，黄玉米粉 250 克，山药粉 50 克，炒黑豆 50 克。

【制法用法】 上述材料煮成粥，食前加麻油 25 克（无油者用 30—50 克芝麻代替），食盐少量，调匀，每餐一碗。若在热粥中加一些鲜菠菜，效果更佳。

【效用】 调谷道，补气养血。

【适用范围】 适用于糖尿病，伴乏力、头晕耳鸣者。

2. 田螺菜

【主要原料】 田螺、薄荷叶各适量。

【制法用法】 将田螺与薄荷叶同煮，食用田螺肉。

【效用】 调补谷道，益气祛痰。

【适用范围】 防治糖尿病。

3. 冬瓜鹅肉煲

【主要原料】 冬瓜 500 克，鹅肉 100 克，薏苡仁 15 克，山药 15 克。

【制法用法】 冬瓜切块，鹅肉洗净切块。先将鹅肉放入锅内炒熟，加入清水炖 15 分钟后，再加入冬瓜、薏苡仁、山药同炖熟，即可食用。

【效用】 补虚扶正，利尿止渴。

【适用范围】 适用于糖尿病，伴身体虚弱、精神不振、食纳不佳者。

4. 红枣炖猪胰

【主要原料】 猪胰（约 200 克）1 个，红枣 250 克，盐适量。

【制法用法】将猪胰洗净，沥水，切成小块，炒熟，再加盐适量，加入红枣小火炖烂即可。每天1次，可佐餐食用，亦可单用饮汤，食猪胰、红枣，2周为1个疗程。

【效用】滋阴润燥，补益脾肺。

【适用范围】适用于Ⅰ型糖尿病，伴口渴多饮、面色萎黄、精神不佳者。

5. 天花粉粥

【主要原料】天花粉30克，粳米100克。

【制法用法】先煎天花粉，煎好后去渣，取天花粉汁，然后加入粳米煮成粥。每日分2次食用。

【效用】清热生津，通调谷道。

【适用范围】适用于肺胃阴虚燥热型糖尿病患者。

6. 淮山枸杞子粥

【主要原料】枸杞子10克，山药（别名：淮山）15克，大米50克。

【制法用法】把枸杞子、山药洗净，山药切薄片。大米洗净后，与山药、枸杞子一同放入锅中，加水500毫升。然后用武火煮沸，再用文火煮35—40分钟即成。每天1次，每次吃粥50克，早餐食用。

【效用】调谷道，补气血。

【适用范围】适用于肝肾阴虚型糖尿病患者。

7. 桂黄粥

【主要原料】肉桂3克，熟地黄10克，鲜韭菜30克，大米100克。

【制法用法】先煎熟地黄和肉桂，去渣取汁，再加入大米一同煮粥，后加入韭菜，食用前加入油和食盐。每天1次。

【效用】通谷道，补阴阳。

【适用范围】适用于阴阳两虚型糖尿病患者。

8. 竹笋粳米粥

【主要原料】鲜竹笋1颗，粳米100克。

【制法用法】将鲜竹笋去皮洗净后切片，与粳米一同放入锅内煮成粥。每日分2次服。

【效用】润肺生津，通调谷道。

【适用范围】适用于肺热型糖尿病患者。

9. 黄芪地龙桃仁粥

【主要原料】 黄芪 60 克，地龙 2 条，桃仁 10 克，粳米 50 克，白糖适量。

【制法用法】 先煮黄芪、桃仁，取汁 150 毫升，与粳米同煮成粥。地龙研成粉，调入药粥中，放糖调味。以上为 1 日量，1 个月为 1 个疗程。

【效用】 调谷道，通龙路，补气。

【适用范围】 适用于气虚、龙路不通型糖尿病患者。

10. 土茯苓猪骨汤

【主要原料】 猪脊骨 500 克，土茯苓 50—100 克。

【制法用法】 猪脊骨加水适量熬成 3 碗。去骨及浮油，入土茯苓，再煎至 2 碗即成。每日 1 剂，分 2 次服完。

【效用】 调谷道，利湿毒（健脾利湿），补阴益髓。

【适用范围】 适用于各型糖尿病患者。

十、胃痛

胃痛，壮语谐音为“胴尹”，是由外感邪气、饮食不节、情志失调或脏腑功能失调等，导致谷道不和、气机失调、胃失所养、气结心头，引起上腹部、近心窝处经常发生疼痛的病症。

（一）药膳原则

温胃散寒，健脾行气。

（二）常用食物

红枣、牛肉、大米、羊肉、红糖、粳米、胡椒、猪肚、藕、黄梨、瘦猪肉、牛奶、胡萝卜、老鸭等。

（三）常用药物

高良姜、肉桂、砂仁、陈皮、生姜、山药、薏苡仁、茯苓、山楂、三七、洋参、附子、芦根、白术、玉竹等。

（四）药膳食谱

1. 良姜粥

【主要原料】 高良姜 45 克，粳米 300 克。

【制法用法】 将高良姜末放入锅内，加水 2 000 毫升，以中火煎至 1 500 毫升，滤除高良姜渣，放入洗净的粳米，以文火煮至熟烂成粥。候温服食，不宜冷服。

【效用】 温胃行气，散寒止痛。

【适用范围】 适用于脾胃虚寒或风毒寒毒引起的胃痛者。

2. 红枣酿白胡椒

【主要原料】 红枣 5 枚，白胡椒 10 粒。

【制法用法】 将红枣洗净去核，白胡椒略打裂开。在每枚去核红枣内放入白胡椒 2 粒，煮饭时放在饭面上蒸熟后食用。

【效用】 温中补脾，暖胃止痛。

【适用范围】 适用于寒型胃痛者。

3. 肉桂砂仁炖牛腩

【主要原料】 肉桂 3 克，砂仁 6 克，陈皮 3 克，鲜牛腩 250 克，生姜 3 片。

【制法用法】 将肉桂刮去粗皮，砂仁打碎，陈皮、生姜洗净。牛腩洗净切块，氽水去除膻味。把全部材料放入炖盅内，加凉开水适量，隔水炖 2 小时，调味后食用。

【效用】 温煦谷道，散寒毒，行气止痛。

【适用范围】 适用于寒型、气血亏虚型胃痛者。湿热胃痛者不宜食用本品。

4. 胡椒羊肉汤

【主要原料】 羊肉 150 克，胡椒 10 克，陈皮 6 克，生姜 15 克。

【制法用法】 将羊肉洗净切块，下锅爆香。把胡椒、陈皮、生姜洗净，与羊肉放入锅内，加水适量，以大火煮沸后，改用文火煮 1—2 小时，调味后食用。

【效用】 温煦谷道，助阳，散寒毒，止痛。

【适用范围】 适用于脾胃虚寒型胃痛者。阴虚有热者不宜饮用此汤。

5. 老婆茶

【主要原料】 老姜 15 克，红糖 20 克。

【制法用法】 将老姜洗净、切片后放入锅内，加水 300 毫升，加红糖，煮沸即可，候温饮用。

【效用】 温煦谷道，散寒毒，健胃消食。

【适用范围】 适用于寒毒所致胃痛者。湿热型胃痛者不宜服用。

6. 红枣山药炖猪肚汤

【主要原料】 猪肚（约 1 000 克）1 个，红枣 20 克，山药 300 克，葱白少许。

【制法用法】在砂锅内加水1 000毫升左右，将猪肚、红枣和山药洗净入锅，武火煮沸后，将浮沫撇出，改用文火煮烂，最后加入葱白。每日1次。

【效用】调谷道，补气养血。

【适用范围】适用于脾胃虚弱型胃痛者。

7. 竹叶薏仁粥

【主要原料】薏苡仁30克，淡竹叶30克，粳米60克。

【制法用法】将薏苡仁、淡竹叶，加水1 000毫升后煎至500毫升左右，滤出药渣后加入粳米，煮黏稠后便可食用。服用期间避免食用膏粱厚味类食物。

【效用】通调谷道，清热祛湿。

【适用范围】适用于脾胃湿热型胃痛者。

8. 三七洋参瘦肉汤

【主要原料】三七20克，洋参10克，瘦猪肉50克。

【制法用法】将三七、洋参均研成粉，混合，分成10份。每天早晨用50克瘦猪肉炖汤，用约10毫升汤水吞服分好的三七、洋参的混合粉。

【效用】补气血，通龙路（活血），定痛。

【适用范围】适用于瘀血停滞型胃痛伴神疲乏力者。

9. 鲜姜猪肚

【主要原料】鲜姜250克，猪肚1个，酱油适量。

【制法用法】将猪肚洗净，装入切成片的鲜姜，扎好，放砂锅内文火煨熟。去姜，猪肚切丝，拌酱油及调料吃，并可饮汤。每个猪肚分3次吃完。

【效用】温煦谷道，健脾行气。

【适用范围】适用于脾胃虚寒型胃痛者。

10. 姜桂猪肚汤

【主要原料】生姜20克，肉桂5克，玉竹10克，猪肚200克，枸杞10克。

【制法用法】将生姜洗净切片，肉桂洗净捶碎，玉竹、枸杞洗净，猪肚洗净切片。将生姜、肉桂、玉竹、枸杞、猪肚一同放入锅内，加黑胡椒粉、料酒、盐、水适量，用武火煮沸后改用文火炖到猪肚软烂即可食用。

【效用】温煦谷道，止痛。

【适用范围】适用于脾胃虚寒型胃痛者。

十一、便秘

便秘，壮语谐音为“屙意卡”，是指谷道传导失常，导致大便秘结不通，排便时间延长，欲大便而艰涩不畅的一种病症。

（一）药膳原则

清热泻火，通调谷道（泻下导滞、润肠通便）。

（二）常用食物

蜂蜜、芝麻、鸡蛋、菠菜、茄子、糯米、粳米、大枣、雪梨、牛奶、牛髓、羊肉等。

（三）常用药物

麻子仁、杏仁、桃仁、决明子、木香、槟榔、郁李仁、松子仁、何首乌、肉苁蓉、绿豆、瓜蒌、鱼腥草、陈皮、山药等。

（四）药膳食谱

1. 决明炖茄子

【主要原料】决明子 10 克，茄子 2 个。

【制法用法】先将决明子加水煎煮，取汁备用。茄子用油炒后，放入药汁及适量的佐料炖熟，佐餐食用。

【效用】清热泻火，润肠通便。

【适用范围】适用于胃肠积热型便秘者。

2. 香槟粥

【主要原料】木香 5 克，槟榔 5 克，粳米 100 克，冰糖适量。

【制法用法】水煎煮木香、槟榔，去渣留汁。入粳米煮粥，粥将熟时加冰糖，稍煎待溶化即可。可作早晚餐服食。

【效用】通调谷道，行气通便。

【适用范围】适用于气滞型便秘者。

3. 松仁粥

【主要原料】松仁 15 克，粳米 30 克。

【制法用法】先煮粳米粥，后将松仁和水研末做膏，入粥内，煮沸 5 分钟即可。空腹食之，每日 3 次，10 天为 1 个疗程。

【效用】益气补血，润肠通便。

【适用范围】适用于年老气血不足或热病伤津引起的便秘患者。

4. 首乌决明茶

【主要原料】决明子 30 克，大枣 1 枚，何首乌 30 克。

【制法用法】将决明子打碎，与何首乌、大枣一同放入砂锅内，煎水代茶饮用。可每日饮用。

【效用】调补谷道，温阳润肠。

【适用范围】适用于气虚型便秘者，对缓解中老年人便秘效果尤佳。

5. 绿豆粥

【主要原料】绿豆 20 克，粳米 80 克。

【制法用法】上述材料煮粥，粥熟烂可加冰糖适量，食粥。

【效用】清热解毒。

【适用范围】适用于燥热内结型便秘者。

6. 瓜蒌根汤

【主要原料】瓜蒌根 30 克，鲜马齿苋 30 克。

【制法用法】上述材料洗净切碎，加水适量，同煮 20 分钟，加冰糖或白糖适量，喝汤。

【效用】清热散结，通调水道。

【适用范围】适用于燥热内结型便秘者。

7. 蒲公英粥

【主要原料】粳米 100 克，鲜蒲公英 100 克。

【制法用法】粳米煮粥，粥半熟时加入洗净切碎的鲜蒲公英，粥熟烂后食粥。

【效用】清热解毒。

【适用范围】适用于燥热内结型便秘者。

8. 桂心粥

【主要原料】桂心 6 克，山药 15 克，桑皮 6 克，粳米（或小米）100 克。

【制法用法】桂心、山药、桑皮加水适量煎煮取其浓汁，加粳米（或小米）共煮粥。可作早晚餐食用。

【效用】温阳散寒，调补谷道。

【适用范围】适用于阴寒凝结型便秘者。

9. 牛髓膏

【主要原料】 人参、山药、桃仁、杏仁各60克，核桃肉90克，牛髓90克，蜂蜜240克。

【制法用法】 人参、山药、桃仁、杏仁、核桃肉研为细末，牛髓放入铁锅内，加热溶化，再加入蜂蜜熬炼，煮沸后滤去渣，加入药末，用竹片不断搅拌，至黄色为度，候冷，瓷器盛装备用。每次5—10克，空腹嚼食。

【效用】 补谷道，通龙路，补气通便。

【适用范围】 适用于气虚型便秘，伴精神不振、身疲乏力者。

10. 桑葚地黄蜜膏

【主要原料】 桑葚500克，生地黄200克，蜂蜜适量。

【制法用法】 取桑葚、生地黄水煎2次，合并煎液，再以文火煎熬浓缩至较黏稠时，加蜂蜜1倍，煮沸停火，待冷装瓶备用。每次1汤匙，沸水冲化服用，每日2次。

【效用】 益气滋阴，通调谷道、水道。

【适用范围】 适用于阴虚型便秘，伴形体消瘦、口干口苦者。

十二、阳痿

阳痿，壮语谐音为“委呦”，是指青壮年男子由于虚损、惊恐、湿热等原因，致使宗筋失养而弛纵，引起阴茎痿弱不起，临房举而不坚，或坚而不能持久的一种病症。

（一）药膳原则

属虚者宜补，属实者宜泻，有火毒者宜清，无火者宜温。补脾益肾、补肾壮阳、益精填髓。

（二）常用食物

羊肉、猪心、牛肉、猪腰、鸡蛋、牛肾、羊肾、猪鞭、狗鞭、马鞭、羊鞭、木耳等。

（三）常用药物

杜仲、党参、阳起石、枸杞、菟丝子、桂圆、当归等。

（四）药膳食谱

1. 枸杞牛肉片

【主要原料】 牛肉500克，枸杞50克，葱、姜丝、蒜片各10克，植物油、生粉、盐、味精各适量。

【制法用法】 先将牛肉洗净切片放入碗中，然后加适量的植物油、盐和少许生粉，用筷子搅匀放置10分钟；同时将枸杞水煮取浓缩汁30毫升。将锅置于火上，加入植物油烧至五成热时，将枸杞浓缩汁倒入锅中，等浓缩汁开后将牛肉倒入锅中翻炒，最后将葱、姜、蒜倒入再翻炒，加入味精即成。

【效用】 滋阴补血，强筋骨，健脾胃。

【适用范围】 适用于虚损羸瘦、腰膝酸软、脾虚不运、糖尿病、水肿、眩晕、阳痿、漏精等症者。老年体弱、病后体虚者服用，可起到较好的滋补、强壮作用。

2. 鸽子蒸虫草

【主要原料】 肉鸽2只，冬虫夏草5克，香菇15克，料酒50克，清汤1 000克，味精、精盐适量。

【制法用法】 鸽子去毛，剖腹，取出内脏，洗净，切块，放入锅中，水开即取出。将过水的鸽肉放到汤碗中，加入冬虫夏草、香菇、料酒、精盐、味精、清汤，隔水蒸2小时左右，肉烂后取出即成。

【效用】 补虚损，益气血，添精髓。

【适用范围】 适用于肾虚所致的阳痿，伴漏精、腰膝酸软、气短乏力、记忆力减退、汗病等虚弱症患者，以及病后久虚不复患者。

3. 瘦肉韭菜百合汤

【主要原料】 瘦猪肉100克，韭菜20克，百合（干品）50克，鸡蛋1只，盐、味精适量。

【制法用法】 瘦猪肉洗净，切成小块；韭菜水洗干净，切成2厘米左右。先把百合、瘦猪肉，放入锅内，加清水适量，武火煮沸后，文火煲约1小时，下韭菜段及搅匀的鸡蛋液，再煮5分钟，加盐、味精等调味。

【效用】 温肾缩泉、固关生精。

【适用范围】 适用于肝气郁结型阳痿者。

4. 千斤拔杜仲汤

【主要原料】 千斤拔20克，杜仲20克，菟丝子20克，猪腰2个。

【制法用法】 猪腰洗净剖开，和千斤拔、杜仲、菟丝子一起煮汤服用。

【效用】 益气补肾，益精血。

【适用范围】适用于肾虚型阳痿者。

5. 枸杞羊肾粥

【主要原料】枸杞250克，羊肾1个，羊肉100克，大米100—150克，葱白少量，食盐少许。

【制法用法】将羊肾洗净剖开，切片。把羊肉洗净切碎，枸杞煎汁去渣，同羊肾、大米一起文火煮成粥，再加入少许盐、葱白，稍煮即可。温热服食。

【效用】滋肾阳，补肾气，壮元阳。

【适用范围】适用于肾虚劳损、阳气衰败所致的阳痿，伴腰脊疼痛、头晕耳鸣、听力减退、尿频或遗尿等症者。

6. 黄花倒水莲粥

【主要原料】黄花倒水莲50克，菟丝子50克，青果100克，大米100克。

【制法用法】先将黄花倒水莲、菟丝子、青果放入砂锅煎成药汁，去掉药渣后入大米煮粥，粥熟温服。

【效用】补肾益精，养肝明目。

【适用范围】适用于肝肾不足所致的阳痿，伴腰膝酸软、四肢无力、漏精、早泄、小便频数、尿有余沥等症者。

7. 荔枝狗肉煲

【主要原料】狗肉1 000克，荔枝300克，陈皮30克，白萝卜300克，料酒30克，大蒜50克，葱白20克，姜20克，花生油500克，精盐、胡椒各少许。

【制法用法】狗肉洗净剁成小块，姜切成丝状，白萝卜切成小块。将砂锅烧热后，放入花生油，然后将狗肉和姜丝放入砂锅中一起进行翻炒，将狗肉的血水炒出。再将狗肉和萝卜一起放进高压锅压制20分钟左右，熄火冷却后将狗肉和萝卜倒入砂锅中，加入陈皮、少许的凉开水、料酒、大蒜、葱白、精盐、胡椒，并加入已去皮去核的荔枝，再炖5分钟即可食用。

【效用】温肾壮阳。

【适用范围】适用于久病气虚、脾胃虚寒、气怯食少、胸腹胀满、疮溃不收口等症者，也可作为肾虚下寒、腰膝酸软、阳痿滑精者的保健膳食。有内热者慎用。

8. 龙眼肉莲子炖羊肉

【主要原料】 羊肉500克，桂圆肉25克，莲子30克，当归30克，生姜5片，料酒、食盐各适量。

【制法用法】 将羊肉洗净，放入砂锅中煮沸，将泡沫去掉，然后将桂圆肉、莲子、当归、生姜放入砂锅中，同时加入适量的料酒、食盐，炖熟食用。

【效用】 补血，益肾，强筋骨。

【适用范围】 适用于阳痿，伴肾虚腰痛、下肢酸软乏力等症者。

第六节　壮族养生茶道

广西是茶的故乡，具有悠久的茶文化。早在唐代，广西的象州、廉州（现北海市合浦县）、容州（现玉林市容县）、浔州（现桂平市）就盛产茶叶。如著名的红碎茶、六堡茶、白毛茶、茉莉花茶等都产于广西。壮族人民热爱茶、好饮茶，与茶有着极其深厚的缘分。种茶、采茶、制茶、卖茶等活动无不渗透着茶文化的气息。茶文化养生源于生产、生活的传统和积淀，生产和生活是文化艺术产生的深厚土壤。广西不同的地方，不同的民族在不断地发展过程中，结合自己的历史、文化、风俗等，形成了不同的饮茶、用茶方式及由此而衍生出的丰富的茶文化。

广西是一个多民族聚居的地方，各民族在长期的传统生活中，形成了丰富多彩的饮茶习俗。广西各地的名茶向来都受文人雅客地赞赏。客来敬茶，以茶代酒，用茶来表示礼仪，历来是我区各民族的饮茶之道。“千里不同风，百里不同俗。”不同的生活习俗使得各个民族的饮茶风俗各不相同。

一、壮族饮茶习俗

壮族人民的饮茶方式很独特，喜欢一种类似菜肴的咸油茶，认为喝油茶不仅可以充饥健身、驱邪去湿、开胃生津，还能预防疾病。对于常年居住在山区的人民来说，油茶就是一种保健饮品。

油茶的主料是茶叶，一般首选鲜嫩的茶叶。采摘回来的茶叶经沸水烫过，沥干备用。咸油茶除咸、油的特点外，油茶中的配料也很重要。配料中一般有大豆、花生米、糍粑、米花等，还可加入炸鸡块、爆虾子、炒猪肝等。另外，还备有食用油、盐、姜、葱等，经过炸、炒、煮，分装入碗。每当客人登门，咸油茶就是当地人民最好的待客之品。

二、茶叶作用机理

茶叶含有丰富的维生素，尤其是维生素 A、维生素 C、维生素 P、维生素 K 等的含量较高。茶叶里的多种维生素能被人体直接吸收利用。茶叶中含有的氨基酸种类丰富，多达 25 种，这些氨基酸在茶叶中含量虽不高，但是可作为人体日常需要的补充。茶叶中还含有钙、钾、镁、锌等微量元素。

饮茶能提神醒脑，消除疲劳。茶叶中含有咖啡因，被人体吸收后既能刺激中枢神经系统，醒脑提神，帮助思维，又能加快血液循环，促进新陈代谢，解除疲劳。

饮茶可以止渴生津，消食解腻。饮茶时带走身体里的一些热量，滋润口腔，起清凉和生津的作用，另外，还可以对人体进行体温调节，从根本上起到解热止渴的作用。茶叶中含有咖啡因，它能兴奋中枢神经系统，影响全身生理机能，促进胃液分泌和食物消化。此外，茶水中还有其他化合物，有调节脂肪代谢作用。

饮茶可降脂减肥，加速体内废物排泄。据报道，云南出产的普洱沱茶，有降脂减肥、抗类脂化合物、防治心血管病的作用。

三、广西常用的保健茶

1. 广西红碎茶。产于广西南宁、钦州、玉林、百色、柳州的红碎茶，是 20 世纪 60 年代初在广西逐步发展起来的茶类。1974 年，广西红水河以南的茶园被列为中国红碎茶出口基地之一。

2. 贺州昭平将军峰云绿茶。产地为广西贺州昭平县庇江乡（现并入走马乡）将军峰，属绿茶类，1996 年通过农业部茶叶质量监督检验测试中心的名茶认证。

3. 桂林毛尖茶。为绿茶类新创茗茶，20 世纪 80 年代初由广西桂林茶叶科学研究所创制成功。毛尖茶原产于广西桂林尧山。优质的桂林毛尖茶外形条索紧细，白毫显露，色泽翠绿，香气清高持久，汤色碧绿清澈，滋味醇和鲜爽，叶底嫩绿明亮。

4. 凌云白毫茶。因叶背长满白毫而得名，主产于广西百色凌云县四季云雾缭绕的岑王老山、青龙山一带。优质凌云白毫茶外形条索紧结，白毫显露，形似银针；茶汤香气馥郁持久，滋味浓醇鲜爽，回味清甘绵长，有板栗香。可以助消化、解腻利尿、提神醒目。

5. 西山茶。产自广西桂平西山，属于绿茶类。2009 年，西山茶成为国家地理标志保护产品。西山茶又名“棋盘茶”“棋盘仙茗”，是桂平市西山寺的绿茶，素有“山有好景，茶有佳味”之说。

6. 六堡茶。是在梧州市行政辖区范围内，选用苍梧县群体种、广西大中叶种及其分离选育的品种、品系茶树的鲜叶为原料，按特定的工艺进行加工，具有独特品质特征的黑茶。

7. 三江茶叶。三江茶叶素以上市早、品质高而大获好评，并屡屡获得大奖。绿茶以早春茶为贵，“三江春”正含三江茶独特的品质特征以及上市早之意。

8. 覃塘毛尖茶。属烘青绿茶。产于广西贵港市覃塘区。1971 年开始创制，1973 年通过鉴定并命名为“覃塘毛尖茶”，1982 年在全国名茶评选会上荣获“全国名茶”称号，2015 年农业部批准对覃塘毛尖茶实施农产品地理标志登记保护。

9. 三江油茶。柳州的苗族、瑶族和部分壮族也有用油茶待客的习俗。三江的油茶是很有名的，制作有简易，也有复杂。吃油茶历史悠久。

10. 金花茶。野生金花茶仅分布于广西防城港市十万大山的兰山支脉一带，生长于海拔 700 米以下，以海拔 200—500 米之间的范围较常见，垂直分布的下限为海拔 20 米左右。

四、茶的加工方法

选用一芽一叶及少量一芽二叶初展鲜叶为原料，加工工艺如下：

1. 鲜叶堆放。采回鲜叶经拣剔后及时堆放，时间为 2—4 小时。

2. 杀青。使用电炒锅，锅温 140℃，投叶量 350 克。杀青采用快速翻炒，抖闷结合，待叶质变软，叶色由鲜绿变为暗绿、青草气消失时出锅，用时 4—5 分钟。

3. 清风摊凉。出锅的杀青叶在竹匾中迅速簸扬几下，以散发热气，然后摊凉 5—6 分钟。

4. 初揉。在竹匾中搓揉 1—2 分钟，至叶子初步成条、略有茶汁溢出时为适度。

5. 初炒。在锅中进行，锅温 80—90℃，炒茶手法以抓为主，防止叶子与锅壁摩擦而使叶色变暗，炒至茶叶含水率降到 45％时出锅，摊凉 5—10 分钟。

6. 复炒做形。做形手法初时以抓炒为主，辅之轻轻搓揉，待水分降至 40％时改搓揉为主，用力随茶叶含水量下降而逐渐减弱，待茶叶达八成干时转入提毫。

7. 提毫。在锅中进行，手法是双掌握茶，向一个方向搓揉。提毫时要注意三点：一是茶的干度不可过干或过湿，以八成干为宜；二是茶的温度不可过高或过低，以手握茶叶有烫手感为宜；三是搓揉的力度不可太轻或太重，以刚能磨破茶条外表胶膜而又不使茸毛脱落为宜。搓揉至茶条白毫显露时出锅摊凉。

8. 烘干。在 6CH-941 型茗茶烘干机上进行，烘至茶叶含水率在 6%以下。品质特点为外形肥嫩卷曲、紧实露毫，汤色嫩绿明亮、栗香高长，滋味浓爽，叶底绿亮显芽。

第七节　壮族养生瓜果

壮族养生瓜果是指具有营养保健和防病治病作用的食物性瓜果，食养生瓜果是壮族传统食疗养生法之一。壮族先民在寻找食物的过程中，发现有些瓜果不仅能充饥，还有很好的保健治疗作用，可药食两用。正如《黄帝内经》中提到“五果为助”，即瓜果有养身和健身的功效。

广西高温多雨，土壤大部分属酸性和中性，适宜热带、亚热带果树的生长。贵港罗泊湾汉墓出土的炭化果实，有桃、李、橘、橄榄、梅、人面子等。合浦堂排二号汉墓出土的铜锅内，盛满了稻谷和荔枝，荔枝皮和果核都保持完整，这是目前发现最早的荔枝标本。梧州大塘鹤头山东汉墓发掘时，发现在一个铜碗内存有 28 粒板栗，与今桂北的板栗基本相同。

1. 荔枝

荔枝有“果王”之称，盛产于两广一带，具有 2 000 多年的栽培历史，是岭南四大名果之一。

广西为中国荔枝之乡。据史载，钦州市灵山县早在汉代就开始种植荔枝，全国有 39 种荔枝，灵山就有 35 种。灵山荔枝除种植历史悠久、品种齐全外，还因口感超群、味道醇香而深受消费者喜爱。荔枝是亚热带珍贵水果，其果形别致，色红悦目，果肉状如凝脂，味清甜浓郁。优良品种有糯米糍、桂味、妃子笑、挂绿、淮枝等，而以淮枝数量最多，占总产量的 70%—80%。品质则以桂味和糯米糍最佳。桂味肉质爽脆、味清甜诱人，而糯米糍则以核小肉厚、汁多味浓著称，历来被朝廷列为贡品。

荔枝味甘、酸，性温，入心、脾、肝经。可止呃逆，止腹泻，是顽固性呃逆及五更泻者的食疗佳品。同时，还有补脑健身、开胃益脾、促进食欲的功效。现代研究发现，荔枝有营养脑细胞的作用，可改善失眠、健忘、多梦等症，并能促进皮肤新陈代谢，延缓衰老。

营养价值：荔枝营养丰富，含葡萄糖、蔗糖、蛋白质、脂肪以及维生素 A、维生素 B、维生素 C 等，并含叶酸、精氨酸、色氨酸等各种营养素，对人体健康十分有益。

食用方法：在吃荔枝前后适当喝点盐水、凉茶、绿豆汤，或者把新鲜荔枝去皮浸入淡盐水中放入冰柜里冰镇后食用。这样不仅可以防止上火，还具有醒脾消滞的功效。另外，用荔枝壳煎水喝也能解荔枝热。成年人每天吃荔枝一般不要超过 300 克，儿童一次不要超过 5 颗。不要空腹吃荔枝，最好是在饭后半小时再食用。因进食荔枝而引起低血糖者要适量补充糖水，症状严重者应及时送医院进行治疗。

2. 菠萝

菠萝原产于巴西，16 世纪传入中国，有 70 多个品种，是岭南四大名果之一。

菠萝是凤梨科多年生常绿草本植物，每株只在中心结一个果实。果实呈圆筒形，由许多子房和花轴聚合而成，是一种复合果。菠萝果皮有众多的花器[①]，坚硬刺手，食用前必须削皮后挖去。

菠萝一年有三次结果期，品质以 6—8 月成熟为最佳。鲜食以果色新鲜、果形端正、果身坚实、熟度八成的为好。菠萝常见品种有神湾、巴厘和沙捞越种三种，以近年精心培育的沙捞越种中的糖心菠萝为最佳。

菠萝味甘、微酸，性平，入胃、肾经。具有健胃消食、解热消暑、解酒、降血压、抗癌、补脾止泻、清胃解渴等功用。可用于消化不良、肠炎腹泻、伤暑、身热烦渴等症，也可用于高血压眩晕、手足软弱无力的辅助治疗。

营养价值：菠萝中所含有的糖、盐类和酶有利尿作用，适当食用对于患高血压和肾炎的病人有好处。此外，菠萝含有一种叫菠萝朊酶的物质，它能分解蛋白质，溶解阻塞于组织中的纤维蛋白和血凝块，改善局部的血液循环，消除炎症和水肿。

食用方法：把菠萝切成片或块放在盐水中浸泡 30 分钟，然后再洗去咸味，就可以达到消除过敏性物质的目的，还会使菠萝味道变得更加甜美。饭后半小时

---

① 花器：俗称“果眼”或“菠萝鸡”。

吃这些用盐水浸泡过的菠萝，既美味又营养。

3. 木瓜

木瓜，学名番木瓜，又名万寿果，是岭南四大名果之一，素有“岭南果王”的称号。木瓜原产于墨西哥，17世纪传入中国，现广西各地均有栽培。《本草纲目》称：“木瓜性温味酸，和肝平胃，舒筋络，活筋骨，降血压。”

木瓜是番木瓜科常绿软木性乔木，与香蕉、菠萝同称为“热带三大草本果树”。品种有岭南、穗中红、泰国红肉等，品质以岭南种为最佳。果形长圆丰满，肉厚籽少，有桂花香味。果实硕大，重一二千克，大的可达六七千克。果肉鲜食味美、营养丰富。成熟的木瓜可炖食，如冰糖炖木瓜可清心润肺，治疗喉炎等疾患；未成熟的木瓜可糖渍，作为蔬菜煲汤食用，或腌制成咸酸木瓜等。

营养价值：木瓜鲜果中含有较多的单宁和有机酸。未成熟的木瓜糖含量相对较低，口感酸涩，不宜生食。但果实营养丰富，富含多种维生素。木瓜中酸类成分包括苹果酸、枸橼酸、酒石酸等，这些有机酸都具有纯正的酸味，经过适当稀释并辅以一定的甜味剂如蔗糖或蜂蜜后，可制成风味独特的食品。

食用方法：方法一，准备原味酸奶、木瓜。木瓜去籽、皮，切丁，所有材料放进榨汁机榨汁即可。方法二，准备蜂蜜、椰子汁、鲜奶、木瓜。木瓜去籽、皮，切丁，所有材料放进榨汁机榨汁即可。

4. 香蕉

香蕉是岭南四大名果之一，栽培数量仅次于柑橘、荔枝、菠萝。广西栽种香蕉有2 000多年历史，具有得天独厚的气候优势，尤其以南宁种植的香蕉相对优良，果形、果味、果色都是上品。香蕉是芭蕉科多年生常绿大型草本，每株抽蕾结果一次，每株香蕉生10余梳，每梳果实10—15根。果肉软甜可口，独具香气，有润肠通便、降低血压、防止血管硬化等功效。

营养价值：香蕉属高热量水果，据分析每100克果肉的热量达91千卡。在一些热带地区，香蕉还作为主要粮食。香蕉果肉营养价值颇高，每100克果肉含碳水化合物20克、蛋白质1.2克、脂肪0.6克；此外，还含多种微量元素和维生素。其中维生素A能促进生长，增强对疾病的抵抗力；硫胺素能抗脚气病，促进食欲、助消化，保护神经系统；核黄素能促进人体正常生长和发育。香蕉除能平稳血清素和褪黑素外，它还含有可让肌肉放松的镁元素，适于工作压力比较大的人食用。

食用方法：直接生食。也可把香蕉捣烂，做香蕉泥，或炸成香蕉片。

5. 杧果

广西为中国杧果之乡，我国现在有三大杧果之乡，分别是广西百色、四川攀枝花和海南三亚，不过百色田阳县是第一个荣获“中国杧果之乡”称号的地方。由广西亚热带作物研究所培育的桂七杧果价高量少，被很多人称为“杧果贡品”。

营养价值：杧果为著名热带水果之一，含有糖、蛋白质、粗纤维、矿物质等营养成分。杧果中的胡萝卜素含量特别高，是水果中少见的。此外，维生素C含量也不低。

食用方法：可做果汁、果酱、罐头、蜜饯等。

6. 百香果

百香果原产于安的列斯群岛，广泛种植于热带和亚热带地区。百香果有“果汁之王”“摇钱树”等美称。广西玉林北流获得中国果品流通协会授予的首个“中国百香果之乡”称号，实至名归，无论是百香果鲜果销售量，还是百香果加工产业链，北流市都遥遥领先。

营养价值：百香果富含人体所需的17种氨基酸、多种维生素和类胡萝卜素，以及各种微量元素，可溶性固形物15%—16%，总酸量3.8%—4%，甜酸适中。常食用百香果及其加工品，对人体有消食、化痰、提神醒脑、活血强身、镇静止痛、减压降脂等功效。

食用方法：百香果是以汁用为主的水果，成熟果实含汁30%以上。果汁色泽鲜艳，天然色泽介于柠檬黄与橙黄之间，浓郁的香味集番石榴、菠萝、杧果、香蕉等多种热带、亚热带水果的香味于一体，有“果汁王”的美称。以百香果为原料还可制成冰激凌、果酱、果冻、果酒等加工品。

7. 金橘

广西柳州市融安县被称为“金橘之乡”。融安县的金橘以皮薄肉多、味甜且香而闻名全国，其中滑皮金橘是金橘中的极品。

营养价值：金橘果实含丰富的维生素A，可预防色素沉淀、增加皮肤光泽与弹性、延缓衰老，也可预防文明病[①]，如心脑血管病变及癌症。更能理气止咳、

① 文明病：又叫生活方式病，是由于经济的日益发达，现代人生活水平地不断提升，致使人们过多地热爱享受，不注意自己的生活方式，从而引起的疾病。

健胃、化痰，同时，也可预防哮喘及支气管炎。金橘还有非常丰富的维生素 C，能健胃消食，化痰止咳。金橘亦含维生素 P，是维护血管健康的重要营养素，能强化微血管弹性，可作为高血压、血管硬化、心脏疾病之辅助调养食物。

食用方法：刚买回来的金橘需清洗干净，用盐水浸泡 10 分钟，捞出控干水分。金橘的果核有小毒，需去核再吃。除了生吃，还可以用糖腌制，或者泡茶饮。生吃时，去核，连皮带肉一起食用；用糖腌制时，将洗净的金橘切成两半或四半，再用刀轻轻压一压，去核，放入瓶子，加适量白糖，腌制 3—4 天，即可直接食用；泡茶饮时，可将洗净的金橘切成小块，直接温水冲泡饮用，味酸甜，具有很好的养身作用。

8. 柿子

柿子是柿科植物浆果类水果，成熟季节在 10 月左右，果实形状较多，如球形、扁圆形、锥形、方形等，不同的品种颜色从浅橘黄色到深橘红色不等。广西恭城的月柿，因柿子去皮制成柿饼之后，表皮有一层形如明月的白霜而得名。从树上刚摘下的鲜柿味甜可口，深受消费者青睐。早在 1996 年，恭城就被农业部授予全国唯一的“中国月柿之乡”荣誉称号。

营养价值：柿果味甘涩，性寒，无毒；柿蒂味涩，性平，入肺、脾、胃、大肠经。有清热去燥、润肺化痰、软坚散结、止渴生津、健脾、治痢、止血等功能，可以缓解干咳、喉痛、高血压、大便干结、痔疮疼痛或出血等症。所以，柿子是慢性支气管炎、高血压、动脉硬化、痔疮患者的天然保健食品。

食用方法：柿子含有丰富的蛋白质、胡萝卜素、维生素 C、瓜氨酸、碘、蔗糖、钙、磷、铁等营养成分。柿子可以直接当水果吃，这也是我们经常食用柿子的方法。柿子还可以用来做柿子饼、柿子果酱、柿子豆沙饼等。

9. 富川脐橙

脐橙是广西贺州市富川瑶族自治县的特产，是国家地理标志产品。富川脐橙以色泽鲜艳、肉质脆嫩、风味浓郁、蜜甜、无核等极佳品质而著名。富川脐橙曾获得“第一好吃脐橙”称号。

营养价值：富川脐橙营养丰富，含有大量的维生素 C、β-胡萝卜素、柠檬酸、维生素 A、烯类、醇类以及醛类等物质。可以抑制致癌物质的形成，还能软化和保护血管，促进血液循环，降低胆固醇和血脂。

食用方法：富川脐橙最常见的吃法自然就是直接剥开吃，酸甜的果肉能够让你在炎炎夏日之中感受到一缕自然的气息。不管是果肉还是汁水都足够沁人心脾，让你从炎热的天气中感受到难得的清爽。但富川脐橙可不只有这一种吃法，把它和其他水果结合起来，做成一些夏日冰饮也是非常不错的。比如脐橙西柚冰茶，这也是一种果饮凉茶。脐橙和西柚富含维生素 C，能促进抗体产生，增强人体解毒功能，让你整个夏天都感到精神焕发。

除了上面这些水果，广西还有火龙果、猕猴桃、黄皮果、波罗蜜、番石榴等热带优质水果。被称为“瓜果之乡”的广西，一年四季都有吃不完的各种水果。

第八节　壮族养生蔬菜

蔬菜是人们日常饮食中必不可少的食物之一。蔬菜可提供人体所必需的多种维生素和矿物质等营养物质。此外，蔬菜中还有多种多样的植物化学物，是人们公认的对健康有益的成分，可以有效预防慢性病、退行性疾病。

由于广西优越的地理条件，农业生产出现了蔬菜的早期栽培。古代壮族地区早就认识到膳食必须包括蔬菜。广西贵港罗泊湾汉墓出土了大量的植物种实，其中包括蔬菜。

蔬菜的营养物质主要包含矿物质、维生素、纤维等，这些物质的含量越高，蔬菜的营养价值也越高。此外，蔬菜中的水分和膳食纤维的含量也是重要的营养品质指标。通常，鲜嫩度较好的蔬菜水分含量高、膳食纤维少，食用价值也较高。但从保健的角度来看，膳食纤维也是一种必不可少的营养素，膳食纤维丰富的蔬菜有益健康。此外，蔬菜中还有多种对人体健康有益的成分，如类胡萝卜素、二丙烯化合物、甲基硫化物等。许多蔬菜还含有独特的微量元素，对人体具有特殊的保健功效，如西红柿中的番茄红素、洋葱中的前列腺素 A 等。

如今人们正受到环境污染而引发的多种疾病的困扰，如何解决因环境污染产生大量氧自由基的问题日益受到人们的关注。解决的有效办法之一，是通过增加食物中抗氧化剂的含量来协同清除过多有破坏性的活性氧、活性氮。研究发现，蔬菜中有许多维生素、矿物质微量元素以及相关的植物化学物、酶等都是有效抗氧化剂，所以蔬菜不仅是低糖、低盐、低脂的健康食物，同时还能有效地减轻环境污染对人体的损害，并对各种疾病起预防作用。

1. 白萝卜

【制法用法】

（1）胃热呕吐：白萝卜适量，切碎，加生姜 3 片、蜂蜜适量，同煎服。

（2）呃逆：鲜白萝卜、生姜适量，捣烂取汁，加蜂蜜适量冲服。

（3）大便秘结：白萝卜约 500 克，切片，加水约 1 000 毫升，煎至 500 毫升温服。

（4）百日咳：白萝卜种子焙干，研成细粉，每次 1.5 克，加白糖适量，开水送服，每日 3 次。

（5）风寒咳嗽：白萝卜 1 个，胡椒粉少许，红糖或白糖适量。在白萝卜顶端挖一个小洞，将胡椒粉和糖填满洞口，放炭火上烤至萝卜皮呈焦黄色，每晚临睡前趁热吃，连吃 3—5 天。

（6）痢疾：干白萝卜、陈萝卜叶（越陈越好）各约 100 克，加水煎浓，当茶频饮，每日 1 剂，连服 3—5 天；或用萝卜皮、马齿苋各约 50 克，水煎冲蜂蜜服。久痢可用陈萝卜叶煮鸡肉汤服。

（7）高血压：鲜白萝卜汁，每次服 1 小杯，每日 2 次，连服 7 天；或用萝卜子研末，每次服 6 克，每日 3 次。

（8）肺热咳血或流鼻血：白萝卜汁、藕汁各适量，调匀饮下。

（9）木薯中毒：白萝卜（鲜品或干品）约 500 克，加红糖适量，水煎服。如患者昏迷，用鲜白萝卜汁灌服。

2. 胡萝卜

【制法用法】

（1）百日咳：胡萝卜 120 克，红枣 12 枚，加水 3 碗煎成 1 碗，分几次服，连服 10 多天。

（2）麻疹：胡萝卜 100 克，芫荽 100 克，荸荠 60 克，加多些水，久煎成 2 碗，每日随意分服。

（3）水痘：胡萝卜 120 克，板栗 100 克，芫荽 100 克，水煎代茶饮。

（4）夜盲症：胡萝卜蒸熟当饭吃。

3. 马铃薯

【制法用法】

（1）脾胃虚寒、食欲不振：马铃薯 100 克，红枣 10 枚，陈皮 6 克，生姜 8

片，加水煎至马铃薯熟烂，用油盐调味吃，加肉类煮食，味更佳。

（2）胃热痛，泛酸水：马铃薯洗净捣烂，取汁1杯，每天早上空腹服用。

（3）腮腺炎：马铃薯1个，洗净，以醋磨汁，擦患处，干了再擦。

（4）烧烫伤：马铃薯磨汁涂伤处。

4. 红薯

【制法用法】

（1）肠燥便秘：红薯数个，煮熟，去皮蘸蜂蜜吃。

（2）腹中绞痛，上吐下泻：红薯藤100克，切成小段，加适量生盐炒焦，加水煎成1碗服。

（3）腹胀痛、干呕、便急不通：红薯藤250克，白矾6克，水煎，分2—3次服。

（4）吐血、便血：红薯藤（收存3年以上者更好）100克，水煎服。

（5）夜盲症：红薯叶100克，加猪肝煮食，连服2—3次。

（6）乳疮：白心红薯洗净捣烂敷患处，见热即换，连敷数天。

（7）疮毒发炎：生红薯、蒲公英适量，洗净捣烂敷患处，有消炎去毒生肌的功效。

（8）肺热咳嗽：红薯叶250克，吉祥草10克，冰糖适量，水煎服。

5. 凉薯

【制法用法】

（1）慢性酒精中毒：凉薯去皮切片，拌白糖适量，随意嚼服。

（2）疥疮：凉薯种子30克，硫黄10克，浸75%酒精200毫升，3天后可用，外擦患部。

6. 山药

【制法用法】

（1）身体虚弱：山药粉30克，加水煮熟，调入适量米酒或甜酒，搅拌成糊状，晚上空腹服。常服精力充沛，肌肤红润，容光焕发。

（2）疲倦无力，气喘痰多，遗精白浊，多汗，心慌，手足心微热：生山药120克，加水煮成2碗，每日分多次服。常服有益。

（3）老年人小便不利或小便过多：山药、白茯苓各等分，研成细末，每次约30克，加水煮成糊状，每日服2次。

（4）虚喘痰多：山药粉30克或生山药60克捣烂，加入甘蔗汁半碗，炖煮服用。

（5）食欲不振，消化不良：鲜山药煮汤或用山药粉加水煮成糊状，常服。

（6）糖尿病：山药50克，天花粉15克，沙参15克，知母10克，五味子6克，水煎服。

（7）颈项后肿块：鲜山药去皮，加蓖麻仁2粒，一起捣烂，外敷患处。

7. 薤白

【制法用法】

（1）冠心病心绞痛：薤白15克、瓜蒌20克，白酒15毫升，加水200毫升，煎成100毫升，每日分2次服。

（2）胃神经官能症（中医称“奔豚气”）：鲜薤白捣烂取汁1小杯，饮服。

（3）小儿寒湿泄泻、大便多泡沫：薤须15克，加水煎成1碗，每日分3次服。

（4）鼻渊：薤白15克，番木瓜花10克，猪鼻100克，水煎服。

（5）妊娠胎动、腹内冷痛：薤白10克，当归10克，加水煎成1碗，每日分2次服。

（6）慢性气管炎：薤白研末，每次3克，白糖水送服，每日3次。

（7）胆道蛔虫：酸薤头（用醋浸渍成的薤头）嚼服或饮酸薤头水。

（8）肠胃炎干呕：薤菜50克，加水150毫升，煎至100毫升，温服。

（9）受凉麻疹不出：鲜薤叶蘸酒揉擦皮肤。

（10）疮疥痛痒：鲜薤叶捣烂取汁外擦。

（11）毒虫螫伤：鲜薤白捣烂取汁外擦。

8. 洋葱

【制法用法】

（1）高血压：洋葱1个，洗净生吃或煮熟吃。

（2）便秘：洋葱1个，洗净生吃或加花生油拌炒吃，连吃几天。

（3）创伤：洋葱1个，洗净捣烂外敷。

（4）皮肤溃疡：洋葱捣烂，取汁涂患处。

（5）阴道滴虫：洋葱洗净捣烂取汁，用药棉蘸拭阴道及外阴部。

9. 甜笋

【制法用法】

（1）热咳痰多：甜笋30克，冰糖适量，水煎服。

（2）风寒感冒：酸笋（由甜笋腌制而成）30 克，大蒜、豆豉、辣椒各适量，煮面条 1 碗，加油盐调味，服后盖被使患者微汗出。

（3）久痢脱肛：酸笋水 500 毫升，鸡肉 100 克，煮至鸡肉熟烂，加盐调味，每日分 3 次服，连服 3—5 天。

10. 藕

【制法用法】

（1）红白痢：藕粉 30 克，调蜂蜜适量，加水煮成糊，每日 2 次。

（2）冻脚开裂：藕蒸熟捣烂敷患处。

（3）鼻窦炎、鼻流黄水：藕节、川芎各等分，研成细末，每次 5 克，米汤送服，每日 2 次。

（4）鼻血不止：鲜藕节约 250 克，洗净捣烂取汁，每次服 20 毫升，并以少许滴鼻。

（5）突然吐血：藕节 20 克，荷叶蒂 7 个，加水煎成 1 碗，加蜂蜜适量调服。

（6）咽喉炎：藕节 10 克，煎水 1 碗，加盐少许服。

（7）肺热咳血：藕节 30 克，生地 15 克，茜草炭 10 克，阿胶（溶化）10 克，川贝 10 克，杏仁 10 克，甘草 3 克，水煎服。

11. 慈姑

【制法用法】

（1）肺结核咯血：慈姑 60 克，甘露子 30 克，木耳 10 克，冰糖适量，水煎服；或用慈姑数个，去皮捣烂，加蜂蜜和米泔各适量拌匀，蒸熟，趁热吃下。

（2）小便涩痛：慈姑 60 克，水煎服。

（3）黄疸：慈姑 60 克，黄花菜根 15 克，加白糖，水煎服。

（4）妇女产后血瘀心痛：慈姑 60 克，洗净捣烂取汁，一次饮下。

（5）痈疮肿毒：慈姑 60 克，洗净捣烂取汁服，渣外敷患处。

（6）毒虫螫伤：慈姑加盐少许，捣烂外敷患处。

12. 韭菜

【制法用法】

（1）身体虚弱盗汗、肺结核盗汗：韭菜、蚬肉各适量，煮汤，加油、盐调味，服时再加少许黄酒，每天分 2—3 次服；或用韭菜根 30 克，加水 200 毫升，煎至 100 毫升，一次服完。

（2）误吞小块金属或玻璃碎片等异物：韭菜 250 克，切成 3—5 厘米小段，煮熟后嚼服。

（3）噎膈反胃（包括食道癌、胃癌咽下困难，进食即吐）：鲜韭菜洗净捣烂取汁，慢慢咽服；或以韭菜汁 1 匙加牛奶半杯，煮沸后，趁温慢慢咽下。

（4）消渴引饮无度：每天用韭菜 250 克炒熟吃或煮汤吃，不加盐，连吃 3 周。

（5）阳痿、腰膝冷痛、遗精：①韭菜籽打碎，按 1∶5 的比例浸米酒或高粱酒，7 天后可用，每日 3 次，每次服 10 毫升，于饭后服。②韭菜叶 250 克，胡桃肉 50 克，加芝麻油炒熟，1 天吃完，连吃 1 个月。

（6）鼻血、痔疮出血、便血、尿血、妇女经漏或血崩：韭菜根洗净捣烂取汁，每次服 10—20 毫升，开水冲服。

（7）消化不良腹泻：韭菜适量，炒熟吃。

（8）妇女产后血晕、不省人事：韭菜一把，醋一大碗，将韭菜切碎后放入大茶壶中，另将醋煮沸后倒入茶壶内，将茶壶口对准患者鼻孔熏鼻。

（9）妇女产后呕清水：韭菜 500 克，洗净捣烂取汁，加姜汁少许服。

（10）跌打内伤疼痛：鲜韭菜 520 克，洗净捣烂取汁，加白糖冲服。

（11）跌打肿痛：韭菜 250 克，生姜 100 克，葱白 50 克，共捣烂，加酒炒热后敷患处。

（12）汗斑：鲜韭菜 50 克，硼砂 10 克，共捣烂，涂擦患处。

（13）荨麻疹：韭菜适量，加盐少许，捣烂外擦患处。

（14）神经性皮炎：鲜韭菜 250—500 克，淘米水 1 000 毫升，先将淘米水放酸，取出澄清液加韭菜煮沸 15 分钟，放凉洗患处。

（15）过敏性皮炎：韭菜、鸡毛各适量，水煎外洗。

（16）新生儿硬皮病：韭菜 60 克，米酒 60 毫升，将韭菜切段炒熟，加米酒拌匀，用纱布包好擦患部，每次 15—20 分钟，每日 1 次，7 天为 1 个疗程。可连用几个疗程。

13. 苋菜

【制法用法】

（1）湿热黄疸：苋菜、鲫鱼煮做菜食，连食数天。

（2）红白痢：红苋菜适量，水煎服，或水煎后加蜂蜜服。忌酸辣。

（3）流鼻血：苋菜根 30 克，冬瓜皮 15 克，茅根 15 克，旱莲草 15 克，水煎内服。

（4）油漆过敏：苋菜全株适量，煎水外洗。

（5）蜈蚣蜇伤：鲜苋菜叶捣烂敷患处。

（6）蜂蜇伤：鲜苋菜捣烂外敷，另取汁 1 杯内服。

（7）毛虫蜇伤，发热发冷：鲜苋菜全株洗净，捣烂取汁内服。

14. 芥蓝

【制法用法】

（1）风热感冒：芥蓝根 30 克，紫苏叶 10 克，薄荷叶 10 克，葱白（连须）5 根，加适量水煎服。

（2）咽喉痛：芥蓝根 30 克，咸榄 10 颗，水煎代茶饮。

（3）咳嗽气喘：芥蓝根 30 克，红枣 10 枚，莳萝籽 6 克，水煎服，加冰糖或白糖，溶化后服用。

（4）预防白喉：芥蓝根 30 克，水煎服，白喉流行期间每周服 2 天，或多吃芥蓝菜。

15. 甘蓝

【制法用法】

（1）胃及十二指肠溃疡：甘蓝叶 250 克，加水煮至刚熟捞起。腌制柠檬（越陈越好）1 个，加适量蜂蜜拌匀，再和煮熟的甘蓝叶调和。每日分数次吃，连吃 15—20 天。

（2）关节屈伸不利：甘蓝 500 克，鸡脚 1 对，加水适量，煮至熟透，用油盐调味后吃菜喝汤。

（3）睡眠不佳、多梦易醒：甘蓝 500 克，百合 10 克，莲子 10 克，红枣 10 枚，先将后三味加适量水煮至熟透，再加甘蓝煮熟，用油盐调味。每日分数次吃，连吃 7 天。

16. 白菜

【制法用法】

（1）热咳痰多：白菜适量，加冰糖，水煎服。

（2）漆疮：白菜捣烂取汁，外擦患处。

（3）飞丝入目：白菜洗净，捣烂取汁过滤，滴 2—3 滴入眼，飞丝顷刻即出。

（4）石油中毒：白菜洗净，捣烂取汁服用。

17. 芥菜

【制法用法】

（1）感冒所致的头痛怕冷、口干口苦：芥菜500克，豆腐100克，咸榄4颗，生姜6克，水煎趁热吃菜喝汤，使微微出汗。

（2）肺痈：取陈年腌芥菜汁，分次少量咽服。

（3）寒性反胃：芥菜籽研成细末，每次3克，用淡酒或姜汁送服。

（4）毛发不生：芥菜籽、生半夏各等分，研成细末，用姜汁调擦，每日2次。

（5）痾呕腹泻：芥菜籽适量，研成细末，大蒜头2个，去皮打烂，混合成稠糊状，加热敷脐上，外用纱布固定。

（6）漆疮瘙痒：芥菜煎水外洗。

（7）痔疮肿痛：芥菜煎浓液熏洗患处。

（8）燥热痰多：芥菜适量，煮粥吃。

18. 油菜

【制法用法】

（1）劳伤吐血：油菜500克，水煎，加红糖代茶饮。

（2）血痢腹痛：鲜油菜洗净，捣烂取汁，加蜂蜜适量炖煮，每次服30毫升，每日3次。

（3）粘连性肠梗阻：油菜种子100克，小茴香15克，水煎，分2次服。

（4）产后瘀血腹痛：油菜种子10克，当归10克，桂皮5克，水煎服。

（5）蛇头指疮疼痛：油菜洗净，捣烂取汁，随量饮服。

（6）乳腺炎：油菜洗净，捣烂，敷患处。

（7）热毒疮疖：油菜适量，水煎外洗。

19. 西洋菜

【制法用法】

（1）肺结核：西洋菜250克，猪骨适量，加盐调味，煎汤，每日分2—3次服。

（2）肺热痰多咳嗽：西洋菜60克，冰糖或白糖适量，水煎服。

（3）皮肤瘙痒：西洋菜适量，煎汤常服。

（4）淋浊尿少次多、尿道痛：西洋菜250克，煎水，冲红糖服。

20. 苦荬菜

【制法用法】

(1) 急性细菌性痢疾：苦荬菜500克，水煎服。

(2) 急性咽炎：苦荬菜500克，灯芯草3克，水煎服。

(3) 阑尾炎：苦荬菜500克，大血藤（华东地区习称“红藤”，广西习称“槟榔钻”）60克，水煎服。

(4) 尿血：苦荬菜200克，水煎，加酒少许冲服。

(5) 急性黄疸型肝炎：苦荬菜花15克，水煎服；或花果晒干研成细末，每次6克，开水送服，每日2次。

(6) 对口恶疮：鲜苦荬菜洗净捣烂，取汁约200毫升，入姜汁10毫升，加酒少许服，渣敷患处。

(7) 稻田皮炎：鲜苦荬菜捣烂取汁擦患处，或煎浓汤外洗。

21. 茼蒿菜

【制法用法】

(1) 痰多咳嗽：鲜茼蒿菜500克，陈皮6克，水煎服。

(2) 夜多小便：鲜茼蒿菜500克，黑豆50克。先将黑豆炒熟，加水煎至豆软易嚼，再入茼蒿菜煮熟，加油、盐调味，吃菜喝汤。

(3) 小儿遗尿：茼蒿菜适量，加塘角鱼1条同煎，油、盐调味服。

22. 菠菜

【制法用法】

(1) 消渴引饮：菠菜根、鸡内金各等分，研成细末，每次3克，用米汤送服，每日3次。

(2) 习惯性便秘：菠菜和米各适量，煮粥吃。

(3) 缺铁性贫血：菠菜250克，猪肝50克，煮汤，加油、盐调味吃。

23. 枸杞菜

【制法用法】

(1) 糖尿病：枸杞叶60克，煎浓汁，当茶饮。

(2) 急性结膜炎：枸杞叶60克，鸡蛋1个，煮汤，加油、盐调味服，每日1次。

(3) 肾虚所致的腰膝酸痛、无力，劳伤：枸杞叶250克，羊肾1对切片，米60克，葱白10余根，共煮粥，加油、盐调味服。

(4) 视力减退或夜盲：枸杞叶60克，猪肝60克，煮汤，加油、盐调味服。

(5) 鼻窦炎：枸杞根60克，甘草10克，水煎代茶饮，连服1个月。

(6) 风火牙痛：枸杞根60克，水煎服。

(7) 偏头痛：枸杞根60克，鸡蛋、鸭蛋各1个，水煎服，吃蛋喝汤。

(8) 带下病：枸杞根60克，瘦猪肉60克，煮汤，加油、盐调味，吃肉喝汤。

(9) 痔疮肿痛：枸杞茎叶适量，煎汤熏洗。

(10) 心烦口渴：枸杞根水煎代茶饮。

(11) 小儿心烦口渴、潮热：枸杞根或茎叶水煎代茶饮。

24. 蕹菜

【制法用法】

(1) 解断肠草中毒：蕹菜根、积雪草（别名：雷公根、崩大碗）各约500克，洗净，共捣烂取汁内服。

(2) 头痛耳朵流脓：水蕹菜约100克，狗肉100克，加水炖服，连服数次。

(3) 鼻出血：蕹菜适量，和糖共捣烂，冲入沸水服。

(4) 小便浊、大小便出血：蕹菜洗净，捣烂取汁，调蜂蜜适量内服。

(5) 痔疮肿痛：蕹菜适量，加生盐少许，共捣烂，敷患处。

(6) 风火牙痛：蕹菜根100克，醋、水各半，煎水含漱。

(7) 小便不利：蕹菜根适量，水煎服。

(8) 痈疮：蕹菜适量，八角2枚，红糖适量，共捣烂敷患处。

(9) 蜈蚣咬伤：蕹菜、食盐各适量，共捣烂敷患处。

25. 水芹

【制法用法】

(1) 小便淋痛：水芹根茎适量，洗净捣烂取汁服。每次半碗，每日2次。

(2) 大便出血：水芹适量，洗净捣烂，取汁半碗，调红糖适量服。

(3) 黄疸：鲜水芹根60克，黄花菜30克，瘦猪肉100克，加盐调味，水煎服。

(4) 风火牙痛：鲜水芹根60克，鸭蛋1个，水煎，喝汤吃蛋。

(5) 痄腮：鲜水芹适量，捣烂取汁，加酸醋服，外擦患处。

26. 黄花菜

【制法用法】

(1) 高血压：黄花菜根30克，荸荠30克，水煎代茶饮。

（2）痢疾：黄花菜 30 克，红糖 50 克，水煎服。

（3）黄疸全身发黄：黄花菜 30 克，或根 30 克，水煎服，可加瘦猪肉同煮汤服。

（4）大小便有血：黄花菜 30 克，木耳 10 克，水煎，加白糖冲服。

（5）脱肛：黄花菜 30 克，木耳 30 克，赤砂糖适量，水煎服。

（6）声音嘶哑：黄花菜 30 克，水煎后加蜂蜜含咽。

（7）妇女月经提前：黄花菜 30 克，芹菜 100 克，水煎服。

（8）小儿喉两边红肿、吮乳困难：黄花菜 10 克，水煎后加蜂蜜调服。

（9）水肿：黄花菜根晒干研细末，每次 6 克，于饭前用米汤送服，每日 2 次。

27. 冬瓜

【制法用法】

（1）全身水肿：冬瓜 1 000—1 500 克，加腊肉 250 克，煮熟透，每日分 4 次服。

（2）糖尿病：冬瓜（约 2 500 克）1 个，截去瓜头，去瓤，加入黄连粉 30 克；再将截去的瓜头盖回，用竹签固定，放入炭火煨至冬瓜熟透，榨取冬瓜汁，每日分 3 次服。

（3）肾炎水肿：冬瓜皮、白茅根各 30—60 克，水煎，每日分 3 次服。

（4）水肿烦渴，小便短少：冬瓜瓤 500 克，水煎代茶饮。

（5）荨麻疹：冬瓜皮适量，水煎代茶饮。

（6）男子白淋，女子带下病：陈冬瓜籽晒干研成细末，每次 10 克，米汤送服。

（7）肺脓疡、胸膜炎胸腔积液：冬瓜籽、芦根、薏苡仁各 30 克，金银花 15 克，桔梗 10 克，水煎服。

（8）食鱼中毒：冬瓜榨汁，随量饮服。

28. 南瓜

【制法用法】

（1）肺虚咳嗽：南瓜 250 克，冰糖适量，水煎服。

（2）驱蛔虫：吃生南瓜，成年人每次 500 克，儿童酌减，2 小时后再服泻剂，连吃 2 天。

（3）驱绦虫：南瓜子 60—120 克，去皮生吃，或微炒研粉，早晨空腹服下；30—60 分钟后，再用槟榔 30—60 克，水煎服。2 小时后无大便，可用芒硝 6—10 克，开水冲服。大便时肛门应泡在温水盆里，以利排出绦虫。

（4）血吸虫病：南瓜子去壳去油，研成细末，每日 240 克，分 3 次服，连服

1个月。

（5）子宫脱垂：南瓜蒂5个，茄子蒂10个，母鸡1只。将鸡去净毛及内脏，再将南瓜蒂和茄子蒂装入鸡肚内，缝好，隔水炖至鸡肉熟透，吃鸡肉及汤汁，连吃8—10次。

（6）烫伤：夏季收老南瓜瓤连子装入瓶内，愈久愈好。烫伤，用此外敷。

29. 丝瓜

【制法用法】

（1）乳汁不通：丝瓜1条，连种子烘脆研末，每次3—6克，用酒送服。

（2）妇女崩漏：丝瓜络1—2条，烘脆研末，加红糖适量，分2次用开水送服。

（3）腰痛：丝瓜络，焙焦黄后研成细末，每次3克，每日2次，用酒冲服。

（4）慢性气管炎：经霜丝瓜藤100克，水煎服，连服3周。

（5）偏头痛：鲜丝瓜根100克，鸭蛋2个，水煎服，吃蛋喝汤。

30. 黄瓜

【制法用法】

（1）小儿热痢：嫩黄瓜适量，切片，加蜂蜜腌制，随量吃。

（2）急性咽喉炎、扁桃体炎：黄瓜霜少许，加适量冰片研成细末，吹入患处。

（3）小儿湿热腹泻：黄瓜叶适量，洗净捣烂取汁，冲开水加白糖服。

（4）高血压：黄瓜藤150克，水煎代茶饮。

（5）黄水疮：黄瓜藤焙干，枯矾适量，共研末，撒敷疮上。

31. 白瓜

【制法用法】

（1）酒醉头晕、胸闷：白瓜适量，洗净切片腌酸醋，随量服。

（2）热病烦渴：白瓜适量，水煎，加白糖代茶饮。

（3）小便不利：白瓜适量，洗净生吃。

（4）口角疮：白瓜煅成炭，研成细末，用少许蜂蜜调擦患处，每日数次。

32. 苦瓜

【制法用法】

（1）暑天感冒发热、身痛口苦：苦瓜干15克，连须葱白10克，生姜6克，水煎服。

（2）中暑发热：苦瓜1个，去瓤，切片，茶叶6克，水煎服。

(3) 烦热口渴：苦瓜 1 个，去瓤，切片，水煎服。

(4) 胃疼：苦瓜煅成炭研末，每次 1 克，开水送服，每日 2—3 次。

(5) 痢疾：鲜苦瓜 1 个，捣烂绞汁，开水送服；或用苦瓜藤晒干研成细末，每次 3 克，每隔 6 小时服 1 次，开水送服。

(6) 红眼疼痛：苦瓜干 15 克，菊花 10 克，水煎服。

(7) 疔疮疼痛：苦瓜叶晒干研末，每次 10 克，用酒送服。

(8) 痈肿：苦瓜捣烂敷患处。

33. 葫芦

【制法用法】

(1) 急性肾炎浮肿：陈葫芦壳 15—30 克，水煎服；或陈葫芦壳焙微黄研末，每次 10 克，开水送服，每日 2—3 次。

(2) 肝硬化腹水：陈葫芦壳 15—30 克，黄豆 60 克，大蒜 15 克，鲤鱼头 1 个，加水适量煎至黄豆熟烂，随量喝汤。

34. 茄

【制法用法】

(1) 大便出血：经霜茄连蒂，煅成炭研末，每次 3 克，温酒送服，每日 2 次；或用茄叶熏干研末，每次 6 克，盐开水送服。

(2) 百日咳：老茄（去籽）约 30 克，红糖适量，水煎服。

(3) 慢性风湿性关节炎：茄根 15 克，水煎服；或茄根 100 克，浸白酒 500 克，浸泡 1 周后，每次服 25 毫升，每日 2 次。

(4) 慢性气管炎：将茄根制成每毫升含生药 2 克的糖浆，每次服 50 毫升，每日 2—3 次。

(5) 银环蛇咬伤：茄全草煎水，患者于被咬伤 2 小时内大量饮服，并及时送医院治疗。

(6) 热毒疮肿：茄子捣烂，外敷患处。

(7) 汗斑：茄子切开，以切口蘸硫黄粉，擦汗斑处。

(8) 冻疮：茄全草适量，煎水外洗。

35. 番茄

【制法用法】

(1) 糖尿病：番茄汁、西瓜汁各适量，混合同饮；或番茄适量，同猪胰煮汤，加油、盐调味服。

（2）牙龈出血：番茄洗净生吃，连吃半个月左右。

（3）口腔溃烂：番茄同鲜鱼煮食，连吃 1—2 周。

（4）胃溃疡：番茄 1 个，腌柠檬 1 个，加蜂蜜适量拌匀，每日吃几次，连吃 3 周。

（5）皮肤肿毒；番茄全株煎水外洗。

36. 番木瓜

【制法用法】

（1）乳妇奶汁不足：番木瓜 500 克，猪蹄 1 个，熬汤服。

（2）胃和十二指肠溃疡疼痛：成熟果当作水果吃。

（3）肾绞痛、肾结石、尿路结石疼痛：雄木瓜花 30 克，猪油 15 克，煮汤吃。

（4）妊娠呕吐：番木瓜叶煅成炭，研末，每次服 3 克，每日 2—3 次，开水送服。

（5）脚气肿：番木瓜叶 1 张，柚叶 10 张，大风艾 30 克，陆英 30 克，水煎外洗。

（6）肌肉酸痛、关节不舒：熟番木瓜 1 个，离瓜蒂 3 厘米处横切，除去种子，在空心处倒满米酒；再将切下部分盖上，用竹签固定，隔水文火炖 1 小时，倒出米酒装瓶备用。每次服 20—30 毫升，每日 2 次。

37. 豇豆

【制法用法】

（1）小便不利：豇豆叶 120 克，水煎加红糖服。

（2）小儿脾虚疳积：豇豆根晒干研末，每次 10 克，与鸡蛋或瘦猪肉蒸食。

（3）营养性浮肿：豇豆 250 克，猪骨适量，煮烂，吃豆喝汤。

38. 蚕豆

【制法用法】

（1）噎膈、反胃：干蚕豆磨成粉末，每次 10 克，加红糖适量，开水送服，每日 2—3 次。

（2）虚肿：蚕豆 250 克，大蒜 30 克，红糖适量，水煎服。

（3）水肿：蚕豆 60 克，冬瓜皮 15 克，水煎服。

（4）肺结核咯血：蚕豆叶洗净，捣烂取汁，每次服 20 毫升，每日 2 次。

（5）酒醉不醒：蚕豆苗适量，加油、盐煮汤灌服。

（6）各种内出血：蚕豆茎焙干研末，每次 6 克，开水送服，每日 3 次。

（7）高血压；蚕豆花 10 克，玉米须 15 克，水煎服。

（8）燥热咳血：蚕豆花 10 克，水煎去渣，加冰糖适量，每日分 2 次服。

（9）小便闭塞：蚕豆壳 100 克，水煎频服。

（10）水泻：蚕豆茎 30 克，水煎服。

（11）臁疮臭烂、多年不愈：蚕豆叶捣烂敷患处。

（12）天疱疮、烧烫伤：蚕豆荚炒炭研末，用麻油调擦患处。

39. 黄豆

【制法用法】

（1）营养不良性水肿：黄豆 250 克，加水 1 000 毫升，煎至 250 毫升，加入甜酒适量，每日分 3 次服。

（2）脚气水肿：黄豆 120 克，大蒜 200 克，冰糖适量，水煎服，每日 3 次。

（3）手足抽筋疼痛：黄豆 100 克，细米糠 60 克，加水煎至黄豆熟烂，每日分 2 次吃。

（4）脾虚水泻：黄豆 100 克，白术 15 克，共研细末，每次 10 克，米汤送服，每日 3 次。

（5）烧烫伤：治疗期间，每天用黄豆适量煮汁服，可加快治愈，愈后无疤痕。

（6）小儿丹毒：黄豆加水煎浓汁擦患处。

（7）痈疮初起：黄豆加水泡涨，捣烂外敷。

（8）肺痈：黄豆 250 克，洗净冷开水浸透，捣烂取汁，调糖冷饮。

（9）预防麻疹：黄豆 30 克，黑豆 30 克，加水适量煮至熟透喝汤，可预防或减轻麻疹。

40. 饭豆

【制法用法】

（1）营养不良性水肿：饭豆 120 克，大蒜 15 克，白糖适量，水煎服。

（2）脚气病浮肿、麻木、行动无力：饭豆 200 克，红枣 20 克，陈皮 6 克，白糖或红糖适量，水煎服。

41. 花生

【制法用法】

（1）降谷丙转氨酶：花生 60 克，红枣 30 克，冰糖适量，水煎服。

（2）高血压：花生枝叶 60 克，水煎服；或将花生浸在醋中，每天早上嚼吃 10 粒。

（3）失眠：花生枝叶 60 克，加水适量，煎至 100 毫升，每日分 2 次服。

（4）营养性水肿：花生 60 克，鲫鱼 1 条，红枣 30 克，水煎，加油、盐调味服。

（5）乳妇少乳：花生 100 克，猪前蹄 1 只，炖熟，加盐调味服。

（6）脚气病：花生 60 克，饭豆 60 克，红枣 30 克，水煎加糖服。

（7）高血脂：花生壳 30 克，荷叶 30 克，水煎服。

（8）血小板减少性紫癜、各种内出血：花生衣 20 克，小红枣 30 克，水煎服。

（9）慢性气管炎：花生衣 60 克，加水煎约 10 小时，过滤，浓缩至 100 毫升，加糖，每日分 2 次服。

（10）咳嗽气喘、吐痰带血：花生壳 30 克，枇杷叶 15 克，百合 15 克，水煎服。

（11）蛔虫性肠梗阻：取熟花生油内服。15 岁以下者，每次服 60 毫升；16 岁以上者，每次服 80 毫升。服后 6 小时不见好转者再服一次。

42. 芫荽

【制法用法】

（1）麻疹不透：芫荽 10—15 克，水煎服。另外，用芫荽 30—60 克，捣烂，酒炖热，布包，避风外擦患者前胸及背后。

（2）胸膈胀闷：芫荽籽研成细末，每次 10 克，开水送服。

（3）消化不良、食欲不振：芫荽籽 6 克，陈皮 6 克，神曲 10 克，生姜 3 片，水煎服。

（4）胸闷气滞、疝气痛：芫荽籽研成细末，每次用 10 克拌白糖 10 克，开水送服。

（5）脱肛：芫荽 500 克，水煎趁热熏患处。

（6）小儿秃疮：芫荽籽 10 克，加茶油 20 毫升，同煎沸约几分钟，用油擦患处。

（7）胃寒痛：芫荽籽 45 克，茴香籽 45 克，菖蒲 12 克，木香 12 克，橙皮 12 克，桂皮 90 克，浸米酒 1 000 毫升，3 天后可服用，每次服 10 毫升，每日 3—4 次。

（8）噎膈、反胃：黑肉鸡 1 只，除净毛及肠杂，将芫荽籽 30 克放入鸡肚内缝好，加水适量，煮至熟烂，每日分数次吃鸡肉、喝汤。

43. 姜

【制法用法】

（1）伤风咳嗽、痰多泡沫：生姜 10 克，葱白 6 根，白萝卜 1 个，先将白萝卜煮熟，再放姜、葱，煮成一碗，一次服完。再用生姜煨熟，趁热擦患者背部。

（2）寒咳、痰多泡沫：生姜汁半小杯，蜂蜜 30 毫升，调匀一次服；或干姜 10 克，芫荽 30 克，苦杏仁 3 克，水煎服。

（3）腹冷痛吐泻：生姜 30 克，韭菜 120 克，洗净捣烂取汁，一次服完。

（4）胃寒痛、口淡、多吐涎：干姜 6 克，胡椒 10 粒，共研细末，分 2 次开水送服。

（5）胃寒痛、反酸：生姜 50 克，海螵蛸 15 克，加水 200 毫升，水煎，分 2 次服。

（6）蛔虫性肠梗阻：生姜 60 克，洗净捣烂取汁，加蜂蜜 60 毫升，分 2—3 次服。小儿用量酌减。

（7）呃逆不止：生姜 6 克，柿蒂 10 个，水煎服。

（8）妇女经期小腹或胃部疼痛：生姜 15 克，青壳鸭蛋 2 个。将鸭蛋打入碗内，加酒半杯，煮熟后用红砂糖适量调服。

（9）半夏、南星中毒：生姜 30 克，水煎，放冷服。

（10）偏正头痛：姜皮 6 克，葱白 6 根，米酒糟半杯，共捣烂后用纱布包裹，加热后擦前额及太阳穴，每日 2 次。

（11）手脱皮：生姜 30 克，切片，浸酒 75 毫升，24 小时后擦患处，每日 2 次。

（12）秃头：生姜适量煨熟，切开，趁热擦秃处。

（13）赤白癜风：生姜取汁频擦患处。

（14）跌打损伤：姜汁兑酒适量，擦患处。

44. 沙姜

【制法用法】

（1）跌打损伤疼痛：沙姜 15 克，研成细末，每日分 3 次，白酒送服。

（2）铁片、铁碎、竹、木、玻璃入肉：沙姜 10 克，牛膝 10 克，酸薤头 30 克，共捣烂外敷患处。

45. 葱

【制法用法】

（1）感冒头痛、发热、无汗：连须葱白 10 根，淡豆豉 15 克，水 2 碗，煎至

1碗，趁热一次服下，服后盖被子微出汗；或连须葱白20根，用米适量煮粥，加醋少许，趁热服下，服后盖被子微出汗。

（2）乳房胀痛、乳汁不通：葱白适量捣烂，加盐少许，炒热熨贴患处。

（3）小便不通：葱100克，洗净捣烂，加盐少许，炒热，趁热熨脐下，冷后再炒熨，反复数次。

（4）风湿痛、跌打肿痛：葱1把，捣烂加酒炒热，熨患处。

（5）冻疮：葱须、茄根各100克，煎水洗泡患处。

（6）痈疮肿痛：葱适量，捣烂，加醋少许炒热，敷患处。

46. 大蒜

【制法用法】

（1）预防流行性感冒：大蒜去皮，捣烂取汁，加冷开水10倍，以稀释的蒜汁滴鼻，每日3次。

（2）预防流行性脑脊髓膜炎：大蒜5克（儿童用量酌减），去皮，在进餐时同吃，饭后盐水漱口，每日1次，连吃3日；或用大蒜15克，去皮，捣烂加水40毫升，加白糖适量，每日分2次服，连服5日。

（3）肺结核：紫皮大蒜30克，白及粉8克。先将紫皮大蒜去皮，放入沸水中煮1分钟捞出（以半生为度），再取米30克放入蒜水中煮成粥。将蒜和白及粉放入粥里，饭后服用，每日1次。也可以每天吃大蒜4—5瓣，连吃100天。

（4）百日咳：紫皮大蒜30克，去皮捣烂，加冷开水1小碗浸泡5—6小时，加白糖适量，3岁以下服半匙，3—5岁服1匙，每日3次。

（5）预防痢疾：大蒜10克，去皮捣烂，用温开水100毫升浸泡6小时，加白糖适量，每日分3次服。

（6）痢疾：大蒜5克，每日分数次吃，连吃5—7日。

（7）急性胃肠炎：大蒜6克，食盐适量，共捣烂，温开水冲服，每日1—2次，连服数天。另用大蒜适量，去皮捣烂，敷脐孔及足心涌泉穴。

（8）肝硬化腹水：每天用花生油煮大蒜适量做菜吃，连吃2—3个月。

（9）鼻衄：大蒜60克，去皮，捣烂敷足心。右鼻孔出血敷右足心，左鼻孔出血敷 左足心，两鼻孔都出血敷两足心，待足心有灼热感时鼻血自止。

（10）蜈蚣咬伤：大蒜去皮，捣烂擦患处。

（11）疔疮及无名肿毒：大蒜适量，去皮，捣烂敷患处。

（12）治鸡眼：大蒜、葱白各适量，捣烂如泥，用醋酸少许调匀（在临用前配制）。患处消毒，用手术刀或利刃割除鸡眼表面粗糙角质膜（以不出血或刚出血为合适）；然后在淡盐水中浸泡 20 分钟，使真皮软化，抹干后取蒜泥塞满切口，用纱布固定，每天或隔天换药，一般 5—7 天可愈。

（13）预防及治疗铅中毒：大蒜 6 克，生食，每日 2 次。

47. 辣椒

【制法用法】

（1）胃寒疼痛、气滞腹胀：辣椒适量拌菜吃。

（2）腋臭：将辣味大的辣椒约 3 克，切成小段，放入瓶内，加入 20 毫升 2%—2.5%的碘酊，密闭摇匀，用棉球蘸药液擦腋窝，每天 1—3 次。

（3）冻疮初起未溃：辣椒放入麻油煎成辣油，用油外擦患处，每日 1—2 次。

（4）功能性子宫出血：辣椒根 60 克，鸡脚 2—4 只，加水适量，煮熟，每日分 2 次服，连服 5—10 日。

（5）久疟贫血、冷多热少：辣椒根 60 克，狗肉 60 克，加水煮烂，喝汤吃肉。

48. 胡椒

【制法用法】

（1）胃寒痛、口淡、吐清水：胡椒 3—5 克，研末，酒送服。

（2）反胃吐食：胡椒粉 1 克，姜汤送服。

（3）膀胱结石疼痛：胡椒、朴硝各等分，研成细末，每次 3 克，温开水送服。

（4）小儿消化不良腹泻：白胡椒粉 1 克，葡萄糖粉 9 克，拌匀，1 岁以下每次服 0.3—0.5 克，3 岁以下每次服 0.5—1.5 克，一般不超过 2 克，温开水送服，每日 3 次，连服 1—3 日。

（5）慢性肾炎：白胡椒 7 粒，鸡蛋 1 个。将鸡蛋钻一小孔，装入白胡椒，外用湿纸包好，蒸熟去壳，吃蛋及胡椒。成人每日 2 次，小儿每日 1 次，10 日为 1 个疗程，3 日后再服第 2 个疗程，一般服用 3 个疗程。

（6）受寒腹痛：白胡椒 10 粒，研成细末，酒送服。

（7）老人气虚、大便脱肛：胡椒 70 粒，猪肠 1 节洗净，入胡椒后两头扎紧，加水适量，煮至猪肠熟烂即可。

（8）妇女白带清稀如水、畏寒、面色苍白：胡椒 7 粒，鸡蛋 1 个。将鸡蛋钻一小孔，放入胡椒后外用湿纸包好，煨热去壳，吃蛋及胡椒，每日 1 次，连吃

5—7 日。

（9）阴囊湿疹：胡椒5克，研成细末，加水1 000毫升，煮沸候温，浸洗患处。

（10）冻疮：胡椒5克，浸白酒50毫升，1周后过滤备用。每日2—3次，每次取适量擦患处。

49. 假蒟

【制法用法】

（1）胃寒痛、腹胀、食欲不振：假蒟叶30克，加瘦猪肉或鸡蛋煮汤做菜吃。

（2）风寒咳嗽：假蒟叶30克，猪血100克，共煮汤做菜吃。

（3）全身浮肿：假蒟叶30克，饭豆20克，绿豆20克，赤小豆20克，蒜头1个，糯米15克，加水适量，煮至豆熟透，用糖调味，每次吃一碗，每日2次，连服3—5日。

（4）妇女产后脚肿：假蒟叶30克，大头鱼鱼头1个，加油、盐调味做菜吃，连吃3—5日。另用假蒟全株适量，煎水洗脚。

（5）小儿雪口：假蒟叶数片，煎水洗涤口腔。

（6）夜盲：假蒟叶15克，猪肝60克，同蒸熟吃，每日1—2次，连吃3日。

（7）风湿关节痛：假蒟叶30克，水煎冲酒服。另用假蒟枝叶适量，煎水外洗患处。

（8）阴囊湿疹：假蒟枝叶适量，煎水外洗。

50. 紫苏

【制法用法】

（1）感冒：紫苏叶10克，葱白5根，生姜3片，水煎温服。

（2）外感风寒头痛：紫苏叶10克，桂皮6克，葱白5根，水煎服。

（3）急性胃肠炎：紫苏叶10克，藿香10克，陈皮6克，生姜3片，水煎服。

（4）胸膈痞闷、呃逆：紫苏梗15克，陈皮6克，生姜3片，水煎服。

（5）孕妇胎动不安：苎麻根30克，紫苏梗10克，水煎服。

（6）妊娠呕吐：紫苏茎叶15克，黄连3克，水煎服。

（7）水肿：紫苏梗20克，蒜头连皮1个，老姜皮15克，冬瓜皮15克，水煎服。

（8）食蟹中毒：紫苏叶30克，生姜3片，煎汤频饮。

（9）阴囊湿疹：紫苏茎叶适量，水煎泡洗患处。

51. 马齿苋

【制法用法】

（1）预防细菌性痢疾：马齿苋 500 克，加水 1 500 毫升，煎取 500 毫升，成人每次服 70 毫升，小儿酌减，连服 3—7 日。

（2）细菌性痢疾：马齿苋 750 克，先干蒸 3—4 分钟，捣烂取汁 150 毫升左右，每次服 50 毫升，每日 3 次；或马齿苋 120 克，木棉花 60 克，水煎服。

（3）麻后痢疾：马齿苋 60 克，加水 200 毫升，煎成 100 毫升，每日分 3 次服。

（4）急性胃肠炎：马齿苋 120 克，水煎冲蜂蜜服，每日 3 次。

（5）急性阑尾炎：马齿苋 60 克，蒲公英 60 克，水煎 2 次，浓缩成 200 毫升，每日分 2 次服。

（6）钩虫病：马齿苋 250 克，煎汁一碗，加食醋 50 毫升，白糖适量调味，空腹时一次服下。连服 3 日为 1 个疗程，隔 10 日再服第 2 个疗程，连服 3 个疗程。

（7）痔疮：马齿苋、红茎簕苋菜各 250 克，水煎内服，并熏洗患处。

（8）小儿湿热下坠脱肛：马齿苋 50 克，柿饼 1 个，加水 200 毫升，煎至 100 毫升，每日分 2 次服。

（9）小儿百日咳：马齿苋 50 克，加水 200 毫升，煎至 100 毫升，每日分 3 次冲白糖服。

（10）小儿单纯性腹泻：马齿苋 100 克，加水 300 毫升，煎至 100 毫升，每日分多次冲白糖服。

（11）肺脓疡 ：马齿苋 500 克，开水洗净，捣烂取汁冲蜂蜜服，每日 1 次，连服 2 周。

（12）肺结核：马齿苋 250 克，水煎分 3 次服，连服 1—4 个月。

（13）肝炎：马齿苋 250 克，天胡荽 30 克，水煎冲白糖代茶饮，连服 5—10 日。

（14）热淋：马齿苋 250 克，洗净捣烂取汁，一次服完。

（15）咽喉炎：马齿苋 250 克，洗净捣烂取汁，分多次含咽。

（16）半身不遂初期：马齿苋 250 克，斑鱼（约 200 克）1 条，加水 300 毫升，煎至 100 毫升，一次服完，每日 1 次，连服 5—7 日。

（17）产后血痢、小便不通、脐腹痛：马齿苋 500 克，洗净捣烂取汁，加蜂蜜适量，一次服完。

（18）产褥热：马齿苋 120 克，蒲公英 60 克，水煎服。

（19）妇女腹中血症：马齿苋 60 克，蚬肉 60 克，水煎服。

（20）妇女带下病：马齿苋 500 克，洗净捣烂取汁，加鸡蛋（去壳）1 个，蒸至鸡蛋熟，一次吃下，连吃 3—5 日。

（21）乳腺炎所致的红肿疼痛：马齿苋适量，洗净捣烂，加黄糖适量外敷，每日换药 1 次，连敷 2—3 日。

（22）带状疱疹：马齿苋适量，洗净捣烂取汁，外涂患处。

（23）肛门肿痛：马齿苋、酢浆草各适量，水煎熏洗患处。

（24）毒疮：马齿苋适量，洗净，加红糖或生盐适量，共捣烂敷患处。

52. 鱼腥草

【制法用法】

（1）大叶性肺炎：鱼腥草 60 克，九节风 30 克，水煎服。

（2）肺脓疡：鱼腥草 60 克，用水 1 碗浸 1 小时，水煎，温服。

（3）热咳：鱼腥草 60 克，水煎冲白糖服。

（4）肺痈咳吐脓血：鱼腥草 60 克，猪肺 250 克，煮汤，加油、盐调味，吃猪肺喝汤。

（5）暑热泻痢：鱼腥草 30 克，水煎调红糖服。

（6）中暑：鱼腥草 100 克，洗净捣烂取汁，冲开水服。

（7）急性前列腺炎：鱼腥草根 60 克，捣烂，用第二次淘米水 1 碗，浸泡 1 小时，去渣内服，每日 2 次，连服 3—5 日。

（8）尿路感染：鱼腥草 100 克，水煎冲白糖服。

（9）水痘：鱼腥草 30 克，紫花地丁 10 克，水煎服。

（10）妇女白带腥臭：鱼腥草 60 克，三白草根 30 克，加瘦猪肉适量，煮汤，油、盐调味，吃肉喝汤。

（11）阿托品过量中毒：鱼腥草根 250 克，水煎调红糖服。

53. 鹅肠菜

【制法用法】

（1）痢疾、肠炎：鹅肠菜 60 克，水煎去渣，红糖调服。

（2）阑尾炎：鹅肠菜适量，洗净，捣烂取汁，每次服 50 毫升，温甜酒送服，每日 2—3 次。

（3）产妇腹中瘀血疼痛：鹅肠菜 60 克，山楂 30 克，红糖 30 克，水煎代茶饮。

（4）尿路感染：鹅肠菜 60 克，水煎代茶饮。

（5）跌打肿痛、痈疮：鹅肠菜 60 克，水煎，兑酒适量服。另将适量鹅肠菜洗净捣烂，加生盐少许，敷患处。

（6）痈疮溃烂：鹅肠菜烧成炭，研末，用麻油调擦患处。

54. 雷公根

【制法用法】

（1）尿毒症：雷公根 500—1 000 克，洗净捣烂取汁，频频饮服。

（2）胃火上逆引起的咳血、吐血、鼻出血：雷公根 500 克，洗净捣烂取汁服。

（3）野蘑菇中毒及断肠草中毒：雷公根 500—1 000 克，洗净捣烂取汁，频频灌服。

（4）外感风热烦渴：雷公根 60 克，白颈蚯蚓（捣烂）4 条，水煎服。

（5）咽喉肿痛：雷公根适量，洗净捣烂取汁，加醋少许，含口内慢慢咽下。

（6）传染性肝炎：雷公根 120 克，加水 500 毫升，浓缩成 250 毫升，加冰糖适量溶化，每日分 2 次，空腹服，连服 1 周为 1 个疗程。

（7）慢性肝炎：雷公根 250 克，鸡肉适量，共煮吃。

（8）烦躁、口渴、腹泻、呕吐：雷公根适量，洗净捣烂取汁调蜂蜜服。

（9）肋膜炎、新旧外伤疼痛：雷公根适量，晒干研末，每次 1 克，开水送服。

（10）百日咳：雷公根 30 克，瘦猪肉适量，加水同煮 1 小时，每日 2 次，连服数天。

（11）麻疹：雷公根适量，水煎代茶饮。

（12）尿痛、白浊：雷公根 250 克，洗净捣烂取汁，冲白糖服。

（13）新生儿肛门肿烂：雷公根适量，水煎外洗患处。

55. 红背菜

【制法用法】

（1）咳血、支气管炎、中暑：红背菜 60—120 克，水煎服。

（2）阿米巴痢疾：红背菜 60 克，酸笋或酸笋水适量，煎服。

（3）妇女痛经：红背菜 60 克，捣烂，加酒少许，水煎服。

（4）盆腔炎：红背菜 60 克，鹅肠菜 30 克，水煎服。

（5）肾盂肾炎腰痛：红背菜 60 克，鸭脚菜 30 克，狗肝菜 30 克，水煎服。

56. 狗肝菜

【制法用法】

（1）斑痧：狗肝菜60克，红背菜60克，青壳鸭蛋1个。前两味加水3碗，煎至1碗，打下鸭蛋煮熟，一次服完。

（2）感冒风热：狗肝菜60克，水煎服。

（3）小儿疳积烦躁：狗肝菜适量，同瘦猪肉剁碎，加盐适量蒸服。

（4）血尿、乳糜尿：狗肝菜、马齿苋各30克，水煎服。

（5）妇女湿热带下：狗肝菜100克，加瘦猪肉适量，煮汤吃。

（6）急性结膜炎：狗肝菜60克，菊花10克，水煎服。

57. 车前草

【制法用法】

（1）小便困难、水肿：车前草120克，水煎，加红糖适量，代茶频饮。

（2）尿血：车前草、狗肝菜、红背菜各30克，洗净，加第二道淘米水捣烂取汁服。

（3）湿热水泻、尿少：车前草120克，加水适量煎服。

（4）肺热咳：车前草60克，鱼腥草30克，水煎冲白糖服。

58. 野荞麦

【制法用法】

（1）肝炎腹胀、食少：野荞麦全草60克，水煎，冲白糖代茶饮。

（2）扭伤腰痛：野荞麦根60克，水煎，冲酒少许服。

（3）关节肿胀疼痛：野荞麦全草60克，水煎，饭后服，每日2次。

（4）关节筋络伸屈不舒：野荞麦根60克，水煎，加酒少许服。

（5）妇女血滞、痛经、闭经：野荞麦根60克，山楂30克，红糖30克，水煎服。

（6）烫伤：野荞麦全草晒干研末，用麻油调擦患处。

（7）痔疮、痔瘘：野荞麦全草适量，水煎服，并熏洗患处。

（8）疖肿、外伤感染、急性乳腺炎、蜂窝组织炎、深部脓疡：野荞麦鲜叶捣烂外敷，或干叶研末用水调敷。重症者另取野荞麦全草、马齿苋各适量，水煎代茶饮。

59. 蘑菇

【制法用法】

（1）食欲不振、消化不良：蘑菇适量，煮汤或做菜吃。

（2）慢性肝炎：蘑菇 15 克，灵芝 10 克，水煎，调白糖或油、盐、味精服。每日分 2—3 次服，连服半个月为 1 个疗程，停药 3 日，再服下 1 个疗程。

（3）半身麻痹：蘑菇 15 克，鲮鱼（约 200 克）1 条，共煮汤，加油、盐调味吃，每日 1 次。

60. 香菇

【制法用法】

（1）慢性肝炎：常以香菇做菜吃，可保肝护肝。

（2）慢性肾炎：香菇 10 克，草果 1 克，乌鳢（别名：黑鱼）100 克，共煮汤淡食。

（3）风湿麻痹：香菇 15 克，鲫鱼（约 200 克）1 条。鲫鱼除净内脏，纳入香菇，加油、盐、姜、酒调味炖食。

61. 猴菇菌（别名：猴头菇）

【制法用法】

（1）消化不良：猴菇菌 60 克，水浸软后切薄片，水煎，冲黄酒少许服。

（2）神经衰弱、身体虚弱：猴菇菌 100 克，切片后与鸡肉共煮汤服。

（3）胃十二指肠溃疡：猴菇菌 30 克，水煎服。

62. 海带

【制法用法】

（1）甲状腺肿：海带 60 克，蚝豉 30 克，加油、盐适量煮汤吃。

（2）慢性气管炎：海带根 500 克，生姜 45 克，红糖适量，制成 450 毫升的糖浆，每次服 15 毫升，每日 3 次，饭后温开水送服。

（3）清凉解暑：海带、冬瓜、绿豆各适量，煮汤服。

63. 木耳

【制法用法】

（1）血管硬化：白木耳、黑木耳各 10 克，以温水泡发并洗净，放入小碗中，将碗置蒸锅中，蒸 1 小时。吃木耳喝汤，每日 2 次。

（2）高血压：白木耳、黑木耳各 10 克，水煎服，或加油、盐调味煮汤食。

第九节　壮族畜禽鱼肉养生

壮医养生最具特色的饮食养生之法就是喜欢食用“血肉有情之品”。所谓“血肉有情之品”指的是畜禽鱼肉等，这些东西既是美味佳肴，又是很好的养生补虚良药。对于阴伤干咳的人，壮医会嘱病人食用猪肉、老母鸭、水鸭煲莲藕等食物，对治疗有较好的效果。

一、鱼肉的营养价值

1. 鱼肉含有叶酸、维生素 B_2、维生素 B_{12} 等，有滋补健胃、利水消肿、通乳、清热解毒、止嗽下气的功效，对各种水肿、浮肿、腹胀、少尿、黄疸、乳汁不通皆有效。

2. 食用鱼肉对孕妇胎动不安、妊娠性水肿有较好的疗效。

3. 鱼肉含有丰富的镁元素，对心血管系统有很好的保护作用，有利于预防高血压、心肌梗死等心血管疾病。

4. 鱼肉中富含维生素 A、铁、钙、磷等，常吃鱼还有养肝补血、泽肤养发的功效。

5. 鱼肉含有大量的蛋白质，如黄鱼含 17.6%，带鱼含 18.1%，鲐鱼含 21.4%，鲢鱼含 18.6%，鲤鱼含 17.3%，鲫鱼含 13%。鱼肉所含的蛋白质都是完全蛋白质，而且蛋白质所含必需氨基酸的量和比值最接近人体所需，容易被人体消化吸收。

6. 鱼肉的脂肪含量一般比较低，大多数只有 1%—4%，如黄鱼含 0.8%，带鱼含 3.8%，鲐鱼含 4%，鲢鱼含 4.3%，鲤鱼含 5%，鲫鱼含 1.1%，鳙鱼（别名：胖头鱼）只含 0.9%，墨斗鱼只含 0.7%。鱼肉的脂肪多由不饱和脂肪酸组成，不饱和脂肪酸的碳链较长，具有降低胆固醇的作用。

7. 无机盐、维生素含量较高。海水鱼和淡水鱼都含有丰富的磺，还含有大量的维生素 D、维生素 B_1、烟酸，这些都是人体需要的营养素。

另外，鱼肉的肌纤维比较短，蛋白质组织结构松散，水分含量比较多，因此，肉质比较鲜嫩，和禽畜肉相比，吃起来更觉软嫩，也更容易消化吸收。所以，可以看出，鱼类具有高蛋白，低脂肪，维生素、矿物质含量丰富，味道鲜美，易于消化吸收的优点。

二、猪肉的营养价值

中医认为，猪肉性平，味甘，有润肠胃、生津液、补肾气、解热毒的功效，主治热病伤津、消渴羸瘦、肾虚体弱、产后血虚、燥咳、便秘等症，有补虚、滋阴、润燥、滋肝阴、润肌肤、利小便和止消渴等功效。猪肉煮汤饮下可急补由津液不足引起的烦躁、干咳、便秘和难产。

三、牛肉的营养价值

牛肉是我国的第二大肉类食品，仅次于猪肉，牛肉蛋白质含量高，而脂肪含量低，所以味道鲜美，受人喜爱，享有“肉中骄子”的美称。

1. 牛肉

【功能主治】 补脾胃，益气血，强筋骨。治虚损羸瘦、消渴、脾弱不运、痞积、水肿、腰膝酸软。

【制法用法】 补诸虚百损：黄犍牛肉（切片）100 克，山药 100 克，莲肉 50 克，白茯苓 100 克，红枣肉 50 克，煲汤服。

2. 牛肝

【功能主治】 养血补肝，明目。治血虚萎黄、虚劳羸瘦、青盲、雀目。

【制法用法】 治青盲积年不瘥：黄牛肝 100 克，土瓜根 100 克，水牛角 100 克，车前子 50 克。上药加米酒、水，煲汤服。

3. 牛肾

【功能主治】 补肾，益精。

【制法用法】 牛肾（去筋膜，细切）1 个，阳起石（布包）120 克，粳米 200 克。以水先煮阳起石，去阳起石后下米及肾，加油、盐，空腹食之。

4. 牛乳

【功能主治】 补虚损，益肺胃，生津热肠。治虚弱劳损、反胃噎膈、消渴、便秘。

【制法用法】

（1）大病后不足，万病虚劳：黄牛乳 500 毫升，煮沸后分 2 次饮。

（2）胃灼热不适：牛乳 250 毫升，韭菜汁 60 克，生姜 15 克取汁，和匀温服。

（3）消渴，心脾中热：羊乳、牛乳各 100 毫升饮之。

5. 牛胆

【功能主治】清肝明目，利胆通肠，解毒消肿。治风热目疾、黄疸、便秘、消渴、小儿惊风、痈肿、痔疮。

【制法用法】肝胆病性黄疸及慢性便秘：牛胆汁干燥粉末，为丸剂，或装入胶囊中。每次1克，每日3次，温开水送服。

四、羊肉的营养价值

羊肉是我国的主要食用肉类之一，也是冬季进补佳品。羊肉性热，味甘，具有滋补强壮之效。《本草从新》中说羊肉能“补虚劳，益气力，壮阳道，开胃健力”。金代李杲说：“羊肉有形之物，能补有形肌肉之气。故曰补可去弱。人参、羊肉之属。人参补气，羊肉补形，凡味同羊肉者，皆补血虚，益阳生则阴长也。”

羊肉肉质细嫩，味道鲜美，含有丰富的营养。据分析，每百克羊肉含蛋白质13.3克、脂肪34.6克、碳水化合物0.7克、钙11毫克、磷129毫克、铁2毫克，还含有B族维生素、维生素A、烟酸等。羊肉可制成许多种风味独特、醇香无比的佳肴。涮羊肉，烤、炸羊肉串，葱爆羊肉等，是人们喜食的美食。

1. 羊肉

【功能主治】益气补虚，温中暖下。治虚老羸瘦、腰膝酸软、产后虚冷、腿疼、寒疝、中虚反胃。

【制法用法】

（1）益肾气，强阳道：白羊肉250克，煮熟，拌蒜泥食之，每3日服1次，连服7—10次效显。

（2）体虚怕冷：肥羊腿（约500克）1个，密盖煮烂，食汤及肉。

（3）产后腹中疠痛及腹中寒疝，虚劳不足：当归90克，生姜150克，羊肉500克，以水4 000毫升炖煮至1 000毫升。每日3次。

2. 羊血

【功能主治】止血，祛瘀。治吐血、衄血、肠风痔血、妇女崩漏、产后血晕、外伤出血、跌打损伤。

【制法用法】羊血煮熟食之。

3. 羊肝

【功能主治】益血，补肝，明目。治血虚萎黄羸瘦、肝虚目暗昏花、雀目、青盲、障翳。

【制法用法】

（1）虚劳：羊肝（细切）1具，羊脊膂肉（细切）1条，陈曲末90克，枸杞根160克。先以水4 000毫升煮枸杞根，取汁2 000毫升，去滓，重煎令沸。次入肝、肉、陈曲末，并加葱、豉汁调和，渐渐煎如稠糖。分作3服，旦、午、夜空腹卧食。

（2）目赤热痛，如隔纱縠，看物不分明：青羊肝1具，细切，水洗，佐以五味酱、醋食之。

（3）不能远视：羊肝（去膜细切）1具，葱子（炒为末）100克，水煮熟，去滓，入米煮粥食。

（4）目暗，黄昏不见物；青羊肝（细切）1具，淡醋食之，或煮食。

（5）小儿雀目，至晚忽不见物：羊肝1具，不见水，以芒硝揉去血，竹刀剖开，入谷精草1撮，砂锅蒸熟，任食。

4. 羊肚

【功能主治】 补虚，健脾胃。治虚劳羸瘦、不能饮食、消渴、盗汗、尿频。

【制法用法】 久病虚羸，不生肌肉，不思饮食，四肢烦热：羊胃1具，白术100克，加水2 000毫升，煮取450毫升。分9次，每日3次。

5. 羊肾

【功能主治】 补肾气，益精髓。治肾虚劳损、腰脊疼痛、足膝痿软、耳鸣耳聋、阳痿、尿频。

【制法用法】

（1）阳气衰弱、腰脚无力：羊肾（去脂膜，细切）1对，肉苁蓉（浸酒一宿，去皱皮，细切）30克，一起煲汤，加葱白、盐等，空腹食之。

（2）老人肾脏虚寒、内肾结硬，虽服补药不入：羊肾1对，杜仲20克，同煮熟，空腹食之。

6. 羊肺

【功能主治】 补肺气，调水道。治肺痿咳嗽、消渴，小便不利或频数。

【制法用法】

（1）久嗽肺燥，肺痿：羊肺1具，杏仁（净研）、柿霜各30克，白蜜60克。先将羊肺洗净，再将杏仁、柿霜入水搅拌，灌入羊肺中，加水煮熟，如常食之。

（2）尿数而多：羊肺1具，加羊肉和盐共煲，如常食之。

7. 羊骨

【功能主治】 补肾，强筋骨。治虚劳羸瘦、腰膝无力、筋骨挛痛、白浊、淋痛、久泻、久痢。

【制法用法】

（1）虚劳腰膝无力：羊骨（全者，捶碎）1副，牛大力50克，黑米500克，陈皮6克，盐少许，水3 000毫升。慢火熬成汁，滤出澄清，如常做粥，或做羹汤食之。

（2）肾脏虚冷、腰脊转动僵硬：羊脊骨1具，嫩者，捶碎，烂煮，用壮家米酒送服。

8. 羊髓

【功能主治】 益阴补髓，润肺泽肌。治虚劳羸弱、肺痿、骨蒸、咳嗽、消渴、皮毛憔悴、痈疽、疮疡、目赤、目翳。

【制法用法】 熟羊脂150克，熟羊髓150克，白蜜（炼净）160克，生姜汁100毫升，生地黄汁500毫升。先以水煎羊脂令沸，次下羊髓又令沸，再下白蜜、生地黄汁、生姜汁，不住手搅，微火熬数沸，成膏。每日空腹温酒调服1匙头，或做羹汤、粥食之亦可。

附：

民间食疗三字经

食文化，祖先传。要养生，靠天然。
冠心病，吃银杏。吃鲜橙，防卒中。
吃西柚，防血稠。吃洋葱，脑路通。
吃大蒜，降血脂。蘑菇餐，防血栓。
吃鲜姜，血脂康。木耳菜，降脂快。
菊花茶，降血压。吃辣椒，脂肪消。
气血虚，吃荔枝。葡萄甜，补血源。
要润肤，樱桃汁。常吃枣，不显老。
燕麦汤，皮肤光。食蜂蜜，皮肤细。
萝卜汤，治胃胀。红薯蒸，大便通。
洋葱好，防流脑。枇杷果，治咳嗽。
吃苦瓜，胃下火。柿子霜，治口疮。

吃芝麻，养头发。要安神，吃枣仁。
吃山药，益补脾。吃百合，益补肺。
吃核桃，可健脑。吃苹果，益补肾。
吃葡萄，补肝肾。吃鲜桃，益五脏。
吃杧果，止呕吐。吃胡椒，祛风湿。
乌龙茶，减肥佳。身材秀，吃土豆。
南瓜汤，减肥好。冻豆腐，消胖肚。
瓜菜豆，吃饱肚。胖莫怕，吃黄瓜。
吃桂圆，益养颜。牛肉干，防蝶斑。
花菜炒，皮肤好。要防癌，萝卜好。
香蕉甜，治胃炎。吃鲜姜，亦壮阳。
银耳烩，能清肺。椰子果，清肝火。
紫菜汤，治口疮。乌梅吃，痢疾止。
吃鲜橙，头脑清，强心脑，防中风。
吃番茄，动脉康，顺尿路，益心脏。

第四章 运动养生法

运动养生是指通过运动和养生的有机组合，以活动身体的方式来维护健康、增强体质、延缓衰老、延长寿命的养生方法。

生命在于运动。运动起源于人类原始的生存和发展本能，从距今 300 万年前的旧石器时代，到高度发达的现代社会，运动始终都是人类生存与发展不可缺少的本能之一。选择合适的运动养生方法，是一件关系到身心健康的大事，千万不能忽视。

第一节 运动养生的作用机理

壮医认为，动则不衰，动以养形，静以养神，动静相宜，这是壮医养生的重要原则。根据壮医天人合一理论，天人地三气同步必须通过运动来完成，人体精、气、神的运行与人体生命活动也密切相关。壮医运动养生强调动与精、动与气、动与神的三者结合，通过形体、筋骨、关节的运动，使周身筋柔骨顺、气血自流。其作用机理主要表现在以下几个方面：

一是动以调形。通过运动调节人体的能量，实现整个机体养形保精的养生方法，叫作调形。

二是动以调气。通过调节呼吸以练气，实现气流全身的养生方法叫作调气。

三是动以调神。通过思维运动调节人体意识以养神，叫作调神。

总之，壮医的运动养生要求动静结合，形神兼备，百脉流畅，内外相和，脏腑谐调，三气同步，三道两路通畅，达到机体动态平衡的健康状态。

第二节　壮族运动养生习俗

壮族传统体育运动种类较多，比较有名的有舞狮、棍棒对斗、打短棍、抽陀螺、荡秋千、射击、打飞燕、抢花炮等。

一、舞狮

舞狮一般都在春节期间或重大节庆时举行，以此来烘托祥瑞的气氛和愉悦的心情。狮头的制作材料是竹篾和纸。舞狮来源于生活，起源于民间，是一项受人们喜爱的活动。舞狮的形式一般是与武术表演相结合，先舞狮后武术表演，或二者融合。人们舞狮是为了驱邪避害祈求生活如意吉祥，在一定程度上，表达了人们积极向上的进取精神，寄托了人们无限的情怀，体现了人们对美好幸福的追求，同时，也带给观众高尚的艺术享受。

二、棍棒对斗

棍棒对斗，壮语谐音为“扣斗”，意思是单双棍子对打。是舞狮表演中的一个项目。方式有单人舞棍和双人对斗。单人舞棍就是表演者双手紧握一条长 3—5 米的木棍，在表演场上挥舞，展示风姿，多为类似武术的表演。双人对斗，一般有 2 人、4 人或 6 人（分成每组 2 人），相互对打。对打前，表演人员持棍绕场走一个圆圈，相互行礼，然后开始对打几个回合，动作越来越快，非常敏捷，场上棍棒叮当声响个不停，十分吸引人。

三、打短棍

打短棍，壮语谐音为“得尺”，意思是打尺子一样的短棍。用具是一长一短两根小木棍，短的称“尺子”，长约 15 厘米；长的称“母尺”，长约 40 厘米。参加者人数不限，主要是青少年，有些地方成年人也参加。比赛分 2 组或 2 人对打。场地宽约 10 米，长约 50 米。比赛前先在场地一端挖一个比母尺稍宽、长约 10 厘米、深约 4 厘米的地槽，地槽面对前方的一头呈斜坡形。比赛时按惯例分三步进行。

四、抽陀螺

抽陀螺，壮语谐音为“得巷”，过去是一种民族性的体育活动。在 20 世纪五六十年代，小孩上学会带上陀螺，在课后或课余时间时自由组合进行抽陀螺比赛。陀螺用枧木、金丝李等坚硬木头做成，像倒放的玻璃瓶，陀螺身有圆柱形的、球形的。大的直径有碗口宽，小的有鸡蛋大小，一头削至比拇指稍大。小腿长3—4厘米，小腿头修成圆锥状。圆心最好是整个陀螺的中心，这样用绳旋转陀螺时陀螺才不癫跳、转得稳、转得久。玩时可以两人对决，也可以是组与组之间的对决。

五、荡秋千

荡秋千，壮语谐音为“比农宁”，即来回上下飞荡。过去每家每户都有这种运动，专供小孩玩乐。有些村屯在公共场所也安装有秋千，平日不同年龄都可玩。室内秋千的做法是用两条绳绑在屋梁上，两绳距离约50厘米，绳子下垂，在距地约60厘米处，选一块长约50厘米、宽约25厘米的坚硬木板，在两头各钻两个孔，用下垂绳子绑紧即成。荡秋千既能锻炼身体，又能增加胆识，放松心情，受到人们的喜爱。

六、打飞燕

打飞燕，壮语谐音为“得燕”，是壮族青少年最喜爱的一项活动。打飞燕可两人对打，也可以分组对打。打法与现代羽毛球打法基本相同，有的地方用手掌当拍，有的地方用木板做拍，均以接不到者为输方。

七、抢花炮

壮族的不少地方盛行抢花炮。人们认为谁家抢到花炮，来年便可平安吉祥，人丁兴旺。因此，大家都盼望这一天的到来，各自组成抢炮队，厉兵秣马，跃跃欲试。放炮的人在地上竖着一个铁炮筒，口朝天，里面放有足够推力的火药，炮口套一个用红绸或红布包扎的金属环。点燃炮捻，轰的一声，铁环在硝烟里射向空中。此时，抢炮队蜂拥而上，抢夺铁环。抢到手者，使尽全身力气护住，然后想方设法冲出重围，其他同伴左右护卫或暗中传递。双方混战时，烟尘四起，喊声震天，铁环也几经易手，最后突出重围将铁环送到指定地点交给裁判的一方为胜者。

八、划竹排

壮族有部分居民住在江河旁边。他们善于划竹排，或捕鱼钓鱼，或运输生产生活用品，或运送人们渡江。因而，划竹排便成为这一地区壮族人民的一种民间传统体育项目。

九、抛绣球

抛绣球是壮族民间的传统文娱活动。绣球也被认为是青年男女定情的信物。早在宋代，抛绣球已盛行。如今，在靖西、龙州、都安等地区的春节和歌圩活动中，人们仍能看到别具特色的抛绣球活动。所谓绣球，就是壮族姑娘用彩绸或花布做成的彩球，有圆形、椭圆形、方形和菱形等多种，其大如拳。球内裹以豆粟、棉花籽或谷壳等，一方面使绣球具有一定的重量，适于抛接；另一方面又隐含把友谊和爱情的种子抛给对方的意思。球的上端系着一条便于投掷的彩带，下端系有一束五彩的丝坠（穗子）。凌空飞舞的绣球，五彩缤纷，凝聚着壮族姑娘的聪明才智和真挚的情感。

十、打扁担

打扁担，又称“扁担舞”，是民间传统的娱乐活动。每一个壮家人都是“打春堂”[①]的演员，妇女的动作轻巧优美，男子的动作刚劲有力，具有强身健体的养生作用，同时，也寄托着壮族人民祈望丰收的愿望。

---

① “打春堂”：“打榔”古称“打春堂”，打扁担源于“打榔”。

第五章　壮族八段锦功法

壮族八段锦（以下简称为“壮八段”）是在国标版八段锦（以下简称“国八段”）的基础上创编而成。它继承和发扬了国八段的优点，在动作上与国八段有着许多相似之处，其中的理论可以运用国八段的理论来解释。例如：1. 壮八段的第一式——双手托天理三焦。三焦的功能为运行水液和通行元气。诸多经脉循行于肩颈，邪气侵袭，经络痹阻，不通则痛。双手的上提下落和呼吸的结合，可以通调气机，疏通经络，布散津液，从而周身都能得到元气和津液的滋养。本式通过双掌十指相交于腹前上提转掌向上托举，能起到拉伸手太阴肺经、手厥阴心包经、手少阳三焦经的作用。而低头下视脚尖的动作对颈部肌肉起到牵拉作用，这是国八段所没有的。2. 第三式——调理脾胃臂单举。双手交替上擎下按，同时侧头上视使身体脊柱形成侧弯弓状，循行导引胸腹段脾胃经，脊柱侧屈拉伸，轻柔挤压中焦脾胃，脾胃互为表里关系，脾助胃运化津液，四肢可禀水谷之气，令人筋骨坚强。本式动作手一上一下，同时侧头仰视使肩颈部及两肋肌肉有明显的拧紧、拉抻感。3. 第六式——双手攀足固肾腰。肾为先天之本主，藏精主骨，若肾气不足，不能濡养筋骨，则抵制外邪入侵机体的能力也会下降。本式中双手抵腰眼有效刺激命门穴，双手摩运及躯干前屈后伸导引督脉及膀胱经增强对肾的调理。同时仰头吐字发声，发出一个“婆”字的音，可对腰眼穴、肾腧穴起到振荡调摄作用，颈部后仰可有效刺激颈部肌肉同时排出肺中浊气。练习时主动的牵伸肢体，调和气息，呼吸吐纳与“意”相结合。长期的练习不仅能强身健体，对心血管系统有一定的帮助还可以起到调心、调神、调息的作用。练习壮八段除了对肩周肌肉群有着很好的牵拉作用，对脊柱和脏腑相关方面的疾病也有预防作用。

附：

壮族八段锦功法

八段锦为传统医学中导引按跷中绚丽多彩之瑰宝。一般有八节，锦者，誉其似锦之柔和优美。正如明代高濂在其所著《遵生八笺》中所讲：“子后午前做，造化合乾坤。循环次第转，八卦是良因。”“锦”字，由“金”“帛”组成，以表示其精美华贵。除此之外，“锦”字还可理解为单个导引术式的汇集，如丝锦那样连绵不断，是一套完整的健身方法。

一、功法特点

1. 柔和缓慢，圆活连贯

柔和，是指练习时动作不僵不拘，轻松自如，舒展大方。

缓慢，是指练习时身体重心平稳，虚实分明，轻飘徐缓。

圆活，是指动作路线带有弧形，不起棱角，不直来直往，符合人体各关节自然弯曲的状态。它是以腰脊为轴带动四肢运动，上下相随，节节贯穿。

连贯，是要求动作的虚实变化和姿势的转换衔接，无停顿断续之处。

2. 松紧结合，动静相兼

松，是指练习时肌肉、关节以及中枢神经系统、内脏器官的放松。在意识的主动支配下，逐步达到呼吸柔和、心静体松，同时松而不懈，保持正确的姿态，并将这种放松程度不断加深。

紧，是指练习中适当用力，且缓慢进行，主要体现在前一动作的结束与下一动作的开始之前。

动，就是在意念的引导下，动作轻灵活泼、节节贯穿、舒适自然。

静，是指在动作的节分处做到沉稳。

3. 神与形合，气寓其中

神，是指人体的精神状态和正常的意识活动，以及在意识支配下的形体表现。“神为形之主，形乃神之宅”。

二、功法要领

1. 第一式——双手托天理三焦

（1）两脚平行开立，与肩同宽。两臂徐徐分别自左右身侧向上高举过头，十指交叉，翻转掌心极力向上托，使两臂充分伸展，不可紧张，恰似伸懒腰状。同时缓缓抬头上观，要有擎天柱地的神态，此时缓缓吸气。

（2）翻转掌心朝下，在身前正落至胸高时，翻转掌心再朝上，微低头，眼随手运。同进配以缓缓呼气。

如此两掌上托下落，练习 4—8 次。另一种练习法，不同之处是每次上托时两臂徐徐自体侧上举，且同时抬起足跟，眼须平视，头极力上顶，亦不可紧张。然后两手分开，在身前俯掌下按，足跟随之下落，气随手按而缓缓下沉于丹田。

如此托按 4—8 次。

这一式从动作上看，主要是四肢和躯干的伸展运动，但实际上是四肢、躯干和诸内脏器官的同时性全身运动。

此式以调理三焦为主。有关三焦的部位尚无定论，有的学者认为三焦无形，也有学者认为三焦有形，即胰腺。但大多学者认为，上焦为胸腔主纳，中焦为腹腔主化，下焦为盆腔主泄。即上焦主呼吸，中焦主消化，下焦主排泄。它概括了人体内脏的全部。《难经·藏府井俞》六十六难曰："脐下肾间动气者，人之生命也，十二经之根本也，故名曰原。三焦者，原气之别使也，主通行三气，经历五藏六府。原者，三焦之尊号也。"原气即是人体生命之本，十二经之根，通过三焦激发于五脏六腑，无处不至，它是人体活动的原动力。因而对三焦的调理，能起到防治各脏腑有关诸病的作用。特别是对肠胃虚弱的人效果尤佳。上举吸气时，胸腔位置提高，能增大膈肌运动，从而加大呼吸深度，减小内脏对心肺的挤压，有利于静脉血回流心脏，使肺的机能得到充分发挥。另外，上举吸气，使横膈下降。由于抬脚跟站立，自然使小腹内收，从而形成逆呼吸，使腹腔内脏得到充分自我按摩。呼气时，上肢下落，膈肌向上松弛，腹肌亦同时松弛，此时腹压较一般深呼吸要低得多，这就改善了腹腔和盆腔内脏的血液循环。平时，人两手总是处于半握拳或握拳状态，由于双手交叉上托，使手的肌肉、骨骼、韧带等得以调理。此式除充分伸展肢体和调理三焦外，对腰背痛、背肌僵硬、颈椎病、眼疾、便秘、痔疮、腿部脉管炎、扁平足等也有一定的防治作用。此式还是舒胸、消食、通便、固精补肾、强壮筋骨、解除疲劳的极佳方法。用此式防治脉管炎时，要采取高抬脚跟的做法，每次要反复练习。

2. 第二式——左右开弓似射雕

（1）两脚平行开立，略宽于肩，成马步站式。上体正直，两臂平屈于胸前，左臂在上，右臂在下。

（2）两手微握拳，左手食指与拇指呈"八"字形撑开，左手缓缓向左平推，左臂展直，同时右臂屈肘向右拉回，右拳停于右肋前，拳心朝上，如拉弓状。眼看左手。

（3）（4）动作与（1）（2）动作同，唯左右相反，如此左右各开弓 4—8 次。

这一动作重点是改善胸椎、颈部的血液循环。临床上对脑震荡引起的后遗症有一定的治疗作用。同时对上、中焦内的各脏器尤对心肺给予节律性的按摩，因而增强了心肺功能。通过扩胸伸臂、使胸肋部和肩臂部的骨骼、肌肉得到锻炼，有助于保持正确姿势，矫正两肩内收、圆背等不良姿势。

3. 第三式——调理脾胃臂单举

（1）左手自身前成竖掌向上高举，继而翻掌上撑，指尖向右，同时右掌心向下按，指尖朝前。

（2）左手俯掌在身前下落，同时引气血下行，全身随之放松，恢复自然站立。

（3）（4）动作与（1）（2）动作同，唯左右相反。如此左右手交替上举各4—8次。

这一动作主要作用于中焦，肢体伸展宜柔宜缓。由于两手交替一手上举一手下按，上下对拔拉长，使两侧内脏和肌肉受到协调性的牵引，特别是使肝、胆、脾、胃等脏器受到牵拉，从而促进了胃肠蠕动，增强了消化功能，长期坚持练习，对上述脏器疾病有防治作用。熟练后亦可配合呼吸，上举吸气，下落呼气。

4. 第四式——五劳七伤往后瞧

（1）两脚平行开立，与肩同宽。两臂自然下垂或叉腰。头颈带动脊柱缓缓向左拧转，眼看后方，同时配合吸气。

（2）头颈带动脊柱徐徐向右转，恢复前平视。同时配合呼气，全身放松。

（3）（4）动作与（1）（2）动作同，唯左右相反。如此左右后瞧各4—8次。

五劳是指心、肝、脾、肺、肾，因劳逸不当，活动失调而引起的五脏受损。七伤指喜、怒、思、忧、悲、恐、惊等情绪对内脏的伤害。由于精神长期过度紧张，造成神经机能紊乱，气血失调，从而导致脏腑功能受损。该式动作实际上是一项全身性的运动，尤其是腰、头颈、眼球等的运动。头颈的反复拧转运动加强了颈部肌肉的伸缩能力，改善了头颈部的血液循环，有助于解除中枢神经系统的疲劳。此式能锻炼眼肌，对防治颈椎病、高血压、眼病有良好的效果。练习时要精神愉快，面带笑容，乐自心生，只有这样配合动作，才能起到对五劳七伤的防治作用。另外，此式不宜只做头颈部的拧转，要全脊柱甚至两大腿也参与拧转，只有这样才能强化五脏，改善静脉血的回流。

5. 第五式——摇头摆尾去心火

（1）马步站立，两手叉腰，缓缓呼气后拧腰向左，屈身下俯，将余气缓缓呼出。动作不停，头自左下方经体前至右下方，像小勺舀水似的引颈前伸，自右侧慢慢将头抬起，同时配以吸气；拧腰向左，身体恢复马步桩，缓缓深长呼气。同时全身放松，呼气末尾，两手同时做节律性掐腰动作数次。

（2）动作与（1）动作同，唯左右相反。

如此（1）（2）动作交替进行各做4—8次。

此式动作除强调松，以解除紧张并使头脑清醒外，还必须强调静。俗谓：静以制躁。心火为虚火上炎，烦躁不安的症状，此时宜在呼气时以两手拇指做掐腰动作，引气血下降。同时进行的俯身旋转动作，亦有降伏心火的作用。动作要保持逍遥自在，并延长呼气时间，消除交感神经的兴奋，以祛心火。

6. 第六式——两手攀足固肾腰

（1）两脚平行开立，与肩同宽，两掌分按脐旁。

（2）两掌沿带脉分向后腰。

（3）上体缓缓前倾，两膝保持挺直，同时两掌沿尾骨、大腿外侧向下按摩至脚跟。沿脚外侧按摩至脚内侧。

（4）上体展直，同时两手沿两大腿内侧按摩至脐两旁。如此反复俯仰4—8次。

腰是全身运动的关键部位，这一势主要运动腰部，也加强了腹部及各个内脏器官的活动，如肾、肾上腺、腹主动脉、下腔静脉等。中医认为，肾为先天之本，藏精之脏。肾是调节体液平衡的重要脏器。肾上腺是内分泌器官，与全身代谢机能有密切关系。腰又是腹腔神经节“腹脑”所在地。腰的节律性运动（前后俯仰），可改善脑的血液循环，增强神经系统的调节功能及各个组织脏器的生理功能。长期坚持锻炼，有疏通带脉及任督二脉的作用，能强腰、壮肾、醒脑、明目，并使腰腹肌得到锻炼。年老体弱者，俯身动作的幅度应逐渐加大。高血压和动脉硬化患者，俯身时头不宜过低。

7. 第七式——攒拳怒目增气力

预备姿势：两脚开立，成马步桩，两手握拳分置腰间，拳心朝上，两眼睁大。

（1）左拳向前方缓缓击出，成立拳或俯拳皆可。击拳时宜微微转腰向右，左肩随之前顺展拳变掌臂外旋握拳抓回，呈仰拳置于腰间。

（2）与（1）动作同，唯左右相反。如此左右交替各击出4—8次。

此式动作要求两拳握紧，两脚拇趾用力抓地，舒胸直颈，聚精会神，瞪眼怒目。此式主要运动四肢、腰和眼肌。根据个人体质、爱好、年龄与目的不同，决定练习时用力的大小。这一动作的作用是舒畅全身气机，增强肺气。同时使大脑皮层和植物性神经兴奋，有利于气血运行。并有增强全身筋骨和肌肉的作用。

8. 第八式——背后七颠百病消

预备姿势：两脚平行开立，与肩同宽，或两脚相并。

两臂自身侧上举过头，脚跟提起，同时配合吸气。两臂自身前下落，脚跟亦随之下落，并配合呼气。全身放松。如此起落 4—8 次。

此式通过肢体导引，吸气时两臂自身侧上举过头，呼气时两臂下落，同时放松全身，并将浊气[①]自头向涌泉引之，排出体外。古人谓之“排浊留清”或“去浊留清”。由于脚跟有节律地弹性运动，椎骨之间及各个关节韧带得以锻炼，对各段椎骨的疾病和扁平足有防治作用。同时有利于脊髓液的循环和脊髓神经功能的增强，进而加强全身神经的调节作用。

① 浊气是指所有紧张、污浊的病气。

第六章　九种体质养生法

体质，是由先天遗传和后天获得所形成的，人类个体在形态结构和功能活动方面所固有的、相对稳定的特性，与心理性格具有相关性。个体体质的不同，表现为在生理状态下对外界刺激的反应和适应上的某些差异性，以及发病过程中对某些致病因子的易感性和疾病发展的倾向性。所以，对体质的研究有助于分析疾病的发生和演变，为诊断和治疗疾病提供依据。传统医学根据不同人的身体状况，把人体分为九种体质，每种体质都有自身特点，我们要读懂自己的身体，必须先弄清楚自己属于哪种体质，自己的身体到底需要什么。再根据自己的体质类型，选择怎样吃，怎样起居，怎样度过一年四季，怎样保健，这就是体质养生。辨清自己的体质，因人施养，就能在生活的一点一滴中获得健康，掌握自己健康的主动权。体质养生就是将每个人都当成完整而独立的个体来对待，从各个方面分析，如身体素质、生活环境、心理状态以及社会因素等，综合考虑每种疾病发生的一般规律和每个人的特殊性，灵活运用，因人而异地实施调养，制定保健方案。

一、平和体质

1. 形体特征：体形匀称健壮。

2. 常见表现：面色、肤色润泽，头发稠密有光泽，目光有神，鼻色明阔，嗅觉、味觉正常，唇色红润，不易疲劳，精力充沛，耐受寒热，睡眠良好，食欲良好，大小便正常。

3. 心理特征：性格随和开朗。

4. 发病倾向：平时患病较少。

5. 对外界环境适应能力：对自然环境和社会环境适应能力较强。

6. 养生方法：

（1）饮食不要过饱，也不能过饥，不吃过冷也不吃过热的食物。

（2）多吃五谷杂粮、蔬菜瓜果，少食过于油腻及辛辣之物。

（3）运动上，年轻人可选择跑步、打球，老年人则适当散步、打太极拳。

二、气虚体质

1. 形体特征：肌肉不健壮。

2. 常见表现：容易呼吸短促，接不上气；喜欢安静，不喜欢说话，说话声音低弱，容易感冒，常出虚汗，经常感到疲乏无力。

3. 心理特征：性格内向，情绪不稳定，胆小，不喜欢冒险。

4. 发病倾向：平时体质虚弱，易患感冒；或发病后因抗病能力弱而难以痊愈；易患内脏下垂。

5. 对外界环境适应能力：不耐受寒邪、风邪、暑邪。

6. 养生方法：

（1）多吃具有益气健脾的食物，如黄豆、白扁豆、香菇、大枣、桂圆、蜂蜜等。

（2）以柔缓运动，散步、打太极拳等为主，平时可按摩足三里穴。

（3）常自汗、感冒者可服玉屏风散预防。

三、阳虚体质

1. 形体特征：肌肉不健壮。

2. 常见表现：总是手脚发凉，胃脘部总是怕冷，衣服比别人穿得多，耐受不了冬天的寒冷，夏天耐受不了空调房间的冷气，喜欢安静，吃（喝）凉的东西总会感到不舒服，容易大便稀溏，小便颜色清，量多。

3. 心理特征：性格多沉静、内向。

4. 发病倾向：发病多为寒证，易患泄泻、阳痿等。

5. 对外界环境适应能力：不耐受寒邪，耐受夏季，不耐受冬季，易感受湿邪。

6. 养生方法：

（1）可多吃甘温益气的食物，比如鱼肉、鸡肉、葱、姜、蒜、花椒、韭菜、辣椒、胡椒等。

（2）少食生冷寒凉食物如黄瓜、藕、梨、西瓜等。

（3）自行按摩气海、足三里、涌泉等穴位，或经常灸足三里、关元。

（4）注意防寒保暖。

四、阴虚体质

1. 形体特征：体形瘦长。

2. 常见表现：经常感觉身体、脸上发热耐受不了夏天的暑热，皮肤干燥，手脚心发热，面颊潮红或偏红，眼睛干涩，口渴咽干，容易失眠，大便干结。

3. 心理特征：性情急躁，外向好动活泼。

4. 发病倾向：易患咳嗽、糖尿病、闭经发热等。

5. 对外界环境适应能力：平时不耐暑热干燥，耐受冬季，不耐受夏季。

6. 养生方法：

（1）多吃甘凉滋润的食物，比如绿豆、冬瓜、芝麻、百合等。少食性温燥烈的食物。

（2）中午保持一定的午休时间。避免熬夜。

（3）剧烈运动，锻炼时要控制出汗量，及时补充水分。

（4）可酌情服用六味地黄丸、杞菊地黄丸。

五、血瘀体质

1. 形体特征：瘦人居多。

2. 常见表现：皮肤常在不知不觉中出现紫瘀斑（皮下出血），皮肤常干燥、粗糙，常常出现疼痛，面色晦暗或有色素沉着、黄褐色斑块，眼眶经常黯黑，眼睛经常有红丝（充血），刷牙时牙龈容易出血。

3. 心理特征：容易烦躁，健忘，性情急躁。

4. 发病倾向：易患出血、中风、冠心病等。

5. 对外界环境适应能力：不耐受风邪、寒邪。

6. 养生方法：

（1）可多食黑豆、海带、紫菜、萝卜、胡萝卜、山楂、醋、绿茶等具有活血、散结、行气、疏肝解郁作用的食物。

（2）少食肥猪肉等，并保持足够的睡眠。

（3）可服用桂枝茯苓丸等。

六、痰湿体质

1. 形体特征：体形肥胖，腹部肥满松软。

2. 常见表现：出汗多而黏腻，手足心潮湿多汗，常感到肢体酸困沉重、不轻松，面部经常有油腻感，嘴里常有黏黏的或甜腻的感觉，平时痰多。

3. 心理特征：性格温和，处事稳重，为人恭谦，多善忍耐。

4. 发病倾向：易患糖尿病、中风、眩晕、咳喘、痛风、高血压、冠心病等。

5. 对外界环境适应能力：对梅雨季节及湿环境适应能力差。

6. 养生方法：

(1) 饮食清淡，多食葱、蒜、海藻、海带、冬瓜、萝卜、金橘、芥末等食物。

(2) 少食肥甘厚味。

(3) 可服用化痰祛湿方。

七、湿热体质

1. 形体特征：形体偏胖或消瘦。

2. 常见表现：面部和鼻尖总是油光发亮，易生粉刺、疮疖，常感到口苦、口臭或嘴里有异味，经常大便黏滞不爽，小便有发热感，尿色发黄，女性常带下色黄，男性阴囊总是潮湿多汗。

3. 心理特征：性格多急躁易怒。

4. 发病倾向：易患疮疖、黄疸等病症。

5. 对外界环境适应能力：对夏末秋初，湿热交蒸的气候较难适应。

6. 养生方法：

(1) 饮食清淡，多吃甘寒、甘平的食物，如茯苓、莲子、绿豆、空心菜、苋菜、芹菜、黄瓜、冬瓜、藕、西瓜等。少食辛温助热的食物。

(2) 戒除烟酒。不要熬夜、过于劳累。

(3) 适合中长跑、游泳、爬山、各种球类、武术等运动。日常可服六一散、清胃散、甘露消毒丹。

八、气郁体质

1. 形体特征：形体瘦者为多。

2. 常见表现：常感到闷闷不乐、情绪低沉，易紧张、焦虑不安，多愁善感或容易受到惊吓，常感到乳房及两胁部胀痛，常有胸闷的感觉，经常无缘无故地叹气，容易心慌、心跳快，喉部经常有堵塞感或异物感，容易失眠。

3. 心理特征：性格内向不稳定，忧郁脆弱，敏感多疑。

4. 发病倾向：易患失眠、抑郁症、神经官能症等。

5. 对外界环境适应能力：对精神刺激适应能力较差；不喜欢秋冬季节和阴雨天。

6. 养生方法：

(1) 多吃小麦、葱、蒜、海带、海藻、萝卜、金橘、山楂等具有行气、解郁、消食、醒神的食物。

（2）睡前避免饮茶、咖啡等提神醒脑的饮料。

（3）可以服用逍遥散、舒肝和胃丸、开胸顺气丸、柴胡疏肝散、越鞠丸调理。

九、特禀体质

1. 形体特征：无特殊，或有畸形，或有先天生理缺陷。

2. 常见表现：过敏体质，即不是感冒也经常鼻塞、打喷嚏、流鼻涕。这类人容易对药物、食物、气味、花粉等过敏，易患哮喘和荨麻疹。皮肤常因过敏出现紫红色瘀点、瘀斑，皮肤常一抓就红，并出现抓痕。

3. 心理特征：无特殊。

4. 发病倾向：凡遗传性疾病者，多表现为亲代有相同疾病，或出生时即有缺陷；若为过敏体质，易出现药物过敏、花粉症、哮喘等过敏性疾病。

5. 对外界环境适应能力：适应能力差，如过敏体质者对季节适应能力差，易引发宿疾。

6. 养生方法：

（1）饮食清淡、均衡，粗细搭配适当，荤素搭配合理。

（2）少食辛辣、腥膻及含致敏物质的食物。

（3）可服玉屏风散、消风散、过敏煎等。

（4）保持充足的睡眠，坚持锻炼身体，不要养宠物。

第七章 拉筋排毒养生法

第一节 拉筋养生法

拉筋排毒术具有悠久的历史，至今仍广泛流传于民间。古人有道：筋长一寸，寿延十年。大凡长寿者通常都有一副柔软的好筋骨。骨骼和肌肉是构成人体运动系统最主要的部分，人要依靠骨骼、骨骼肌、肌腱、韧带和关节等的协同作用，实现人体的运动功能。但运动也需要适度，久立伤骨，久行伤筋，长期的生产劳动和长时间的保持某种姿势都会造成人体肌筋的损伤，加上复感风寒，筋结形成，导致筋缩症的出现。拉筋、拍筋、抖筋等民间理筋术不仅能柔筋正骨，改善微循环，还能促进人体新陈代谢，达到筋强者壮，筋劲者强，筋和者康，谨道如法，长有天命的健康境界。

一、作用机理

筋与脉同行，筋为脉之载体，脉为筋之供体。拉筋具有扶正，通脉，调气，排毒等多种功效。

1. 通调筋脉，筋柔脉顺。十二经筋与十二经脉同行共济。在生理上，骨正筋柔，百脉通畅，气血自流，躯体健康。在病理上，肌筋劳损，复感风寒，筋结形成，横络盛加，经脉不通，不通则痛。筋结卡压，针药难解，只有通过主动或被动拉筋、拍筋等方法，松筋解结，使筋变柔变长，使关节的错位得以复位正位，从而解除躯体循环障碍，促进血液循环和淋巴排毒，达到“筋柔脉顺，扶正排毒”之功效。

2. 打通任督，激活膀胱。拉筋可打通背部的督脉和膀胱经，这对健康具有重大意义，因为督脉是诸阳之会，元气的通道，此脉通则肾气强，而肾乃先天之本，精气之源泉，人的精力、性能力的旺盛都仰赖于肾功能的强大。督脉与脊椎同行，而脊髓直通脑髓，故脊椎与脑部关系密切。任督二脉在人体上是个内循环的圈，打通任督二脉即可通调龙路火路。膀胱经是人体最大的排毒系统，也是抵御风寒的重要屏障，膀胱经通畅，则风寒难以入侵，内毒随时排出，达到“扶正排毒”的功效。

3. 拉筋松节，未病先防。拉筋松节既能保健治病，也能协助诊断，未病先防。根据“经脉所过，症结所及”，顺藤摸瓜，顺筋摸结，抓住筋结有型而痛敏的特点，辨病施治。如拉筋时膝痛而不直，则有筋缩症。肝主筋，筋缩则首先说明肝经不畅，肝为人体的解毒脏器，而肝经不畅就会影响排毒。又因肝属木，脾属土，木克土。见肝之病，知肝传脾，当先实脾。故通过拉筋可检测到脏腑经络疾病，及时调理，可以未病先防，保障健康。

二、常用方法

1. 拉腹筋：方法是在床上或软垫上跪下，让脚背贴在床上或软垫上，然后将两脚后跟往左右两侧拉开，再使臀部落下，坐在床上或垫上，然后让身体慢慢向后仰。先使头部碰到床上或垫上，然后背部慢慢躺下去，面部朝天，背部贴紧床上或垫上，保持 60 秒再起身。这个动作常导致脚筋的酸痛，宜忍耐。

2. 拉背筋：分为两种拉法。第一种是在床上或垫上先伸直两腿，然后再以额头碰膝盖，至少碰 10 下。练时两腿要尽量伸直，尽量不要使膝盖向上弓起。第二种是坐在床上或垫上，使两脚合掌，掌面向上，两脚小趾并拢，然后以额头碰脚大拇趾，至少碰 30 下。刚开始较难碰到，练久了就会碰到。

3. 拉腿筋：拉腿筋又叫作“劈腿”，这是所有拉筋动作较困难的一种。它的动作是让两腿往左右两侧劈开。刚开始时，臀部距离床面或垫面很高，但只要不灰心，持之以恒，终有一天臀部就可以贴紧床面或垫面，使两腿成为一直线。每天坚持训练，一定可以成功。

4. 拉手筋：拉手筋的方法是，先以右手的手掌背贴住背脊，掌心向外，手指朝上。然后再以左手手指从左肩向下伸，与右手手指互勾。每天拉几次，每次拉数分钟，使手筋渐渐变软变长，以可以直接用两手的手指互勾为佳。

5. 拉颈筋：站立、两脚与肩同宽，然后使身体慢慢向右侧弯，必须弯到右耳孔朝向地面，接着使身体慢慢向左侧弯，也弯到左耳孔朝向地面，如此一左一右，连续动作至少 3 分钟。

6. 卧位拉筋法：将两张安全稳妥、平坦的椅子摆放近墙边或门框处；躺下仰卧，右脚伸直倚在墙柱或门框上，左脚屈膝落地，尽量触及地面，双手举起平放在椅上，做10分钟。期间左脚亦可做踏单车姿势摆动，有利于放松髋部的关节。

7. 立位拉筋法：找到一个门框，双手上举扶两边门框，尽量伸展开双臂；一脚在前，站弓步，另一脚在后，腿尽量伸直；身体正好与门框平行，头直立，双目向前平视；以此姿势站立3分钟，再换一条腿站弓步，也站立3分钟。此法可拉肩胛部、肩周围、背部及其相应部位的筋腱、韧带，预防肩周炎。

三、注意事项

1. 在拉筋之前必须先热身；如利用小跑使体温增加，使肌肉与肌腱处在备战的状态。

2. 在拉筋之时不要暂停呼吸；应该很缓慢及深深地呼吸；暂停呼吸，屏气凝神，会使负氧增加，动作不协调，拉筋受伤的机会提高。

3. 在运动之前及之后都要拉筋，一般人只记得运动之前要拉筋，而运动后一身疲倦，便连动都不想动。其实运动之后，虽然肌肉酸痛，可是仍然须再缓和地做一次拉筋，如此可使肌肉纤维重新得到调理，消除疲劳的速度加快。

4. 拉筋的动作要缓慢而温和，千万不可猛压或急压。拉筋的目的，是利用肌肉肌腱的弹性及延伸，刺激肌肉梭神经及肌腱感受小体的神经讯息，而逐渐地增加伸展的潜力及忍受力。主动或被动拉筋如果用力不当，都会造成伤害。

5. 替换拉筋的肌肉群。对同一个动作，可能有许多肌肉共同组成相同功能的群体，协同地完成动作。但是这些肌肉，因为解剖位置的不同，可能需要不同的拉筋动作，才能一一地伸展到。除了协同肌，方向作用相反的拮抗肌也必须对等的拉筋。如果拮抗肌没有一些伸展，则在强烈收缩时失去平衡，也会使之受伤。

6. 拉筋的程度是要感觉到有张力感或酸胀感，但绝对不能到痛的程度。有张力感或酸胀感，是肌肉感觉神经元正确地反映拉筋的成效。

总之，筋拉到一定程度之后，自然会有气沉丹田的得气感觉，筋拉到哪里，气血就畅通到哪里，再加上胸部“肺朝百脉”的改善，使得全身进入“气血自流”舒畅清爽的境界。

第二节　拍筋养生法

拍筋疗法，就是指医生或自己用拍子在人体经脉线上某些特定的部位，进行轻重不同而有节奏的拍打。其拍打手法有两种：打皮不打肉的虚打法、打肉不打皮的实打法。这两种拍法不受场地限制，既可主动拍，也可被动拍，易于推广，且疗效确切，适应证广泛。

一、作用机理

1. 活血化瘀，机体升温。通过拍打，激活人体电磁场，导致人体发热升阳，扩张血管，排出痧毒。

2. 激活细胞，增强免疫。通过拍打，激活人体细胞，加快细胞代谢和再生，调节免疫功能。

3. 疏通两路，排毒抗衰。通过拍打扶阳升温，祛寒解凝，打通道路，排毒抗衰。

二、拍打工具

1. 采用实心掌拍打法。要求：手掌每次拍打皮肤时，加上从手掌向体内注入清气之意念，手掌离开皮肤时，加上手掌抓出浊气的意念和动作。

2. 采用整个手掌大面积拍打法。要求：手掌、手指全部用上，比如拍打膝盖正面。在拍打膝盖反面的腘窝时，以手指部分为主拍，一边拍打关节，一边灵活抖动。

3. 拍打力度，在能忍受的范围内，越大越好，越痛越好。开始拍时稍痛，随后痛感会降低。

三、拍打顺序

1. 先拍头顶，次拍头两侧，再拍头后，最后颈部。

2. 拍双肩，可左手拍右肩，右手拍左肩。肩的前部、外部、上部、后部都要拍到。

3. 拍两侧胳肢窝及两肋内侧。

4. 拍双肘关节内侧，其范围应包括内侧全部经络，从内侧下沿心经到外侧边缘的肺经、大肠经，以及正中间的心包经。

5. 拍打双膝，双手先拍双膝正面，可用整个手掌包住膝盖拍，其次拍膝内侧、外侧及反面的腘窝。

6. 拍打时可根据患者病情拍打身体相应部位，哪里有筋结就拍哪里，浑身无处不是穴。比如各类痛症患者可拍打筋结处；痒症患者除拍打患处，还可拍血海、风市、曲池等穴位；减肥者可拍打腰、腹等处，若能配合拉筋，疗效更佳。

四、拍打时间和频率

1. 一天的任何时候都可以拍打。

2. 身体健康者，单纯保健，每次可拍打头、肩、胳肢窝、肘、膝等处。每次 5—10 分钟，每天 1—2 次，多次不限。

3. 自感不适，或有明显筋结者，除拍打保健部位外，可重点拍打筋结处半小时以上。比如膝盖痛、肩周炎、颈椎病、头痛、失眠患者，可重点拍双膝、双肘，拍打次数不限，但每天起码 1—2 次。

4. 拍打时间和频率与拉筋相同，没有绝对标准，因人而异。无论有病没病，出痧与否，都可每天拍打。一次拍打不能完成也可分几次拍打。如果患者出现严重疲劳反应，可休息几天后接着拍。

五、常用拍打法

1. 拍打整个头部，重点是拍打百会穴。拍打头部主要对头疼、头晕、小脑萎缩、记忆力减退、脑血栓后遗症有显著作用。

拍打百会穴主要针对高血压、失眠，同时对颈椎病有辅助治疗的作用。根据每个人病情不同，患者对拍打的感受也有所不同。表现有头胀、头闷、深度有痛点等，经过拍打气血畅通后不适感会自然消失。

2. 拍打整个面部，重点是眼睛。拍打面部可舒展皱纹、祛斑、活肤、增强皮肤弹性，起到美容作用。拍打眼部主要是缓解疲劳，辅助治疗近视眼。

3. 拍打囟门及前额。拍打囟门可治疗感冒发烧、过敏性鼻炎、鼻塞，及因感冒引起的头疼等症状，轻者几十下，重者上百下就可畅通。拍打前额时有针刺的感觉，等拍到有温热感时，不适现象即可消失。

4. 拍打颈部，拔伸颈椎。颈部的经络、动脉、静脉很丰富，揉按这里会促进头部的血液循环，对落枕、扭伤、上火导致的淋巴结肿大、咽喉痛等症状有较好的治疗效果。轻轻拍打颈椎可缓解由于供血不足引起的头痛、恶心和脖颈僵直等症状。经常用双手揉颈部是最好的护理方法，可使大脑气血充足畅通，延缓衰老。

5. 拍打中府穴。拍打中府穴对气管炎、肺气肿、支气管哮喘等有明显效果，每天坚持拍打 20 分钟。拍打中府穴时会出现胸闷、胸痛、气胀、难受的感觉。坚持拍打不适感会逐渐消失。

6. 拍打胳膊，重点是拍打手三里穴。手三里穴具有疏通阳明经脉，消肿止痛，清肠利腑的功效。拍打胳膊主要是缓解肩臂酸、麻、胀、痛，筋膜发炎，或颈椎引起的血液不畅通等症状，对因类风湿引起的手腕、手指肿痛都有很好的辅助治疗作用，拍打过后会感觉很累、无力，有的部位会出现肿痛或出痧的现象。

7. 拍打双肋，重点是肋头。拍打与肝胆区域、脾脏、胰脏等相对应的肋骨，可达到内外兼治的效果。双手用掌或拳拍打腋下两肋，左手拍打区域对应的是脾、胰，右手拍打区域对应的是肝、胆，拍打中间对应的是胃。拍打双肋对脂肪肝、肝硬化、肝囊肿、肝气滞、胆囊炎、小型胆结石、胆囊息肉、糖尿病、脾虚、脾胃不和等病都有较好的疗效。

8. 拍打胃部，重点是拍打中脘穴。拍打胃部是针对患有胃不适，如胃疼、胃酸、胃胀、胃黏膜脱落、胃痉挛、胃炎、胃溃疡等疾病的人群。先进行揉按，再轻轻拍打，开始时有些患者不能触摸，胃部很僵硬；慢慢缓解后再进行拍打。中脘是胃的募穴，是健脾胃之要穴，有胃病的人要配合拍打腹部中脘穴，拍打后肠胃会感觉很舒服。

9. 拍打腹部，重点是拍打关元穴。关元穴也叫作丹田，是补元气之要穴，也是调节免疫系统的一个重要穴位。拍打腹部关元穴具有调气、减肥等作用，可促进大小肠蠕动、通便等，一般拍打到整个腹腔疼痛消失，有温热感即可。

10. 拍打腹股沟，重点是拍打气冲穴。腹股沟有贯通上肢下肢、主要动静脉和淋巴主干道的作用，是人体冲脉所过之处，所以经常拍打此处可以促进腹部和下肢的血液循环，尤其是对治疗股骨头坏死有至关重要的作用。

11. 拍打臀部，重点是拍打环跳穴。拍打刺激环跳穴主要是促进血液循环，辅助调理腰疼。可以缓解因气血不畅引起的腿部酸痛、胀麻、寒凉等不适症状，同时对于治疗坐骨神经痛、股骨头坏死有效。

12. 拍打腰部，重点是拍打肾区。拍打肾区主要是对患有肾病，如肾炎、肾囊肿、肾盂肾炎、尿频、肾功能减退等的人群。初拍肾区时会出现酸、麻、闷、痛的感觉，因人而异，各有不同的感受。拍打力度从轻到重，循序渐进，直至疼痛消失。

13. 拍打膝关节，重点是拍打伏兔穴。伏兔穴是膝关节的要穴，拍打膝关节主要是针对患有关节炎、膝盖疼、膝关节发凉、膝关节酸痛、腿抽筋、静脉曲张、骨刺、因气血不畅引起的腿部不舒等症的人群，拍打后少数人会出现黑痧，效果更好。

14. 拍打项背部，重点是拍打大椎穴。大椎穴是人体督脉之要穴，是人体气血交换的枢纽。拍打大椎穴对咳嗽、咽喉痛、小儿惊风、颈椎病、感冒有很好的疗效。

15. 拍打肩部，重点是拍打肩髃穴。拍打肩部主要治疗肩周炎、肩肌钙化、肩酸痛、抬举困难、肩部受凉、落枕等。拍打肩周时间要长一些，由痛到不痛，由温热到肩胛骨、前肩都热透为止。

16. 拍打后背，重点是拍打五脏腧穴。五脏腧穴是心、肝、脾、肺、肾在膀胱经的重要腧穴，具有激活五脏功能的作用。

17. 拍打脊柱，重点是拍打命门穴。脊柱是支撑整个身体的重要部分，五脏六腑、四肢百骸都和脊柱相关。命门是人体重要的生火之源，拍打脊柱可改善脊椎强直、弯曲、增生、脱臼、钙化等病症，对打通督脉也有较好的效果。

18. 拍手掌，重点是拍打劳宫穴。拍手能促进手部微循环，对于手指麻木、手指关节痛、手掌内脱皮等有很好疗效。劳宫穴是打开心包经的门户，具有较强的清心醒脑作用。拍打劳宫穴具有调理内脏，舒缓内脏压力的作用。

19. 跺脚掌，重点是涌泉穴。涌泉穴是足少阴肾经的要穴，具有扶阳、排毒等功效。借用地面冲击脚底板，激活涌泉穴，震动整条腿部能促进下肢及内脏气血循环，使下肢寒冷、麻木、抽筋，走路困难等症状得到改善。

20. 常用的拍打穴位：

（1）足三里穴

位置：外膝眼下 3 寸。

主治：健脾和胃，扶正培元，疏风化湿，通经活络，益气健脑等。适用于肠胃功能低下、久病体弱、胃痛、腹痛、消化不良、便秘、腹泻、呕吐、肠鸣、高血压、失眠、半身不遂等病症。为养生长寿、抗衰老的重要穴位，对美容、减肥亦有一定作用。

（2）委中穴

位置：腘窝横纹正中线处。

主治：舒筋活络，祛风除湿，凉血泄热，强健腰膝。适用于腰背疼痛、屈伸不利、项强、腰肌劳损、下肢瘫痪、半身不遂、膝关节炎、小便不利等病症。

（3）列缺穴

位置：人体的手腕内侧（大拇指侧下），能感觉到脉搏跳动之处。

主治：指压该穴，可以促使手动脉的血液流动，对于治疗骨折、伤痕等后遗症非常有效。针刺列缺穴，不仅善疗偏头痛，而且能疏通颈项部经络气血，可迅速解除颈部疼痛不适症状。

(4) 合谷穴

位置：手背第1、2掌骨间，第2掌骨桡侧之中点。

主治：疏风解表，通经活络，镇静安神、通利五官。适用于头昏脑涨、口眼歪斜、咽喉肿痛、头痛、牙痛、耳鸣、发热、神经衰弱、手臂疼痛等病症，并可防治感冒。

(5) 环跳穴

位置：股骨大转子最凸点与骶管裂孔连线的中外三分之一交点处。

主治：促进血液循环，辅助调理腰疼，因气血不畅引起的腿部酸痛、胀麻、寒凉等不适症状，同时对于治疗坐骨神经痛、股骨头坏死有效。

(6) 太冲穴

位置：足背第1、第2跖骨间，跖骨结合部前方凹陷中。

主治：太冲穴是足厥阴肝经的原穴，主要作用是疏肝理气、通经活络、醒脑开窍、镇静安神。也可以合谷穴与太冲穴相配拍打。合谷穴属阳，主升，行气；太冲穴属阴，主降，活血，两个穴位相配、一阳一阴、一气一血，一升一降，一腑一脏，是一组具有阴阳经相配、上下配穴、气血同调、阴阳同调、脏腑同调的穴位处方，协同作用很强。这也是四关穴的显著特点。四关穴这种相互制约、相互依赖、相互为用的关系，使气血升降协调，阴阳顺接，共同发挥调理脏腑、平衡阴阳、通达气血、平肝熄风、祛风止痛的作用。

六、注意事项

1. 拍打前要放松。熟悉经络走向，拍打力度由小至大，刚开始拍的几分钟，皮肤都会出现红色、青瘀、紫红色斑点、包块等。拍出痧后，继续拍至少10—30分钟，把拍出的瘀块再拍散化瘀才可停手，一般2—4天内可以恢复。如果拍几分钟出瘀块后就停止，恢复的时间则稍长一点，要5—8天。

2. 患者应尽量自己拍打，因为手上全是穴位，心经和心包经都经手上。手法以“按摩舒筋，复其旧位”原则，核心技法要求“轻、柔、透、巧”。拍打可形成一个循环的经络，气血行走更畅通。

第三节　拨筋养生法

拨筋养生法是依照“以痛为腧，不痛用力”的原则，在穴位上或筋结上进行手指平推和扣拨，以治疗筋伤骨痛的一种治疗养生方法。

一、作用机理

由外力损伤、用力或体立不当、过度疲劳、感受寒湿等因素，导致两路不通、气血瘀滞，出现肢体酸痛麻木、关节活动受限等，其中以疼痛为主要的症状。本疗法通过“以痛为腧”，局部指点拨筋推拿术，达到疏通两路、行气活血、解结止痛的目的。“不痛用力”的指拨法是在“以痛为腧”的基础上进行的，即在痛点转变成不痛时才进行平推指点扣拨。因此，要求医者善于抓住这个“不痛”时机，方可取得良好的治疗效果。

二、操作方法

拨筋养生法的基本特点是“以痛为腧，不痛用力”。施术时，先嘱病人指明痛点的所在部位，医生一手用手指指腹按住痛点，另一手握住病人肢体做拔伸、旋转等活动，或嘱病人做弯腰、抬腿、踏步等动作；直至痛处由疼痛转变为按压不痛或稍觉疼痛时，医生用按住原痛点的手指指腹向下、向外轻柔地平推及扣拨数下；然后再嘱病人稍为活动一下，以找出新的疼痛点，再按照前法继续施术。如此反复多次，直至疼痛及活动障碍显著减轻，甚至消失为止。最后，在原痛点处帖敷胶布或膏药，或用绷带做软固定。

三、基本手法

1. 拇指平推法：这是指拨法的主要手法。用拇指指腹紧按住已转为不疼痛的原痛点，用轻柔、均匀的指力，做以向外、向下方向为主的平行推动法。主要适用于以痉挛为主的疼痛。

2. 扣拨弹筋法：以拇指或食指在一定部位上，用轻柔、均匀指力，按一定方向做如扣手枪扳机状的动作。如以食指在颈部颈臂穴做向外、向下方向之扣拨，以治疗手麻；或以肘尖用稍重的力在腰臀做“十”字状滑动扣拨，以治疗位置较深的腰腿痛等。

四、临床应用

指点拨筋养生法适用于落枕、肩背酸痛、腕指腱鞘炎、扭伤挫伤、手指麻木、颞下颌关节痛、风湿痹痛等筋骨疼痛的治疗。

1. 落枕

患者正坐，医者站于其背后。嘱患者缓慢转动头颈，至疼痛明显时，医生拇指按于患者颈部痛点，嘱患者做头部上下仰俯活动，使痛点转化为不痛点后，再做向外、向下方向的拇指平推。平推数下后，嘱患者头部转回原位，然后再嘱患者缓慢转动头颈，找出新的痛点，以上法做拇指平推法。如此反复多次，直至颈部活动基本恢复正常，痛点消失或明显减轻为止。术后嘱患者减少颈部活动，原疼痛部位可用一小块橡皮膏布固定，切忌用外力随意按捺患侧颈部。

2. 漏肩风

患者取立位，医者站在患侧一方，嘱患者上臂做上举、后弯、外展或外旋等动作，找出明显痛点后，即保持此体位不动。医者以拇指按住其痛点，适当转动患肢：上举疼痛者，即于上举疼痛时将患肢做内旋或外旋；外旋疼痛者，于疼痛体位将患肢做内旋；后弯疼痛者，即于疼痛之体位旋转患肢，务必使痛点转化为不痛点后，施以向外、向下方向的拇指平推手法，然后嘱患者复原，重复上述动作，找出新痛点，再按上法予以推拿，直至疼痛减轻或消失为止。术后嘱患者减少肩部活动，并忌以外力随意按捺原痛处。

3. 腕、踝关节扭伤

腕关节扭伤患者取坐位或立位，医者站其对面；踝关节扭伤者取坐位，医者坐其对面。嘱患者做腕或踝关节活动，至最痛时保持体位不动。然后医者以一手之拇指按压住腕、踝关节的痛点，另一手则捏住患者的手指或手掌、脚趾或脚掌做顺势拔伸：若痛点疼痛缓解，即可做向外、向下方向的拇指平推法。平推数下后，嘱患者再做碗、踝关节活动，找出新的痛点，再按上法治疗。如疼痛消失，则在顺势拔伸后，用橡皮膏固定原痛处。切忌用外力随意按捺原痛处。

4. 腰痛

患者取立位，医者站其背后。嘱患者做腰部前俯、后仰、侧弯等动作直至感觉疼痛后，即保持此体位不动。医者以拇指按住痛点，并嘱患者于此体位做相反方向的运动，或施以缓慢的旋转。例如，前俯疼痛者，可在按住痛点后，嘱患者略向后仰或再加腰部侧弯或斜旋；后仰有痛点者，可在按住痛点后，嘱患者略向前俯或再加腰部侧弯或斜旋；腰部向右侧弯有痛点者，可在按住痛点后，嘱患者做腰部向左侧弯或斜旋等。总之，务必使痛点转化为不痛点。在痛点转化为不痛点后，根据不同部位予以指拨。如痛点位于腰背部足太阳经筋第1、第2侧线外侧者，常可向外、向下做拇指平推弹拨法。如痛点位于腰背部华佗夹脊穴一线，即相当于竖脊肌、骶髂韧带处有明显压痛者，常可先做向内、向下方向的拇指平推法。如痛点固定于骶髂关节处，其位置较深者，常须用稍重指力，向深部做拇指或食指扣拨法。如疼痛依然如故时，则可进一步配合抬腿踏步动作，在运动过程中，向关节深部做拇指“十”字状扣拨滑动，如此反复多次，直至减轻或解除疼痛为止。慢性外伤性腰痛以及近骨处有固定痛点的患者，运用指拨推拿法治疗，更加要有耐心，要反复进行，往往可在指下获得“撕帛感”，腰痛即可减轻，甚至完全消除。在做指拨推拿术后，要嘱病人减少腰部活动，并切忌随意用外力按捺原痛处。一般可在局部加贴膏药以固定患处，减少其活动度。

第四节　摩腹养生法

摩腹养生法是一种以理筋模式进行揉腹的自我按摩疗法，主要是对腹部肌筋进行有规律的特定按摩。在隋代京黑先生所撰《神仙食气金匮妙录》的“治万病诀”中已有“摩腹”之内容。唐代司马承祯《服气精义论》中，有“摩腹绕脐”等记载。至清代，吴尚先《理瀹骈文》对摩腹疗法有了更详细的论述。近代的保健按摩疗法和其他气功疗法中，亦多采纳摩腹疗法内容，本法加入理筋内容，目的是加强腹筋的作用。

一、作用机理

腹部为神阙所在地，是气血生化之所，腹肌的硬软对脏腑功能的强弱具有一定的影响。摩腹既可健脾助运而直接防治脾胃诸疾，又可培植元气，使气血生化机能旺盛，起到防治疾患、养生保健的作用。

二、操作方法

坐或卧式，闭目内视腹部，自然呼吸，双手叠掌置脐下腹部。男子左手掌心贴腹，右手覆左手上；女子动作相反。以脐为中心，两手绕脐，由小至大。男子先按顺时针方向做螺旋式摩转36圈，最大一圈的边缘，上至肋弓，下至耻骨联合。当最后一圈，叠掌于剑突下时，做“S”形转向，如太极图阴阳转换线般转至逆时针方向，然后由大至小，再摩转 36 圈，最小一圈，叠掌回至原处。女子则先逆时针方向由小圈至大圈摩转 36 圈，经阴阳转换线换向后，再顺时针方向由大至小摩转 36 圈。全过程需 6—10 分钟。摩腹毕，可起身散步片刻。

三、临床应用

本法主要防治脾运不健、消化不良、水谷积滞、腹胀中满等疾病。对治疗慢性胃炎、胃黏膜脱垂、胃下垂、胃肠神经官能症、肠功能紊乱、慢性结肠炎、习惯性便秘等有良效。脾胃健运，则元气充实，故本疗法可用作全身疾病的辅助治疗。

四、注意事项

1. 本疗法操练时，须匀速、缓慢、柔和、轻松自然。

2. 本疗法一般宜在食后半小时进行，不宜空腹进行。

3. 应用本疗法期间，饮食需适度，食物以易于消化的为主，不可暴饮暴食，或过食肥腻生冷等。

4. 本疗法以调理慢性病为主，须持之以恒，日久方能显效，不可操之过急。

5. 若遇急性腹痛，首先得查明原因，不可贸然以本疗法治，以免造成不良后果或延误病情。

第八章　香道养生法

香道养生是通过眼观、手触、鼻嗅等品香的活动来实现身心的调养方法。香道在历代备受文人雅士的推崇和喜爱，至今仍是人们修身养性和养生保健的好方法。

随着社会经济的发展，香道养生已成为一种养生时尚，它已经不单纯是品香、斗香的概念，而是一种以天然芳香原料作为载体，融汇自然科学和人文科学，实现人与自然的和谐，创造人的外在美与心灵美的和谐统一的香道文化。

一、作用机理

香道的含义远远超越了香制品本身，而是通过香这个载体达到修养身心，培养高尚情操，追求人性的完美。香，在馨悦之中调动心智的灵性，而又净化心灵；于有形无形之间调息、通鼻、开窍、调和身心。香，既能悠然于书斋琴房，开发心智；又可缥缈于庙宇神坛，安神定志。正是香的种种无穷妙用，使其完全融入了人们的日常生活。香料的熏点、涂抹、喷洒所产生的香气、烟形，让人处于愉快、舒适、安详、兴奋、感伤等气氛之中，配以富于艺术性的香道用具、香道生活环境的布置、香道知识的充实，加上清雅的点香、闻香手法，以上种种引发人们的回忆或联想，创造出相关的文学、哲学、艺术的作品，使人们的生活更丰富、更有情趣。

现代科学研究证明，香味有助于人体健康，如耶鲁大学精神物理学中心的学者指出，苹果气味的香薰可以使焦虑的人降低血压，减少惊慌；薰衣草的气味则可以促进人体新陈代谢，使人提高警觉。辛辛那提大学相关测验则显示，在空气中加入香气，可以提高工作效率。由此可见，芳香疗法已变成当下流行的养生方法。

二、常用香药

香道养生常用的香料主要有沉香、檀香、龙涎香、麝香等。品味香气是最直接也是较为可靠的鉴别方法。因为各香料的香味风格各异，所以没有统一的鉴别方法。但品质较好的香料，其香气一般都具有以下特点：清新，爽神，醒脑提神，使人有愉悦之感，不会令人心浮气躁；香味醇和，浓淡适中，不刺鼻；即使香味浓郁，也不会令人感觉气腻；即使香味恬淡，其香也清晰可辨。天然香料做的香，常能感觉到芳香之中透出一些轻微的涩味和药材味。壮族香料很多，但常用的有五大香药。

1. 沉香

沉香是瑞香科、沉香属的一种乔木，高 5—15 米。树皮暗灰色，几平滑，纤维坚韧；小枝圆柱形，具皱纹，幼时被疏柔毛，后逐渐脱落，无毛或近无毛。在世界所有香料当中，沉香最为神奇，为众香之首，集天地气味于一体，被称为植物中的钻石，从品质来说从古至今都是第一位。沉香是以瑞香科植物所包含的树种为基础，在特定的条件下经多年累积结出的一种香料。沉香是混合了树胶、树脂、挥发油、木材等多种成分的固体凝聚物，体积不同，形状各异。自古以来，沉香被视作一种名贵香料和中药材，在宋代已经有“一两沉香一两金”的说法。如宋代《本草衍义》记载：“沉香木，岭南诸郡悉有之，旁海诸州尤多。交干连枝，冈岭相接，千里不绝。”天然沉香已极为稀少、珍贵，属香道文化中香之上品。

2. 檀香

为檀香科植物的心材。常绿小乔木，高 6—9 米，具寄生根。分布在印度、马来西亚、中国台湾等地。全年可采。采得后切成小段，除去边材（制造檀香器具时，剩下的碎材，亦可利用）。药材分黄檀香和白檀香两种。多呈圆柱形或微扁；挺直，少数微有弯曲，常锯成长短不等之段，一般长 50—100 厘米，直径 10—20 厘米。表面淡黄棕色，放置日久则颜色较深，外表光滑细致，可见细长的纵裂隙。两端平截而整齐，截断面圆形或微扁圆形，具细长裂隙，呈放射状排列，并可见锯断痕迹。质致密而坚实，极难折断，碎块折断后呈刺状。具异香，燃烧时更为浓烈，味微苦。黄檀香色深，味较浓；白檀香质坚，色稍淡。制造器具后剩余的碎材，称为檀香块，其形状不规则，表面光滑或稍粗糙，色较深，有时可见年轮，呈波纹状。纵劈后，断面纹理整齐，纵直而具细沟；以色黄，质坚而致密，油性大，香味浓厚者为佳。明代李时珍在《本草纲目》木部第三十四卷中提道：“檀，善木也，故字从亶。亶，善也。释氏呼为旃檀，以为汤沐，犹言离垢也。”檀香味辛，性温，无毒。入脾、胃、肺经。理气，和胃。治心腹疼痛，噎膈呕吐，胸膈不舒。《本草纲目》记载：“治噎膈吐食。又面生黑子，每夜以浆水洗拭令赤，磨汁涂之。”

3. 古檀香

广西右江流域一带，生长的思櫑本，又叫古檀香木。此木具有养生功能，目前活体树已不多见。据宋代周去非《岭外代答》记载："思櫑木生两江州峒，坚，入清水中，百年不腐。峒人及交趾以为弓弩、标枪之材，为天下最。""两江州峒"就是被称为古之骆越水的左江和右江流域的古代土司辖区。思櫑木除了坚硬无比适于造弓弩和标枪之外还有一种神奇的养生功能。思櫑木之所以能养生延寿是因为它有一种独特的芳香物质。思櫑木的香幽远而深沉，能杀灭瘟病细菌，调升人的阳气，疏通人的经脉，具有养生健体之功效。据调查，许多收藏思櫑木的人很少得感冒。有心脏病的人，只要身上佩带一小片思櫑木，多饮思櫑木泡的茶就很少再犯病。凡是家中有思櫑木家具和建筑木材的家庭，多有长寿老人。这里面的奥秘值得探究。

4. 龙涎香

在西方又称"灰琥珀"，是一种阴灰色或黑色的固态蜡状可燃物质。龙涎香有其独特的甘甜土质香味（类似异丙醇的气味）。自古以来，龙涎香主要用来做香水的定香剂，价格昂贵。

5. 麝香

雄麝的肚脐和生殖器之间的腺囊的分泌物，干燥后呈颗粒状或块状，有特殊的香气，有苦味，可以制成香料，也可以入药。可作中枢神经兴奋剂，还可外用，用于镇痛、消肿。

三、操作方法

香道养生的方法根据具体的需要而定，其最终的目的还是在于养生方面，只要不妨碍这个主要目的，不影响熏香的效果，具体的操作形式可以因人而异。这里主要介绍一种传统的熏香方法——隔火熏香，具体步骤如下：

1. 将无味香灰放进闻香炉中。

2. 将闻香炉内的香灰捣松，然后在中央挖出一个炭孔。其大小就按照香炭的尺寸来定，以刚刚能够完全掩埋住香炭为准。

3. 将香炭点燃，让香炭保持完全红色但是无明火状态为最佳。然后把燃烧的香炭放进炭孔中，用香灰掩盖住。

4. 将周围的香灰堆积到香炭上方，并拍打严实形成火山状，顶部要平。

5. 在香灰顶部做一个通气的孔以防香炭熄灭，同时还能以此来控制燃烧速度。

6. 将香盘放置在顶部平面上。

7. 将小片状的香材或者香粉放到香盘上。保持香炭没有烟雾的状态，若冒烟，则是温度太高所致，继续加厚香炭上方的香灰。

8. 在香盘加热完毕后，香炭的香气则会散发出来。这时可以将香炉托起至胸前来品香。

下篇　壮医综合养生法

第一章　壮医探病养生术

第一节　观目知病养生术

壮医目诊，是壮医望目诊病技术或壮医望目诊病方法的简称，属壮医望诊的范畴。它是通过借助放大镜和手电筒观察患者的白睛（中医术语，意指人体的巩膜），并根据患者眼睛各部位的形态、色泽、斑点、穹窿及位置结构的动态变化，来诊断疾病所在各部位的病变、损伤及机能紊乱的一种全息简易诊法。壮医目诊最早来源于民间诊马术，通过观察马的眼睛诊断马的各种疾病。八十年代以黄老五为代表的目诊医生，通过观察人眼的白睛和黑睛（中医术语，意指人体的虹膜）脉络变化，对人体潜在的疾病进行有效的预判，达到及时治疗和预防的目的。

一、目诊机理

眼睛，壮语谐音为“勒答”。壮医对眼睛极为重视，认为这是天地赋予人体的窗口，是光明的使者，是天地人三气的精华所在。人体脏腑之精上注于目，所以眼睛能包含一切、洞察一切，也能反映百病。眼睛直接受“巧坞”指挥，因此在疾病诊断上，把目诊提到十分重要的地位。目诊可以诊断疾病，可以推测预后，可以确定死亡。人体内的脏腑气血，三道两路、“巧坞”功能等，都可以通过目诊而获得相对准确的信息。研究表明，壮医目诊与现代的生物全息理论有惊人的相似之处，生物全息理论认为人体的很多部位和器官都是全身的缩影，壮医目诊把人体的白睛和黑睛，按照特定的规律划分为人体的各个部位、器官、生理活动范围，它有着比全息规律更为精细的微诊系统。初步的整理研究观察表明：人体不同器官、不同组织、不同部位的病变，都可以在白睛上有特定的信号反映区；同一器官、组织的不同疾病，在反映区上可有不同的异变信号。还可依据反映区的信号判断疾病的新旧轻重。如“着色深浅判新久，弯曲频率别轻重，脉络混浊有湿毒，脉络散乱为风毒，脉络近瞳属于火，脉络靠边属于寒，黑斑瘀来蓝斑虫，目诊仔细辨分明。”此歌诀是壮医专家目诊临床经验的总结。

二、目诊特色

1. 诊断准确、迅速。目诊运用于临床表明，其诊断的准确率逐步提高。例如壮医白睛诊法诊断符合率达 85.5%以上。而且其诊断迅速，只要用放大镜或肉眼一看就可以知道患者得了什么病或将患什么病。

2. 操作简便、易学易懂。目诊法设备简单，只用 6 至 7 倍的放大镜即可开展工作。在室内外，田间地头、街头巷尾、工厂车间均可进行检查，不受体位和环境条件的限制。医生一手挣开患者的眼睑，协调好视线，另一手持放大镜即可观察，操作简便，病人乐于就诊。

3. 经济安全，便于推广。当今随着科学技术的进步，临床诊断技术也越来越先进（如 B 超、CT、MRI 等），但检查费用偏高，故不易在我国广大基层普及运用。而目诊法无任何创伤、操作简便、经济可靠、便于推广。

4. 司外端内、见微知著。目诊司外端内，“外”主要指眼睛的外在变化或局部表现。“内”则是指机体内部脏腑器官、四肢百骸。见微知著的“微”就是指眼睛的外在微细变化，“著”则指人体盈亏的失调及脏腑、气血、津液、筋脉的相关病变。

5. 预测未病，适应证广。壮医目诊法的另外一个特点在于早期预测疾病的功能。它能在极早期，甚至在其他任何体征尚未出现之前就探查出器质性的病变，同时，它还能预测出多年后可能出现的慢性疾病。当今目诊已广泛运用到内、外、妇、儿、五官等各科疾病的诊断中，可诊断包括癌症在内的 100 多种病症。

三、操作方法

病者取坐位、卧位或站位均可，只要方便检查就行。先嘱病者双目往前平视，并缓缓地左右转动目睛以方便观察。医者左手持放大镜或手电筒观察病者

“勒答”，以看得清楚为度。第二步是以右手食指和拇指分开患者的上下眼睑，嘱患者将视线集中于自己的脚尖，以充分暴露白睛区域。检查时，要注意白睛上各脏器相对应的反映区内有无颜色、血脉异常，脉络的弯曲度、分布、走向及色泽等。

1. 白睛信号主病

壮医目诊主要通过观察勒答白睛上血络（龙路、火路网络上的细小分支）颜色的深浅、弯曲度、有无混浊、有无散乱、有无斑点等异常信号，以及病理改变所在的反映区来诊断疾病。

（1）颜色深浅

白睛上脉络颜色过深，呈深红色或绛红色，表示该反映区对应的脏器有宿疾；若颜色较浅，呈鲜红色或粉红色，表示该反映区对应的脏器新病不久，或病较轻。

（2）脉络弯曲度

一般而言，脉络弯曲多，弯度大者为急病、重病；脉络弯曲少、弯度小者为轻病、慢性病或久病。

（3）分布情况

“勒答”上龙路脉络边界浸润混浊、模糊不清者，表示体内湿毒为患。若脉络多而散乱，分布毫无规则，为风毒作祟。若脉络多而集中，靠近瞳仁，为火毒热毒作怪。脉络分散，远离瞳仁者，表示体内有寒湿之毒或风寒之毒。若于白睛上见有黑斑、黑点，表示体内有瘀毒，常见于龙路、火路不通病症，如半边热等；若见蓝点、黑点、蓝斑，表示谷道虫毒内积。据初步的临床验证，壮医目诊法对诊断某些胃肠道病变、癥积、癌症，准确率较高。

2. 黑睛信号主病

黑睛信号诊断，主要通过检查黑睛的结构、颜色等变化来确定存在于人体全身各部位的情况。一般，肚脐以上的疾病在瞳孔水平线以上体现，肚脐以下的疾病在瞳孔水平线以下表现。

第二节　观甲知病养生术

观甲诊病是以观察十指指甲的血气形态、色泽变化来诊断疾病或病变程度的方法。九十年代初，著名壮医专家覃保霖编著的《观甲诊病》是壮医早期研究甲诊的成果之一，奠定了壮医甲诊的理论和临床基础。

一、甲诊机理

甲诊的机理是通过对十指指甲的血气形态及其色泽变化，同内脏组织器官病变的联系加以探讨。如当人体的某一脏腑器官发生病变，血气会以不同的形态符号相应地反映在指甲的一定位置上，并且将病变的程度，即病情的轻重，以不同的色泽表现出来。就是当指甲某部位出现了特定的血气符号和色形，就可预测机体内某脏腑器官发生了病变。这是自我检查疾病的重要方法之一。

二、指甲结构

指甲分为甲板和甲床两部分。甲板是遮盖在手指末节背面的角质板，略呈弯曲的四边形。其长、短、宽、窄基本上同手指末节相当。甲板附着指端处正面的部分称为甲床。甲床、甲板相互紧密的贴合，甲床中的毛细血管相当丰富，同时经络也在甲床中贯通，甲板的生长依赖于甲床的血液供应。

甲板分为远端和甲根，前者即甲板的游离前缘部分；后者是甲板后缘在皮肤深处的隐蔽部分。甲板除游离的远端部分外，其余三边周围皮肤隆起如嵴，称为甲襞。甲襞与甲床之间的沟状下陷，称为甲沟。甲板的内侧称为桡侧，外侧称为尺侧，两侧在甲沟与甲襞相接。近甲根处甲板有一个白色半月形的区域，叫弧影，也叫甲半月、健康圈、安全圈等。弧影的颜色决定于细胞层的厚度，老厚时甲床内毛细血管网几乎完全不能透过，故呈现白色。甲根下方的甲床特别厚，称为甲基层，其细胞增殖活跃，指甲生长靠甲基层的生长延长。

三、操作方法

1. 指甲划分法。一般习惯将指甲划分四等分来观察，即将指甲从其近端到远端，从其桡侧到尺侧，纵横各二等分，划分成四个格，分别称之为桡侧近端、桡侧远端、尺侧近端、尺侧远端，再以同样的方法将每一格划分成四小格，也可分别称之为Ⅰ、Ⅱ、Ⅲ、Ⅳ象限。

2. 血气符号。是指血气在指甲上出现的位置、表现形态和色泽。血气符号是按一定形式和规律反映脏腑器官的某些病变或病变程度的，是指甲诊病的根基。血气符号的形态一般可分为圆形、半圆形、椭圆形、月牙形、条形、钩形、八字形、三角形、锥形、哑铃形、线形、片形、棒形、云雾形、波浪形等。当然，每一种形状也并非绝对一致，相同的形状间也有差异。一般地说，疾病不同，其符号的形状也不同，但有时也有不同的疾病出现相同的符号。

甲诊除了疾病种类不同、符号不同外，还有符号色泽的变化。符号色泽，即脏腑气血的外在表现，色泽主要反映病变程度和病情变化。常见的符号色泽有红、淡红、紫红、紫黑、黑、黄、淡黄、白、灰、紫色。泽即为荣润、鲜明、晦暗等情况。另外，符号在指甲上的位置也很重要，一种疾病反映在某指甲上的一定位置是比较稳定、相对固定的，疾病不同，其符号的位置也不同。

四、甲诊符号诊病

健康的指甲表面一定是光泽红润的，坚韧呈弧形，压其尖端，甲板呈白色，放开之后立即又恢复为红润的粉色。人在患病时指甲上会出现相应的血气符号，不同疾病有不同的血气符号，病情变化也可以通过血气符号的色泽变化反映出来。因此，血气符号的位置与色泽变化就成为判断疾病的有无、转归、追踪观察的重要依据。

1. 拇指指甲。主要是手太阴肺经，属于肺，络大肠、手阳明大肠经的别出支与拇指指甲联络。拇指指甲主要反映头颈部疾病，如颅脑、眼、耳、鼻、咽喉、口腔、颈部疾病。两手拇指相同，但方向相反。常见病证：上呼吸道感染、头痛、鼻炎，副鼻窦炎、鼻息肉、咽喉炎、扁桃体炎、口腔炎、牙周病、龋齿、中耳炎、颈淋巴结炎等。

2. 食指指甲。主要是手阳明大肠经所循行。大肠经体内属大肠，络于肺。食指指甲主要反映上焦、上肢以及部分咽喉和中焦疾病。左右食指基本相同，但左右方向相反，左食指指甲反映心脏疾病，右食指指甲主要反映急慢支气管炎、支气管哮喘、肺炎、肺结核、肺气肿、胸膜炎、食道肿物、乳房肿瘤、胸椎肥大等。

3. 中指指甲。主要是手厥阴心包经循行。手少阳三焦经由外关与之联络，右中指指甲主要反映中焦及部分下焦病。常见疾病有胃炎、胃及十二指肠溃疡、幽门及贲门肿物、肝大、肾脏疾患等。左中指指甲反映的常见病有心肌炎、风湿性心脏病、主动脉硬化、冠心病等心血管疾患。

4. 无名指指甲。主要是手少阳三焦经循行。该经体内属三焦，络于心包，右无名指主要反映肝、胆、胰、肾、大小肠、膀胱、生殖器官及膝、腰部病变，常见病有肝炎、肝硬化、胆囊炎、胰腺炎、结肠炎、肾炎、风湿性关节炎、腰椎肥大以及子宫、肛门疾病。左无名指指甲主要反映脾、胰、子宫、尿道、输卵管、外阴、肛门等部位病变，常见病有胰腺炎、肾炎、输卵管炎、直肠炎，以及子宫、尿道、前列腺、外阴、肛门等疾病。

5. 小指指甲。主要是手少阴心经与手太阳小肠经循行。手少阴心经体内属于心，络于小肠；手太阳小肠经，内属于小肠，络于心。小指指甲主要反映膝以下的疾病，如跟骨、跖骨等部位病症，有时也反映前列腺疾病。

第三节　摸结知病养生术

摸结诊病术是壮医经筋疗法的独创方法，是医者通过独手摸结查灶判断疾病性质和部位的一种诊断方法。该法长期散落在民间，九十年代初以著名壮医专家黄敬伟为代表的科研人员，通过文献收集整理和民间实地调查，将古老的壮医经筋疗法进行传承与创新。

一、筋结形成机理

筋结是人体肌筋系统出现成串或散在性的结块，触之痛敏而有形。古人称“横络”，壮族民间叫“筋疙瘩”。中医认为，肝主筋，体阴而用阳，若肝失条达，血气凝结则为筋结。如《杂病源流犀烛·筋骨皮肉毛发病源流》云：“肝之经脉不调，气血失节，往往有筋结之患，不论骸体间，累累若胡桃块状是也。”此外，从生物力学角度看，由于“筋，肉之力也”，人体关节的稳固和运动都需要筋的作用，而当外力超阈限作用于肌筋受力点时，就会导致受力点的损伤，加上长期感受风、寒、湿、热等外邪，损伤由点到线，由线到面，由面的一维向多维演进，最终导致筋结病变的形成。由于经筋与经脉同行，筋结卡压经脉，令经脉不通，不通则痛。因此，筋结既是疾病的病因，又是衰老的象征。其中，筋缩是导致衰老的主要因素。从中医角度来分析，衰老与精气虚衰、气血失常有关。而十二经筋不仅连缀百骸，还分布于眼、耳、口、鼻、舌、阴器等部位，并在一定程度上维系着这些器官的正常功能活动。正如中医常说的“骨正筋柔，气血以流”[①]，筋肉骨健，自然能在一定程度上延缓人体衰老。现代医学认为，肌筋的衰老表现在机体中，形成纤维细胞的氧供应不足，影响到需氧的脯氨酸羟化过

① 出自《黄帝内经·素问》中的《生气通天论》。

程，因而造成老人的胶原组成成分脯氨酸含量低下，胶原纤维形成不足，不但胶原纤维数量减少，而且韧性差，溶解度低，弹力纤维合成减少，更新迟缓，存留者逐渐老化，最终导致了人体衰老。因此，临床上摸结探病可防病于未然，松筋解结可除病康复。所谓“筋长一寸，命增十年”，摸结知病养生术具有较好的养生功效。

二、摸结的原则和筋结好发点

摸结知病养生方法以“以痛为腧”为原则，即医者采用弓钳手、指尖、肘尖等按压相应肌筋部位，以医者手感有形和病人感觉到酸胀疼痛为度。摸结查灶要了解人体肌筋解剖和筋结的好发部位。首先是筋结病灶好发点：①肌筋的起点及终止附着点（古人称为“左右尽筋头”），及肌筋的交会点。例如，腓肠肌肌筋的承山交会点、髂肌与腰大肌肌筋于腹股沟（冲脉处）的交会点等。②肌筋的力学受力点。例如肩胛提肌肌筋2—4颈椎横突点、颈侧受力点及肩胛骨内上角点。③游离骨质点。例如，腰3横棘突、颈2横突、十二游离肋端、剑突尖端点等。④骨粗隆。例如，肱骨粗隆、肱骨内上髁、外上髁及股骨内外髁等。其次是经筋病灶好发线：①骨缝沟、线。例如，颞上线、项上线、颅骨人字缝、冠状缝等。②经筋循行径线连锁反应型病灶。例如，手太阳经筋循经的头颈侧—肩背—臂肘—腕部的线性灶；足阳明经筋循经的下侧腹—中腹—胸—颈部的连锁反应病灶等。十二经筋的循行路径，皆可查到相应的线性型反应病灶。再次是经筋病灶好发面：面性型的病灶，系指在同一的平面，可查到多经并病的病灶。例如，手三阳经所循经的颈、肩、臂部位，常可查到三经并病的阳性病灶；此外，还要注意多维型反应病灶。所谓多维，系指具备两个层次面以上的物理像结构，它构成物质的立体感。人体的构形，有前后左右四个侧面，呈扁圆形构体。经筋疗法依据上述原理，在检查经筋症灶时，确立起多维性的查灶消灶方法。例如，腰痛病人，既要对病人做腰部及腿部的局部性及线形性病灶阳性体征的检查，又要对病人进行腹股沟及腹部深层“缓筋”的查灶。又如肩周炎患者，经筋疗法不仅把目光集中于肩周的局部体征检查，对其颈、肩、臂的连带关系，也依次进行前后上下的四维查灶，及多维系列性“解锁”。根据人体构形及经筋呈多维性分布特点，经筋疗法确认，经筋病灶的点、线、面及多维性分布构形的内在规律，体现了经筋疗法的整体辨证观和多维查灶法。

三、经筋病灶的形态特征

1. 粗糙状颗粒

2. 增厚性病灶

3. 微粒样病灶

4. 颗粒及结节型病灶

5. 线样及竹小片状病灶

6. 索样型病灶

7. 结块型病灶

四、常见摸结查灶法

1. 颞筋区摸结查灶

采用拇指指尖切拨的方法进行查灶（撷窝—小皱皮眉肌—前颞肌—后颞肌—耳肌—颞筋膜）。检查颞肌时，应从颞上线开始，沿着骨缝沟，探查颞肌附着；发现结点后，将指尖的半月形指甲尖，置在同额肌呈垂直切角，行切拨手法，将前额肌、后颞肌及肌间膜的索状病灶查清。

2. 颈肩区摸结查灶

运用“弓钳手”的揉捏法、钳掐法及按柔法等手法，对颈、肩、臂区域进行查灶，原则上先查手三阳，后查手三阴，手三阳的顺序是手太阳、手少阳、手阳明；手三阴的顺序是手少阴、手厥阴、手太阴。

3. 背腰区摸结查灶

背腰区肌筋丰厚，面积广阔。主要是运用掌力和臂肘力的按压法、弹拨法等手法，在足太阳经筋，即脊椎两旁的肌筋进行查灶，重点查棱形肌、夹脊肌、冈上肌、冈下肌、胸 11 至胸 12 游离肋、腰 1 至腰 5 横突等部位。

4. 臀腿区摸结查灶

臀腿区重点查足三阳经筋。主要是运用掌力和臂肘力的按压法、弹拨法等手法，重点查腰中肌、梨状肌、股四头、内收肌、缝匠肌等。查明坐骨神经的循行和支配区域。

5. 胸腹区摸结查灶

胸腹区查灶，主要是运用“弓钳手”对胸腹的肌筋、关节、神经进行诊查。重点对胸大肌、胸小肌、前胸骨、腹直肌、腹外斜肌和脐下“五皱襞”等，采用“四点两面”查灶法查明腰大肌及相关神经分布循行，重点是股神经。

6. 多维性病区摸结查灶

两条或两条以上经筋线出现病灶就叫多维性病灶。由于人体是四维结构，以脊椎为轴心，故颈三角与腰三角成为人体最常见的三维病灶，在临床要认真诊查。

第四节 观纹知病养生术

通过诊察手掌形状、颜色、纹理、指甲、皮纹来诊断疾病发生发展和预后的识病术就叫观纹诊病术。掌纹是指手掌上的纹线，手掌纹线是由粗的线和细的纹组成，粗的线是在母体中先天生成的，不易改变，它反映身体先天的状况，假如线改变了，体内脏器就会发生相应的变化。人们在日常生活中，疾病会不断地侵害身体，掌纹也会随之不断地发生改变。当某些疾病没有痊愈时，手掌上对应的病理纹也就不会完全消失。久之，掌纹会变得杂乱无章。因此，通过手掌形状、颜色、纹理、指甲、皮纹的观察可达到诊断身体疾病和疾病隐患的目的。此外，通过手掌的穴位刺激，也起到间接调理人体脏腑的功效。

观掌识病的最大优势在于科学、简便、易学、易普及。特别是诊断时无痛苦、无损伤、耗时短、不需要昂贵的设备，还可以提早预防。

一、掌诊机理

壮医认为，人体局部和整体是辩证统一的。人的局部和全身的脏腑筋骨，气血津液有密切的关联。通过五官、经脉、形体的变化以可了解内脏的变化。壮医诊断包括望、闻、问、切，其中以望诊最为神奇，所谓“望而知之谓之神”。观掌纹也属于望诊的范畴。

据研究，人体的双手集中了人体 12 条经脉的 300 个穴位，体内所有器官的相关穴位都能在手上找到，身体内部的信息也可以通过经脉表现在手上。现代医学也发现，手掌皮肤比其他皮肤神经分布更丰富，疾病刺激会通过神经系统反映到手上，所以双手能传递身体的健康信息。而且，当身体器官功能有了改变，手上的信息也会变化。例如过敏体质的人，在双手的无名指和中指根部会有深长的过敏纹，但经过调理后，体质有所改善，过敏症状减轻了，过敏纹也会变浅。现代医学也认为，疾病刺激会通过脑神经系统传进大脑，再通过脊髓神经反映在手上，而手掌的皮肤比其他部位的皮肤有更为丰富的神经纤维网及各种神经末梢。

二、观掌识病方法

1. 手掌的色泽与人体的机能

（1）红润有光泽，代表正常，身体机能良好。

（2）暗而枯槁，代表无气，机体免疫力差。

（3）惨白无血色，代表气血不足，女性往往会有贫血症状。

（4）过分红润，代表血脂、血糖、血黏度偏高。

2. 手相上不同区域的颜色与疾病性质

（1）白色，代表炎症。

（2）红色，代表重的炎症或出血点。

（3）青色，表示循环不良。

（4）棕色，表示陈旧性或慢性疾病。

（5）黑色，代表危重症。

3. 手相上青筋与人体的健康信息

（1）手相上的青筋出现越少，代表身体越健康。

（2）大拇指侧有青筋，代表头部供血不足，经常头痛、头晕。

（3）大拇指根部有青筋，代表心脏动脉硬化。青筋越粗，代表病程越长、病情越重，病人常常会感到心前区有不适；青筋较细、较浅，代表患病时间短，多数病人平时心脏不会有明显不适，只是在劳累和心情不好时会有些胸闷，休息过后就会好转。

（4）大鱼际外侧有青筋，代表心律不齐，心脏跳得快慢不一，有时会有早搏、心悸、心慌的现象。

（5）大鱼际底部有青筋，代表体内寒湿重，已对心脏及关节造成影响，而且还会伴有腰酸背痛、关节疼的症状。

（6）食指外侧有青筋，而且青筋长、颜色深，说明小时候身体不好，不好好吃饭，疳积重，消化功能弱，营养不良，常常生病，体质很弱。

（7）中指中部有青筋，代表常常头痛、头晕。如果大拇指的外侧也有青筋，说明从小就患有头痛、头晕，多数都是先天不足造成脑部供血少引起的。

（8）中指根部有青筋，代表脑动脉硬化。

（9）小指外侧出现青筋，代表先天肾气不足。小的时候容易遗尿，大了以后同样会出现肾脏方面的毛病，而且腰腿没劲、酸软。同样是青筋越长、越深，病情就越重。

（10）中指下部、手掌上部的区域是颈的部位。如果出现青筋，代表甲状腺有问题，或者有慢性咽炎以及中医说的梅核气，是颈部经络不通的标志。

（11）大鱼际上、生命线内出现青筋，代表过敏体质，易出现药物过敏和食物过敏，容易患湿疹、牛皮癣等皮肤病。

第五节　探耳知病养生术

通过耳穴来看病症是一种对耳郭和耳穴区域的皮肤进行细微的观察之后，根据它的病理形态来诊断疾病的一种方法。在中医全息学中，耳朵和眼睛、手一样是机体全部信息在局部的投影。耳朵通过经络与五脏六腑、四肢百骸发生关联，其中与肾、肝、胆的关系最为密切。在一般情况下，对耳朵的观察，需要在环境安静，温度适宜，采光充足的室内来进行，并且要充分暴露出需要检查的部位。若不对耳郭进行清洁，也可以用酒精棉轻轻地擦拭，绝不能用力擦洗，避免因血管扩张发生颜色改变，或者把耳郭附近的阳性物质擦掉。同时，要注意性别的差异。

在实施耳诊时，视线必须与被观察者的耳朵在同一水平面，一只手的拇指和食指要轻轻拉着耳郭，对着光的方向，从上到下，由外而内仔细观察。若发现或怀疑是阳性反应物，就可用牵拉耳郭的那只手的中指顶起耳朵，将耳朵上的皮肤绷紧，以此来仔细地观察反应物的大小、形态等。若不能一次明确诊断，则可以先让绷紧着的皮肤放松，稍做休息之后，再慢慢绷紧，如此反复地观察。通过对耳的观察，可以推测机体的健康状况。对耳朵的观察主要从颜色、光泽、形态、定位诊断等几个方面进行。

一、颜色、光泽与疾病

就耳部整体而言，正常人的耳部红润而有光泽，这是先天肾精充足的表现；如果耳朵干枯没有光泽，反映机体肾精不足。

耳部颜色淡白，多见于风寒感冒，还见于素体阳气不足的人，这类人多怕冷恶风，手脚冰凉。耳朵红肿，多是上火的表现，常见于肝胆火旺或湿热。耳郭干枯焦黑，多发于传染病后期或糖尿病，因为在这个阶段，机体阴液已经严重耗伤。在耳朵的某些局部呈点状或片状红晕、暗红、暗灰等，多见于胃炎、胃及十二指肠溃疡等消化系统疾病。

二、形态变化与疾病

望耳的另一个内容是观察形态变化。耳朵厚大的人，肾气充足；耳朵薄而小的人，多为肾气亏虚。耳朵局部有结节状或条索状隆起、点状凹陷，而且没有光泽的人，多提示有慢性器质性疾病，如肝硬化、肿瘤等。耳朵局部血管过于充盈、扩张，可见到圆圈状、条段样等改变的，常见于有心肺功能异常的人，如冠心病、哮喘等患者。此外，若耳内流脓，伴有耳部红肿热痛，听力下降的，是中耳炎的表现，中医认为，这是风热上扰或肝胆湿热。

三、耳朵定位与诊断

就耳的定位诊断而言，人体各部位在耳朵上的分布就像一个倒置的胎儿。耳垂相当于面部，当因上火而致牙齿、牙龈肿痛时，或脸上长小疙瘩时，可以用拇指和食指揉捏耳垂，或者在耳垂上点刺放血，有很好的治疗效果。经常按捏耳垂还有美容养颜的作用。

正对耳孔开口处凹陷叫“耳甲腔”，这个地方相当于胸腔的内脏器官。经常刺激这个部位，对血液和循环系统有保健作用。可将食指放到耳孔处，拇指放到耳的背面对捏即可。

耳甲腔的上方凹陷叫“耳甲艇”，相当于人的腹腔，按摩此处有助于消化，并有强肾健脾之功。

耳郭的外周耳轮相当于躯干四肢，颈、肩、腰、腿等躯体疼痛患者宜多按压耳轮。

如今的耳诊与传统的耳诊相比，加入了精确定位的耳穴内容。诊法也不再局限于望诊、触诊，还有染色诊法、生物电测定法等。当然，望耳只是中医望诊的一部分，判断机体健康状况、诊断疾病，应当结合全身的其他表现。以下是耳诊的异常情况：

1. 如果发现耳郭或耳朵内有结节、隆起的反应物，应该用手指或者探棒轻触、试探结节硬度、大小、移动性、边缘是否整齐及其有无压痛等现象。若皮肤上的血管发生变化，就应加以重视。

2. 如果耳穴呈现出点状或者片状暗灰、暗红、苍白，或者边缘红晕、中央苍白的症状，这就表示患有消化系统相关的疾病，例如肝炎、肠炎、胃炎、十二指肠溃疡等。

3. 耳部若有了类似鸡皮疙瘩一样的丘疹，且呈现红色或白色，就表示可能患有肾炎、心肌炎、妇科疾病、呼吸系统疾病等。

4. 皮肤若呈现出白色，或者出现片状凹陷或隆起且无脂溢、无光泽，就表示可能患有慢性器质性疾病。

5. 皮肤若出现片状伴充血、红晕或是出现晕红色丘疹，且有脂溢、有光泽，则表示可能患有急性炎症。

6. 耳穴处若血管过多，就会呈现出顺血管的走向、局部充盈，或是圆圈、条段状充盈的形态，这就很可能是患了哮喘、高血压、冠心病、心肌梗死、支气管扩张等。

7. 若耳穴部有结节状或是条索状的隆起、点状或是圆圈形凹陷的形态变化，就表示可能患有肝胆部疾病、肿瘤、心脏病、结核病、胃下垂等。

8. 耳穴处若有圆形或半圆形疤痕，并呈现出白色或暗灰色，是手术或外伤后的表现。

9. 耳穴部若出现皮屑，且不易被擦去，大多是提示有便秘、胃肠道疾病、皮肤病、更年期综合征及妇科疾病等。

第二章　壮医外治养生术[①]

第一节　壮医针灸养生术

壮医针灸历史悠久，内容丰富，既是壮医治疗疾病的重要手段，也是壮医养生保健的方法之一，其操作简便，有效安全，无毒无害，故被称为“绿色疗法”。从武鸣马头乡出土的青铜针考古实物来看，壮医针灸疗法已有几千年的历史，起源于原始时期，春秋战国时期已较盛行，并传到中原地区，取得过较高的成就，是壮族人民长期的生产生活实践和同疾病做斗争的经验总结，是壮医最具特色、最实用的治疗方法。

针以泻为用，灸以补为功，是壮医针灸的作用机理。针加灸，补中有泻，泻中有补，既体现中医“虚则补之，实则泻之”治疗原则，也体现壮医调气、补虚、排毒的治疗思想。壮医认为，人体靠三道两路网络全身，龙路以输送气血为主，火路以传导信息为主。龙路与火路存在很多网结，网结阻塞可以影响两路的运行，造成天人地三气不同步。人体的三道两路在体表均有穴位分布，刺激这些穴位就可以作用于相应的道路及脏腑。壮医针灸治病，就是通过外治的方法，在“以痛为腧”的原则下对人体体表三道两路的某些穴位施以针刺、叩刺或点灸等治疗，通过龙路、火路的传导，畅通三道两路系统，一方面调节、激发或通畅人体之气血，损其偏胜，补其偏衰，使之正常运行，趋于均衡，与天地之气保持同步；另一方面增强人体正气，提高抗病能力，加速邪毒化解或通过三道来排出体外，使天地人三气复归同步，从而治愈疾病。当毫针刺入腧穴或网结痛点时，施以或补或泻手法，使气达病所后，能起到通调两路，调节气血，平衡阴阳的作

---

① 本章介绍的壮医外治养生术，如壮医针灸养生术、壮医埋线养生术、蜂毒养生术等，均属于侵入性治疗手段。施术者应具备行医资格，且严格遵守操作规范，并在有经验的医生的指导下进行操作，不可随便使用。

用。

壮医针灸有以下特点：

一是少求得气求疗效。壮医针灸强调的是疗效，进针后并不强求产生酸、麻、胀等针感，甚至不强调运针，而强调无痛苦，病人感觉舒适，把治疗当作一种享受，在享受中治愈疾病。

二是少用经络用道路。三道两路系统是壮医针灸应用的理论基础。壮医针灸疗法，是以壮医传统的三道两路理论为指导思想。

三是少用单种用多种。壮医针法强调应用综合疗法治疗各科疾病或保健养生，重视针刺和药线点灸的有机结合，发挥针感、热力、药力等各单项疗效的群体作用，注重各种疗法间的互补。是在中医、壮医理论的指导下，综合运用壮医普通针刺术、壮医莲花针拔罐逐瘀法和壮医药线点灸疗法等方法来综合治疗疾病的一种方法。病人可针与灸并用，或先针后灸，或先灸后针，切实提高治疗效果。

一、壮医普通针刺术

普通针刺术是采用毫针或自己制作的针具刺入患者身体某一穴位或痛点，运用捻转与提插等针刺手法来达到治疗疾病和防病养生的目的。

（一）作用机理

该术使用的穴位和作用机理与传统中医针刺疗法既有联系，又有区别。一是直接使用中医针刺穴位，穴位的名称、位置、功能及主治病症相同。二是所用穴位的名称、位置与中医针刺穴位相同，但功能及主治病症不同。三是有特定的穴位，穴位的名称、位置、功能及主治病症均与中医针刺穴位不同。如梅花穴、莲花穴、葵花穴等。

（二）操作方法

1. 物品准备：治疗盘（内备消毒的毫针、镊子、75%酒精棉球）1个、干棉球、弯盘（一个盛放污棉球；一个内盛消毒液，浸泡用过的毫针）2个。

2. 体位：根据针刺穴位的不同，选择适宜的体位，充分暴露针刺部位，以操作方便、病人感到舒适、肌肉放松能持久留针为宜。如：胸腹部穴位取仰卧屈膝或仰靠坐位，背部穴取俯伏坐位或俯卧位。

3. 进针法：以75%酒精棉球消毒穴位皮肤后，施术者以左手拇指或食指按压穴位，用右手持针，紧靠左手指甲缘，以拇、食指下压力快速将针刺入皮肤，然后右手边捻转针柄边将针体刺入深处。此为单手进针法，多用于5厘米以内的短针。若为6.5厘米以上的长针，可采用双手进针，即以左手拇指、食指裹棉球捏住针体，露出针尖约1厘米，右手拇指、食指夹持针柄，两手同时下压，快速将针尖刺入穴位皮肤，然后左手支持针体，右手拇指、食指捻转针柄，将针刺入深处。

4. 针感：当针刺入一定深度时，局部出现酸、麻、胀、重的针感，亦可向一定方向传导。此谓“得气”，为正常针感。

5. 进针角度：针体与皮肤呈直角，垂直刺入，称“直刺”，适用于肌肉丰厚、深刺部位。针体与皮肤呈45°刺入，称“横刺”，适用于肌肉浅薄的部位，如头面部。

6. 手法：针刺得气后，根据证的虚实，采用相应的补泻手法。一般在得气后，捻转幅度小，速度慢，或提插时，重插慢提为补法；相反，在得气后捻转幅度大，速度快，或提插时轻插重提为泻法。

7. 起针：左手持消毒干棉球按压穴位处，右手拇指、食指将针柄提拉出针。

（三）适应证

其应用范围非常广泛，临床上不但肿块、皮损性疾病常常应用，痛症及一些脏腑疾病亦可应用。分为静留针法和动留针法两种。

二、壮医莲花针拔罐逐瘀术

壮医莲花针拔罐逐瘀术是采用壮医莲花针叩刺和火罐吸拔人体一定的穴位或部位以防治疾病，是莲花针叩刺与拔火罐的有机结合，故称为“莲花针拔罐逐瘀疗法”，属壮医针法中的一种，被称为“人体清道夫”，功擅活血化瘀、祛瘀生新，可有效祛除体内道路中瘀滞之气血，畅通三道两路。该术是黄谨明教授独创的治病养生方法之一。

壮医莲花针拔罐逐瘀疗法是流传于壮族民间的一种特色治病技法，它将针刺、拔罐与药酒外涂有机结合，具有穴位刺激、拔罐负压、吸排瘀血和药物外敷渗透四重效应，临床可治疗内、外、妇、皮肤、五官科等多种疾病，疗效确切。

（一）操作方法

1. 浅刺排瘀

壮医莲花针拔罐逐瘀疗法使用莲花针叩刺，叩刺时莲花针针尖刺入皮肤约5毫米，非常表浅，刺皮而不伤肉。壮族针刺疗法自古喜浅刺，广西武鸣出土的西周青铜针，针身长5毫米，直径1毫米，非常短小，与原始的砭针十分接近，与《灵枢经》“半刺”“毛刺”“扬刺”的描述一致。壮医认为体表密布水道、龙路、火路的网络分支，谷道、气道在体表也有反应点，浅刺可刺破三道两路在体表的网结及反应点，再施以拔罐能排出瘀滞之气血。

2. 针罐结合

壮医莲花针拔罐逐瘀疗法是将莲花针叩刺与拔罐有机结合的治疗方法，先针后罐、针罐结合是该疗法的重要特色和学术特征。莲花针叩刺除了刺激相关穴位，还可将体表皮肤毛孔打开，拔罐时将体表微循环内的代谢产物、瘀滞的气血直接从毛孔吸出，故能祛除湿邪瘀毒，畅通道路网络，单一的针刺或拔罐均无法有效直接排出体内各种毒邪。因此，针、罐是否结合以及使用的顺序对疾病的疗效有重要影响。

3. 道路排毒

壮医针灸疗法是通过道路系统进行传导来调节人体气血。因为壮医认为疾病是由于痧、瘴、蛊、毒、风、湿等诸毒邪侵入体内，堵塞三道两路网络，使气血不畅而发病。壮医莲花针拔罐逐瘀疗法能直接刺激体表的道路网络，并将湿瘀诸毒以及瘀滞之气血直接吸拔出来，故对风湿痹证、伤科瘀肿疼痛以及各种疾病引起的气血瘀滞等，具有较好的祛瘀通滞、排毒通路、消肿散结作用。

4. 祛瘀调气

壮医认为人体本原由气生成，并分天（上）、人（中）、地（下）三部，强调三气动、衡，即天气下降，地气上升，人气主和。壮医莲花针拔罐逐瘀疗法的祛瘀作用极好，全国名中医黄瑾明谓其“祛瘀第一要法”，能直接将瘀滞之气血吸拔出来，祛瘀不伤正，祛瘀而生新，促使三气恢复动、衡。对有瘀血的患者叩刺拔罐，排出的瘀血开始很多，其色瘀黑，以后逐渐减少，颜色渐红，症状也随之减轻，待病愈之后再也拔不出瘀血。

5. 喜特定穴

壮医莲花针拔罐逐瘀疗法常取壮医针灸特定穴位，包括天部穴位、人部穴位、地部穴位三大类，以患部取穴及背部取穴最常用。患部喜用梅花穴、莲花穴、葵花穴、长子穴、膝关穴等，背部喜用背廊穴、夹脊穴、龙脊穴、项棱穴、背八穴等，临证取穴遵循“寒手热背肿在梅，痿肌痛沿麻络央，唯有痒疾抓长子，各疾施灸不离乡”原则。

6. 简便廉验

（1）设备简单：只需壮医莲花针、拔罐器、消毒液，即可开展治疗。

（2）使用方便：术前术后无须特殊处理，只要消毒即可。

（3）成本低廉：莲花针、拔罐器和消毒液等材料不过几十元钱，拔罐器可反复使用，医生易于购买，患者乐于接受。

（4）效果灵验：能治疗临床各科多种常见病、多发病及部分疑难杂症，疗效确切。

（5）快捷速愈：对某些疾病常立竿见影，迅速而快捷，如治疗急性痛症、剧烈痒症，能迅速缓解症状。

三、壮医五脏腧穴针调放血术

壮医五脏腧穴针调放血术是指选择足太阳膀胱经的肺、心、肝、脾、肾五脏的腧穴进行针调刺激，并拔罐排出瘀血（壮医称为“毒血”），以达到防病养生的目的。放血疗法又称“刺络放血疗法”。放血疗法是中医自然排毒法的重要组成部分，也是壮族民间一种常用的排毒疗法。

（一）作用机理

壮医认为，心、肝、脾、肺、肾是人体之本，五脏旺则气血旺。研究表明，从人体皮肤、呼吸道、大小便排出体外的化学毒物质有500余种之多。正常人体内有大量的代谢产物或毒物，这些物质在正常情况下是经皮肤、黏膜或从大小便中排出体外的。当人体经络运行气血的功能失常，可诱生毒素侵犯五脏而引发疾病，临床实践证明，针刺五脏腧穴并放出毒血，可以起到激活五脏功能，增强人体体内排毒系统功效，达到止痛、消肿、退热、解毒、镇静、止痒以及化瘀消肿的作用。真正体现壮医毒虚致病的自然排毒观念，不但对美颜，而且对因毒而引起的各种疾病及亚健康均有特效。

（二）操作方法

1. 针具的选择

（1）三棱针：由不锈钢制成，分为粗细两种，针尖部有三面三棱，十分锋利。粗针长7—10厘米，针柄直径2毫米，适用于四肢、躯干部位放血。细针长5—7厘米，针柄直径1毫米，适用于头面部及手足部放血。（2）一次性注射针头：现在多用5号注射针头放血。

2. 取穴

选取肺腧、心腧、肝腧、脾腧、肾腧等五脏腧穴（双），若有热证实证可加大椎穴。

3. 操作步骤

常规消毒，采用 5 号注射针头直刺各腧穴，再加拔罐排出毒血为宜。（对准放血处，迅速刺入 1.5—3 毫米，然后迅速退出，放出少量血液或黏液）

（三）适应证

痤疮、雀斑、性情暴躁、失眠、内分泌失调、三高人员。

四、壮医针挑养生术

针挑养生术也称“挑治疗法”“针刺疗法”“挑病筋”“截病根疗法”等，是用针在人体的腧穴、敏感点或一定部位挑刺，使皮肤微微出血，流出组织液，或挑出、挑断皮内纤维状物质（此即病根所在，因瘀塞经络，气血不通，导致疾病丛生，而健康人则没有，一挑即出血），以治疗各种疾病的一种简易外治疗法。该术是壮医民间最常用的医疗养生技法之一。

（一）作用机理

该技术是通过刺激皮肤经络或龙路、火路，使脏腑得到调理的一种物理刺激疗法，具有调理气血、疏通经络、解除瘀滞的功效。此疗法历史悠久、操作简便、安全可靠、无副作用、适应证广、疗效显著。

（二）操作方法

1. 挑点选择

常用挑点绝大部分为龙路、火路网络在体表的反应穴（网结，又称“压痛点”或“敏感点”），或龙路、火路的皮下反应点（皮下网结，如瘴疾病人背部有小红点，痧症病人会阴部有小疙瘩）。

挑点治病的一般规律：头部挑点常用于治疗头部疾病、发热性疾病等。腰背部挑点常用于治疗腰脊痛、背痛、风湿痛。胸部挑点主要用于胸痛、感冒及一切热性疾病。腹部挑点主要用于治疗腹部疾病、痛经等。上下肢挑点主要用于治疗神经痛、风湿痛等。

2. 操作步骤

选好挑点，常规消毒挑点及针具，左手拇指绷紧挑点皮肤，右手拇、食、中三指合拢握紧针具，对准挑点迅速入针并挑断皮下纤维，然后在挑点挤出少许血液，再涂消毒液即可。

（三）适应证

适用于痧症（羊毛痧、七星痧、五梅痧等）、痹症、四肢关节疼痛或僵直、腰痛、跌打损伤、肌肤麻木不仁等病症。

（四）临床应用

1. 挑痧术

（1）天部（头颈顶部）挑刺，一般从印堂穴开始挑刺，头痛加挑双侧太阳穴，呕吐挑颈两边各 1 个痧痕点，后头痛挑颈顶部两侧各 1 个痧痕点。

（2）胸部挑刺，从华盖穴开始沿左右肋间各挑 5—7 个痧痕点，胃脘痛加挑中脘穴，腹痛加挑肚脐两侧各一个痧痕点，小腹左右各一个痧痕点。

（3）腰背部挑刺，喘咳取肺腧穴，胃、腹、腰痛均可加挑腰背腧穴，下肢抽筋加挑委中穴痧痕点。

此外，壮族民间还有用大号缝衣针挑肘窝、腘窝等处，并挤放毒血；或先以手沾冷水拍打肘、颈后部，然后以双手夹捏成红黑色，再行挑刺放血。

2. 挑痔术

（1）针挑点在腰骶部寻找

挑点特征：外形似丘疹，高出皮肤，有的不突起，如针头大小，圆形，略带光泽，呈灰白色、棕褐色或淡红色不等，压之不褪色。所选挑点要与色素痣、色素斑、毛囊炎相鉴别。找点困难时，可用手摩擦患者腰骶部皮肤，即可出现。若腰骶部同时出现两点以上者，应选择其中最明显、位置最低的点。一般每次只挑 1 个痔点，若患者身体较好，最多可挑 2—3 个。

（2）操作方法

让患者反坐在靠背椅上，两手扶住背架，暴露腰骶部。常规消毒，以缝衣针或三棱针将挑治部位的表皮纵向挑破 0.1—0.2 厘米，然后深入向表皮下，将皮下白色纤维样物均挑断。操作时病人稍感疼痛，一般不出血，挑到一定程度，有阻力感或出血时，证实已挑尽。挑尽后，用碘酒消毒，纱布包扎，一次不愈者，可隔 1—2 周再行挑治。

3. 挑疳术

（1）针挑点

以四缝穴、疳积点为主。四缝穴位于手第 2、3、4、5 指第 1、2 指关节腹面横纹正中。疳积点分布在头部后枕区，可摸到小颗粒状疳积点，针刺之有特效。除四缝穴、疳积点外还可选取挑长强穴、大椎穴、足三里穴等穴位。

（2）操作方法

常规消毒挑治部位皮肤及针具，操作与一般针挑疗法相同。四缝穴用挑挤法，疳积点用挑湿（脂）法，以挤出少许黄色黏液为宜。轻病者只用四缝穴即可，如一次未愈，隔一周后再挑一次，多数患儿挑一两次即可。若病较重，体质虚弱，病程长者，可挑加灸，或加壮药调理谷道肠胃功能。其他疾病可根据壮瑶医疾病取穴定位法进行挑治。针挑可治疗 100 多种病症。尤其对各种慢性、混合性、多发性疾病的治疗有十分显著的疗效。

4. 挑牛皮癣术

（1）针挑点

在背部大椎穴与肩胛骨内侧所组成的三角区内（两肩背部），重点是夹脊与膀胱经上寻找反应点。反应点特点：略突出于皮肤，小米粒大，压之不褪色的小红点。如果没有小红点，就直接在两肩背部用针挑刺，患者一般不出血，皮下有白丝丝，一一挑断。

（2）操作方法

常规消毒，用针将小红点或病区刺破，再挑断皮肤内的白色纤维（只有病人才有，且不出血，微痛），出血就停止，再挑其他病点。每次左右肩背各挑刺 3—5 个点，挑完后用碘酒消毒，一般不必敷盖纱布。每隔 7 天挑治一次，选点不同。一般 3 次即可见效，两月痊愈。

五、壮医刺血养生术

壮医刺血养生术是采用针刺人体的一定穴位、痛点或青筋暴露处，运用挤压或拔罐等方法使针眼出血垢而疏通经络，达到治病和养生的目的。该术是壮医常用的治疗方法之一。

（一）作用机理

针刺放血具有清热泻火、解毒消肿、通经活络、理气活血之功效。操作简便，在家即可使用，即使没有三棱针，也可用注射针头，甚至是缝衣针（使用前需消毒）代替。但是要注意针刺部位清洁消毒，家中备有医用酒精或碘伏即可。

（二）操作方法

1. 刺血工具

三棱针、一次性注射针头，缝衣针或其他针具，如陶瓷针等均可。

2. 操作方法

常规消毒皮肤、针具后，右手持针迅速刺入 0.3 厘米左右，马上出针，左手挤按针孔，使出血数滴，或加拔火罐、角吸使之出血。术后以消毒干棉球按压针孔止血。若为跌打损伤，可从瘀块的中心及其周边或上下左右取穴放血。

（三）适应证

适用于火毒、热毒炽盛之阳证，热病，如各种痧症、外感发热、跌打损伤瘀积、昏厥、中暑、疳积、急性咽炎、目赤肿痛、腰腿痛、静脉曲张等病症。

（四）临床应用

本疗法适应范围较广，可用于多种病症的防治。

1. 高热神昏

（1）点刺曲池穴、十宣穴、人中穴。

（2）点刺少商穴、尺泽穴、委中穴、曲池穴。

2. 中暑

（1）点刺中冲穴、委中穴、十宣穴。

（2）点刺十宣穴，并在肘窝曲泽穴、腘窝委中穴拍打，待其出现瘀血（紫红色出血点）后点刺。

3. 昏迷、休克

点刺人中穴、十宣穴。

4. 溺水

点刺人中穴、会阴穴。

5. 感冒

（1）点刺大椎穴，然后用闪火法拔罐 10 分钟，使之出血。适用于发热而汗不出者。

（2）点刺少商穴、太阳穴。

（3）用酒擦肺腧穴，以肤红为度，然后挑刺。

6. 咳嗽

（1）点刺大椎穴、十宣穴。

（2）点刺肺腧穴、少商穴，然后用闪火法拔罐 10 分钟，使之出血。

7. 肺炎

点刺大椎穴、尺泽穴、十宣穴、委中穴、十二井穴。

8. 哮喘

先用手指点揉华盖穴、膻中穴各 200 次，然后点刺。

9. 三叉神经痛

挑刺耳背第一条静脉，适用于初次起病。

10. 面神经麻痹

（1）用小眉刀在患侧口腔黏膜上划割，使之出血。适用于初病者。

（2）取患侧下关穴、牵正穴、太阳穴、阳白穴，每次选 1—2 穴，点刺后再用闪火法拔罐 10 分针，使之出血。隔 3 日 1 次。

11. 头痛

（1）点刺太阳穴、百会穴。

（2）点刺太阳穴、印堂穴。额痛加攒竹穴；巅顶痛加百会、四神聪穴；眩晕、眼花耳鸣加头维穴。每穴点刺后可出血 5—6 滴，体质壮实而头痛严重者可多至 10 余滴。每日或隔日 1 次，10 次为一疗程。本法尤其适用于高血压头痛。

12. 胃痛

（1）点刺足三里穴、膏肓穴。

（2）以手蘸酒拍打痛处，肤红为度，挑刺最红处。

（3）点刺胃腧穴、中脘穴。

13. 腹痛

（1）由大腿向下推按顺压，至商丘穴，点刺放血，然后下推至厉兑穴，点刺放血。

（2）点刺足三里穴或痛处。

（3）用手蘸酒拍打腘窝，待其出现瘀血后点刺。

14. 急性肠炎

点刺曲泽穴、委中穴。呕吐者加刺金津穴、玉液穴，以少量出血为度。主要用于水泻脱水者。

15. 胁痛

（1）先用双手指尖分别顺左右胸胁间推揉，由慢渐快，由轻渐重，以肤红为度，然后点刺或挑刺出血。

（2）点刺阳陵泉穴、窍阴穴、胆囊穴，并点刺疼处。

16. 腰痛

用手蘸酒或冷开水拍打腘窝至皮肤发红，挑刺红点。也可以点刺委中穴。对急性腰扭伤疗效较为明显。

17. 落枕

取压痛点，然后点刺，再用闪火法拔罐 10 分钟，使之渗血。

18. 丹毒

在红肿部点刺，然后拔火罐 5 分钟左右。每天 1—2 次。

19. 疔疮

取天宗穴、灵台穴、中枢穴、身柱穴先点刺，后拔火罐 10 分钟左右，使之少量出血。

20. 瘰疬

先在患者背心部推擦，以出现红点为度，然后挑刺红点，使之出血数滴。每周 1 次。

21. 乳痈

（1）先在肩井穴点刺，然后拔火罐 10 分钟。

（2）在背部第五至第七胸椎旁开 1.5 寸处找反应点（有形似丘疹，大小如粟粒状的红色小点），点刺；如没有反应点，可在患乳侧背部找压痛点，用点刺法刺 3 针，呈“∴”形。均在点刺后拔火罐 15 分钟左右。

22. 湿疹

（1）取耳背中下 1/3 交界处耳根部，找一根较明显的细血管，作为针刺放血点。用三棱针向耳根内侧刺，以出血为宜。也可同时配合辅助穴位治疗，如上肢湿疹，加内关穴放血；下肢湿疹，加三阴交穴放血，以加强疗效。14 天为一疗程。休息 1 周，可行第二疗程。

（2）先在患部点刺，然后拔火罐 10 分钟左右。

23. 神经性皮炎

取耳后静脉挑刺，适量放血。

24. 急性扁桃体炎

（1）取少商穴、商阳穴、关冲穴点刺。同时可配合毫针针刺内庭穴、曲池穴。

（2）点刺耳尖，挑刺耳背小静脉。

25. 眩晕

取划割法。在耳背后小静脉处用酒精棉球消毒，然后用刀片划割，将小静脉划破，放血，再用胶布粘贴。

26. 顽癣

取划割法。先在耳前面耳脊与耳郭之间沟中的小细血管处消毒，用消毒刮刀片，划破放血，然后用胶布粘贴。20—30 天划割 1 次。

27. 麦粒肿

点刺大椎穴后再拔火罐；或在背部第五胸椎旁开 3 寸麦粒肿穴处，挑刺出血。

28. 暴发火眼（急性卡他性结膜炎、流行出血性结膜炎）

先探出双耳垂对称的压痛点，如测不出，用双耳垂的眼区代替，点刺后轻挤出血，每穴出血 5 滴左右。如病势重兼恶寒发热，加点刺太阳穴。

29. 鹅口疮

点刺口腔溃疡面，用刺出之血涂抹溃疡面。

30. 流行性腮腺炎

（1）点刺百会穴、耳尖穴、颊车穴。

（2）挑刺耳背第二条静脉，使之适量出血。

31. 破伤风

取大椎穴、人中穴、太冲穴、二间穴，点刺。

32. 煤气中毒

（1）点刺人中穴、大椎穴。

（2）从患者肩臂向十宣穴推压，然后点刺十宣穴。

33. 食物中毒

先用三棱针刺手四井穴，再从患者手腕向四井穴推按顺压，使之充分出血，以血色由紫暗变成淡红为度。重症加刺脐周四穴，可略刺深。

34. 急惊风（小儿神志迷糊、抽搐等）

取人中穴、十宣穴、涌泉穴，点刺放血。

（五）注意事项

1. 应向患者解释治疗方案，打消患者的顾虑。

2. 嘱患者选择舒适体位，采取坐位或卧位，避免晕针。

3. 针后对施针部位进行严格消毒，防止感染。

4. 一次放血不宜太多，以数滴为宜。

5. 有自发性出血或损伤后不易止血者，慎用或不用。

六、壮医火针养生术

壮医火针养生术采用长1—6寸、直径0.4毫米的毫针在酒精灯上烧红至发亮，然后迅速刺入筋结腧穴或痛点部位，以达到防病治病的目的。该术来源于壮族民间点刺技术，古称“焠刺法”。火针是壮医扶阳、提阳疗疾养生的一门技术，对筋骨性疾病具有较好的疗效。

（一）作用机理

壮医认为，无论是风、寒、湿、热，都有可能阻碍三道两路而影响周身气血的运行。用火针刺入人体腧穴、腠理和筋结，能够借助外部阳气的作用，打开两路之门，排出寒湿之邪，达到温阳、祛寒、化瘀、消肿、止痛之功效。概括起来火针疗法有两大功效：

一是补阳气不足。因为人体腧穴沟通内外，且有部分处于经络之上，所以人体腧穴有利于气机的传导。而火针疗法利用加热的针刺入皮肤肌肉，能快速引外气入里。在经脉循行的作用下，快速弥补阳气的不足，起到温通经络和畅通气血的作用。不仅如此，水饮等病理产物，在火针的刺激下也会快速消散。

二是促内邪排出。气机运行不利，邪毒留滞体内，会进一步引发新的疾病。火针疗法不仅对治疗寒邪有效，对热证也有很好的治疗效果。火热为病日久，灼伤人体津液，引起气血阻滞。在治疗过程中，局部的瘀滞在温热的刺激下逐渐活跃，最后通过针道得到外泻，使热邪排出体外。

（二）操作方法

1. 选穴与消毒：火针选穴与毫针选穴的基本规律相同，根据病症不同而辨证取穴。选定穴位后，嘱患者采取适当体位以防止改变姿势而影响取穴的准确性。取穴应根据病情而定，一般宜少，实证和青壮年患者取穴可略多。选定穴位后对针刺部位进行严格消毒，以防感染。

2. 烧针：烧针是使用火针的关键步骤。《针灸大成·火针》曰：“灯上烧，令通红，用方有功。若不红，不能去病，反损于人。”因此，针在针刺前必须烧红，才能起作用。

3. 针刺与深度：针刺时，用烧红的针具，迅速刺入选定的穴位内，即迅速出针。关于针刺深度，《针灸大成·火针》中有刺针“切忌太深，恐伤经络，太浅不能去病，惟消息取中耳”之说。火针针刺的深度要根据病情、体质、年龄和针刺部位的肌肉厚薄、血管深浅而定。一般四肢、腰腹针刺稍深，可刺2—5分深；胸背部穴位针刺宜浅，可刺1—2分深；夹脊穴可刺3—5分深。

（三）注意事项

面部应用火针要慎重。《针灸大成·火针》曰：“人身诸处，皆可行火针，惟面上忌之。”因火针刺后，有可能遗留有小疤痕。因此，除治疗面部小块白癜风、痣和扁平疣外，一般面部不用火针。

对于血管和主要神经分布部位亦不宜施用火针。

七、壮医脐针养生术

脐针养生术是根据病情在肚脐的周围进行施针刺激，从而达到平衡阴阳防病养生目的。

2000年，齐永教授耗时8年从《易经》的理论出发，结合中国传统医学针刺学和现代医学的理论，结合多年的临床经验发明和创建了易医脐针治疗体系。脐针的发明是中国传统医学史上的一次伟大创新。

（一）作用机理

肚脐又叫神阙，是调神气之枢纽。也是人体比较敏感的穴位，而脐针作用的部位在肚脐，肚脐没有脂肪，血管非常丰富，而且脐部的屏障功能弱、敏感度高、渗透力强等，易于药物进行弥散和吸收，所以在肚脐施针针效可以直达病灶，疗效显著。与传统针灸相比，脐针用针少、见效快。

（二）脐针的特点

1. 一穴多治：脐针疗法，仅取神阙，在这个穴位下针可治许多疾病，无论是脏腑病还是疑难病，是急性病还是慢性病，可治近百种疾病，范围涉及临床各科。

2. 一穴多针：传统针刺技术一般都是一针一穴，每个穴位都有一个主要功能。但脐针不同，仅神阙一穴，可根据临床需要一穴一针，也可以一穴多针。特别在治疗多脏器疾病、多系统疾病、疑难杂病、危重症等病患时，会更多地使用一穴多针技法。

3. 一穴多效：既然一穴可以多治，也就可以一穴多效。在治疗中只要思路正确，一穴既可多效，一针也可多效。比如，一个病人既有脑部疾病又有眼部疾病，再兼有口舌咽喉疾病，只用一针即可同时见效。这不仅减少了治疗步骤，也减轻了病人的痛苦。

4. 内外兼治：传统针刺疗法对治疗神经系统功能性疾病、运动系统疾病疗效颇佳，但相对于治疗脏腑疾病的效果就要逊色一些。脐针不仅对功能性疾病、运动性疾病效果很好，还对一些脏腑疾病有很好的疗效，对一些疑难重病也能达到不错的治疗效果。

5. 操作简便、经济实惠：脐针使用一次性 1 寸医用毫针，避免了交叉感染，又携带方便。如遇紧急情况，随身又无毫针，也可用笔或棍代替毫针在脐部治疗，均可收到预期效果。但须提醒的是，凡使用替代毫针的器具进行治疗时，均不可刺破皮肤，只能在相应的部位进行点压让病人感到疼痛即可。

（三）治疗原则

1. 治疗顺序：脐针在临床治疗中，其顺序是先取症状、次取系统、再取疾病。意思是在治疗时，首先治疗病人最痛苦的症状，比如急性腰扭伤，应先予以止痛。许多疾病往往症状解除了，疾病也随之消失。其次寻找疾病所属的系统，根据该系统在脐八卦全息的对应关系，进行定位进针。比如，支气管炎伴咳嗽、咳痰，应属呼吸系统，我们取脐八卦全息的兑位（主呼吸系统），往往收到不错的疗效。有些疾病已非常明确，我们可根据该病的全息定位，直接予以治疗。比如肝炎或胆囊炎，可取其对应的震位或巽位进针。

2. 手法原则：“进针必有方向，下针需含补泻。”因为脐针治疗并非传统针刺学的定点治疗（多直刺），而是定位治疗（以脐蕊为中心，呈放射性地向外斜刺或横刺），所以脐针在进针时带有明显的方位性，而这个方位的选择应该是脐针疗法的精髓所在。有了方位，也就有了补泻。根据病情，采用五行生克制化法：“虚者补其母，实者泻其子。”当然，临床上也采用手法补泻。

（1）比合之法：脐针的临床补泻原则是根据五行生克制化来确定的，在临床治疗中采用“虚者补其母，实者泻其子”的治疗方法。为什么有些病人在临床上不取大比合，反而取小比合之法呢？如果病人不仅有咳喘，还有便秘或动脉硬化及神经系统部位的疾病，就要在取针方位上考虑到这些因素，用取小比合之法，兼顾其他病种。

（2）我生之法：我生之法就是利用五行生克制化的原则，采用我生来减弱病势的一种方法。临床多用于实证，其作用为泻。中医说：“生我者母，我生者子。”“生我则我强，我生则我泻。”意思就是采用我生之法，那么“我”就虚了、泻了、弱了。例如肺实热证引起的咳喘，可针刺脐八卦坎位。因为坎属水，而脐右兑位属金，金生水，金为水之母，水为金之子。针刺坎水，让该区活跃起来，以减弱其母兑金的病势，兑金自然虚弱。同样，在其他疾病的治疗中亦可以采用同样的方法。这要求首先知道该病的八卦方位，其次知道方位的五行所属，再根据所属生克关系，选择具体的进针方位。

（3）克我之法：克我之法就是用克法制邪，临床作用为泻。肺实热咳喘者也可采用脐八卦离区进针来克制肺邪，离为火，以离火克兑金，也能收到很好的效果。离火为目，为心；兑金为气管，为肺。现代医学很注重心与肺之间的关系，心脏为人体之动力，只有健康的心脏，才能将血液输送到全身各器官，才能完成大小循环。如果一个人的心脏健康，就算他患有肺部疾病也较容易治愈。因此在治肺金之病时，常常先强其心火来克制肺金，即克我则我弱。

（4）生我之法：生我之法为补，用于虚证，病久体虚等致该病的脏腑虚弱，采用“缺什么，补什么”的原则，虚者补之。如肺虚久咳病人不仅可用针刺脐蕊（五土居中），也可取艮位、坤位，这两个位也属土，培土生金，都可起到补母壮子的作用，也叫补脾胃之气壮肺气。

（四）操作方法

脐针疗法有多种进针方法，在临床治疗中取何种进针方法取决于医师临证思维和习惯。进针时按照脐针的原则，以脐蕊为中心，在时辰相应的脐壁上做向外横刺或斜刺，切不可直刺。进针深度 0.1—1 寸，做放射性向外斜横刺。在一般治疗中不主张强刺激，因为脐部特别敏感，只要进针就起到作用了。但对于急性疼痛性疾病，可采用间断性强刺激。一般留针 10—20 分钟为宜。常用的脐针方法有：

1. 压痛点定位进针法

临床上约有 20% 的病人可以在脐壁找到十分敏感的压痛点，越是急性病，压痛部位越明显。只要用探针找到压痛点。按照洛书寻找压痛点定位原则是“戴九履一，左三右七，二四为肩，六八为足（在临床治疗中实为股），五居于中”。根据疾病发生的部位在相应的脐壁上寻找压痛点，然后用针灸毫针以脐蕊为中心，向外呈放射状刺入压痛点。留针数分钟，进针深度为 0.5—1 寸。

2. 寻找皮下结节法

有许多慢性病人可以在脐壁上找到皮下结节，按之有疼痛感，颜色与皮肤相同，结节硬，一般活动度差，大小如同小米粒。当发现结节后，只需用手指按压，让病人感到疼痛就可以了，每日数次，数周后结节消失而病愈。

3. 八卦定位进针法

这种方法是利用后天八卦图的五行生克制化创立的，也是脐针治疗应用最多的方法。该法将人体脐部看作一个后天八卦图，以脐蕊为中心向四周八方扩散形成八卦的方位。就此方位将上、下、左、右、左上、左下、右上、右下分别按后天八卦定下离、坎、震、兑、坤、乾、巽、艮八个方位，并通过八卦方位找出相应的疾病对应关系，然后进行治疗。比如呼吸系统的疾病一般取兑位（即右位），即将针在脐部的右壁刺入，方向朝外，呈放射状，留针数分钟。如肝病则取震位（即左位）等。

4. 五行生克制化进针法

在临床实践中常遇到同种疾病的各种不同类型的病人，采用中医的八纲辨证法，分清阴阳、虚实、表里、寒热，采用“虚则补其母，实则泻其子”的治疗方法，利用木、火、土、金、水五行相生相克的方法来补其不足，泻其有余。其中又分比合之法、我生之法、克我之法、生我之法等四种，因篇幅关系，不再详述。若针往下垂直刺入，平补平泻，五土居中，治脾胃病症；若针往上斜刺，就着重治心脏或眼睛的病症；若针向下斜刺，着重治肾、膀胱病症；若针向右斜刺，着重治肺的病症，依此类推。因此，脐针神阙可谓一穴治百病。

（五）注意事项

1. 禁忌证：小儿及妊娠妇女不宜采用脐针治疗。对大出血或各种原因引起的休克、多脏器衰竭、脑卒中、急性传染病、癌症晚期、恶病质、低蛋白水肿、血友病等，以及有出血倾向的血液病、烧烫伤、骨折、挤压综合征，这些有生命危险的病症不适合用脐针。

2. 治疗时，一般采用仰卧位。

3. 进针时，以脐蕊为中心，做放射状向外斜横刺。在一般治疗中不主张强刺激，因为脐部特别敏感，只要进针就起到作用了。但对于急性疼痛性疾病，可采用间断性强刺激。

4. 进针后，一般留针 10—20 分钟。急性病留针时间短，慢性病留针时间长，疼痛性疾病一般痛止即拔，不做留针。

5. 饭后一小时后进行治疗。脐部术前常规皮肤消毒，特别对脐孔较深、污垢较多的患者，可用松节油去除污垢，然后再常规消毒。冬季注意保暖。

八、壮医药线点灸术

壮医药线点灸术是采用经过多种壮药制备液浸泡过的直径约为 0. 7 毫米的苎麻线，将其一端在灯火上点燃，使之形成圆珠状炭火星，然后将此炭火星迅速而敏捷地直接灼灸在人体体表一定穴体或部位，用以预防和治疗疾病的一种方法。

（一）作用机理

壮医药线点灸是以点燃的药线对三道两路的体表穴位进行灼烧刺激，通过道路的传导，畅通体内三道两路，调整气血，使人体各部功能正常，三气复归同步平衡，人体正气得以恢复。不但虚寒性疾病非常适用，热性疾病也常常能线到病除。

（二）药线点灸取穴原则

总的原则："寒手热背肿在梅，痿肌痛沿麻络央，唯有痒疾抓长子，各疾施灸不离乡。"具体包括以下几方面：

1. 凡畏寒发冷的疾患，以选取手部穴位为主。
2. 凡发热体温升高的疾患，以选取背部穴位为主。
3. 凡痿废瘫痪诸症，以选取该痿废瘫痪之肌肉处的穴位为主。
4. 凡痛症，以选取痛处及邻近穴位为主。
5. 凡麻木不仁症，以选取该部位经络中央点为主。
6. 凡瘙痒诸症，以取先痒部位的穴位为主。
7. 凡肿块取局部梅花穴，癣及皮疹类疾患取局部莲花或葵花穴。

（三）操作方法

1. 持线。食、拇指持线的一端，并露出线头 1—2 厘米。

2. 点火。将露出的线端在煤油灯火（酒精灯、蜡烛等均可）上点燃，如有火焰必须扑灭，只需线头有火星即可。

3. 施灸。将有火星线端对准穴位，顺应腕和拇指屈曲动作，拇指指腹稳重而敏捷地将带有火星的线头直接点按于穴位上，一按火灭即起为 1 壮，一般 1 穴灸 1 壮。灸处可有轻微灼热感。

4. 疗程。药线点灸疗法强调治疗的时机，治早（及时治疗）、治小（小病、轻病早治）、治了（彻底治疗，不要中途而废）。至于疗程，需要根据不同疾病，灵活掌握。①疗程长短：急性病疗程宜短，慢性病疗程宜长。②疗程间隔时间：

顽固性慢性疾患间隔时间宜短一些，一般为2—3天。间隔期间病情继续好转，称为有后效应，间隔时间可适当延长。③注意巩固疗效：一些慢性病，如乳腺小叶增生症，肿块消失后，还需继续治疗1个疗程，以利于巩固疗效。

（四）适应证

凡临床各科属于畏寒、发热、肿块、疼痛、痿痹、麻木不仁、瘙痒等7个范畴的疾病，均可应用本法治疗。

（五）注意事项

1. 持线对着火端必须露出线头，以略长于拇指端即可，太长不便点火，太短易烧着指头。

2. 必须掌握火候，施灸时以线头火星最旺时为点按良机。不要平按，要使珠火着穴。

3. 施灸时，必须掌握“以轻应轻，以重对重”的原则。施灸时，火星接触穴位时间短者为轻，长者为重。因此，快速扣压，珠火接触穴位即灭为轻；缓慢扣压，珠火较长时间接触穴位为重。施灸手法的原则也可概括为“以快应轻，以慢对重”。轻即轻病，重则重症。

4. 灸后局部有灼热感或痒感，不要用手抓破，以免感染。

5. 灸前宜定好体位，一般以坐位或卧位为宜。

6. 灸时点1次火灸1壮，再点再灸。

7. 眼球及孕妇禁灸，寒热证慎用。

九、壮医灯花灸养生术

灯花灸又名灯火灸、灯草灸。是用灯芯草蘸植物油，点燃后直接或间接灸灼病变部位或穴位，以治疗疾病的一种治疗方法。

其法分明灯灸、阴灯灸、余热灸三种。

明灯灸：将点燃的灯芯草慢慢地向穴位移动，并稍停瞬间，待火焰略变大，则立即垂直点触于穴位上，随之发出清脆的“啪”的一声，火亦随之熄灭，此为1壮，一般每次灸1—15壮。此法多用于治疗急性病和急救用。

阴灯灸：施术者左手持点燃的灯芯草，左手拇指指腹按压在点燃的灯芯草上，旋即利用拇指指腹的余温迅速压在病人的穴位上，每穴施灸2—3次。此法多用于治疗小儿科疾病和慢性疾病。

余热灸：用灯芯草1—3根浸油后点燃，待灯芯草燃烧后即把火吹灭，利用灯芯草的余热点在病人穴位上。此法常用于治疗腹泻等疾病。

十、壮药艾热敏灸养生术

用壮药加艾叶、艾绒等制成药艾条，点燃药艾条灸灼一定穴位或网结部位使之产生热敏效应，这种治疗疾病和保健养生的方法就是壮药艾热敏灸养生术。它是壮医常用的保健养生方法。

壮药艾热敏灸养生术是广西中医药大学庞宇舟教授在陈日新教授热敏化艾灸新技术基础上改良和创新的成果。壮医的三道两路理论认为人体体表腧穴网结存在敏化态与静息态两种状态，当毒虚因素使人体产生疾病时，体表腧穴网结会发生敏化。敏化的类型多种多样，而腧穴热敏化是腧穴敏化的一种新类型。热敏化腧穴是灸疗的最佳选穴，其最佳刺激为艾热刺激，临床疗效优于常规静息态腧穴的针灸疗法。腧穴热敏化态在艾热刺激下极易激发灸性感传，乃至气至病所，使临床疗效大幅度提高。

（一）作用机理：壮药艾灸通过温热刺激和药力作用疏通龙路火路气机，逐寒祛毒，回阳救逆。

（二）适应证：常用于治疗因虚寒导致的腹痛、风湿性骨痛、泄泻等病症，同时也用于保健养生。

十一、壮医独龙灸养生术

壮医独龙灸养生术是壮医常用的一种艾灸养生方法，即在督脉上施灸，运用姜泥促进三道两路之气运行，艾绒解天地人三部之毒，激发三气，使邪祛正复、气血均衡，从而达到温阳、调补气血、解毒祛瘀、强身健体功效的一种养生疗法。

（一）作用机理：在人体后背的正中线上，也就是从颈椎到尾骨这段距离，贯穿着总管一身阳气的督脉，古人称之为“阳脉之海”。它的功能是温暖机体，抵御外邪。壮医独龙灸借助督脉总督阳气的作用，激发人体自身阳气。同时，艾灸的温热，通过复杂有序的经络系统层层传递至全身，可恢复人体自愈力。壮医独龙灸施灸面广、艾炷大、火气足、温通力强，非一般灸法所能及。是强壮补虚、治疗虚劳顽痹、冬病夏治疗法的“经典之灸”。

（二）操作方法：施灸部位在督脉的大椎穴至腰腧穴区域。首先使用温热姜汁热敷并涂擦脊柱周围的皮肤，再涂抹特制的壮药粉剂（辅灸粉），然后用适当宽度的白杨布敷盖在脊背上。姜泥均匀平铺在白布上，铺成宽 10 厘米、高 2 厘米的条状。再铺一长条蕲艾绒，其状如一条乌梢蛇伏于脊背。分别点燃“蛇头”“蛇身”“蛇尾”三点，一次燃尽后即为1壮。每日可连续灸3壮，每10天施灸1次，连续3次为1个疗程。

（三）适应证：壮医独龙灸适用于治疗慢性顽固性疾病，如慢性阻塞性肺疾病、慢性支气管炎、支气管哮喘、强直性脊柱炎、类风湿性关节炎、风湿性关节炎、慢性疲劳综合征、慢性胃病、慢性腹泻、妇女痛经，以及年老久病、虚损劳伤者。

（四）注意事项：如患者有发热、咳黄痰、肺炎、支气管扩张、咯血、皮肤过敏等症状，不宜实施壮医独龙灸，特殊人群如孕妇、婴幼儿等也忌用此法。治疗期间需注意忌食辛辣刺激、生冷寒凉、肥甘厚味、腥膻之品，戒烟、酒。避免剧烈运动，以免出汗过多，导致气阴两伤。

十二、壮医灸脐养生术

壮医灸脐养生术根据壮医辨因证（或症）而选取相应药物，制成散剂外敷于肚脐（神阙）之上，以纱布固定，再配合艾灸的热源刺激，综合作用于脐部，从而激发经气和疏通龙路火路达到保健养生的功效。

（一）作用机理：壮医认为，肚脐为人体生命之根本，神气通行的门户。利用肚脐皮肤薄、敏感度高、吸收快的特点，借助艾火的纯阳热力，透入肌肤，刺激组织，以调和气血，充盈任脉，疏通三道两路，从而使人达到天地人三气同步的防病健体的功效。

1. 健脾和胃，升清降浊

灸脐可增强脾胃机能，使清阳得升，浊阴下降，以健脾止泻，和胃降逆。临床常用于治疗胃痛、反胃、痞满、呕吐、泄泻等。

2. 通调三焦，利水消肿

灸脐能激发三焦的气化功能，使气机顺畅、经络通畅。临床常用于治疗小便不利、腹水、水肿、肥胖等。

3. 调理冲任，温补下元

冲为血海，任主胞胎，冲、任、督、带与妇女的经、带、胎、产息息相关，故药物温脐可以调理冲任，理气养血，固经安胎。临床常用于治疗妇女月经不调、痛经、带下、崩漏、不孕及黄褐斑、面色萎暗等证。

4. 通经活络，行气止痛

脐通百脉，温热药贴脐后，能够通经活络，理气和血，达到“通则不痛”。

临床常用于治疗肠麻痹、手足麻木及诸酸痛症。

5. 敛汗固表，涩精补虚

灸脐能收敛人体的精、气、神、津，调节脏腑阴阳平衡，调整体质，使气血调畅，营卫通利，帮助入睡。临床常用于治疗自汗、盗汗、带下、久泄、梦遗、滑精、惊悸、失眠等。

6. 防病驻颜，养生延年

脐为先天之命蒂，后天之气舍，是强壮保健的要穴。灸脐可增强人体抗病能力，有活化细胞、润肤驻颜、紧致肌肤的作用。具有补脾肾，益精气，抗老驻颜之功。临床常用于治疗虚劳诸疾，神经衰弱和预防保健。

（二）操作方法：

方法一：艾炷直接灸。将燃烧的艾炷直接悬在脐中上方（1 厘米左右）施灸，以感到温热感为度。每次灸 15—30 分钟，每日 1 次，连灸 10 次为 1 个疗程。全年可不定时灸 3—5 个疗程，秋冬季施灸效果更佳。因体质素虚而出现的胃肠功能紊乱、神经衰弱等疾病用此法防治效果较好。

方法二：神阙隔姜灸。把姜片穿刺数孔，然后覆盖于脐上，点燃艾炷在姜片上啄灸，以感到温热且舒适为度。每次灸 15—20 分钟，隔日 1 次，每月灸 10 次，冬至开始灸最好。此法对寒邪引起的消化不良、腹痛诸症有预防作用。

（三）注意事项

1. 艾灸后半小时内不要用冷水洗手或洗澡。因为艾灸后全身毛孔打开，易受寒凉。

2. 艾灸后多喝温开水，以便于排毒，水温可稍高，有助排泄器官排出体内毒素。绝对不能喝冷水或冰水。

3. 艾灸后不可以马上洗澡。一般情况下，最好是洗好澡后再艾灸，或者艾灸完 3 小时后再洗澡。

4. 艾灸完，如果出现疲劳乏力或精神不济，属正常现象。此时身体在进行休整，可稍事休息。

5. 女性例假期间不可艾灸。

6. 过饥或过饱均不适宜艾灸。

7. 无自制能力的人，如精神病患者等忌灸。

第二节　刮痧养生术

刮痧养生术是用牛角板、瓷匙、骨片等蘸植物油反复推刮体表皮肤，以治疗疾病和保健养生的一种方法。刮痧疗法具有不用药物、操作简便、疗效迅速等优点，男女老幼皆宜，深受广大群众青睐。

一、作用机理

壮医认为，刮痧具有疏通两路、顺畅气血、开窍醒脑、解表驱邪、清热解毒、行气止痛、运脾和胃化浊、急救复苏等功效。养生方面，健康之人刮痧后，可调气活血、化瘀排毒、镇静安神、解除疲劳。同时还有减肥与美容的功效。

二、操作方法

施术者右手持刮痧板，刮痧部位涂上植物油（茶子油最佳），刮痧板从上到下，由近到远推刮，每个部位刮20—30次，或以出痧为度。

1. 刮痧工具

牛角刮痧板、瓷片、骨片、玉石、银币、铜钱等。

2. 刮痧部位

（1）第七颈椎上下左右四处。

（2）脊椎两旁的华佗夹脊穴、脊椎正中线。

（3）喉骨两旁。

（4）两臂肘窝。

（5）两腿腘窝。

（6）前胸肋骨间第3—5肋间隙。

（7）后背肋骨间第7—9肋间隙。

（8）双肩胛冈上窝冈下窝。

（9）腋下肝脾区和脐腹部。

（10）两足外踝的足跟肌腱处、两足心。

（11）头面部等。

3. 刮痧体位

（1）俯卧位：有利于施术者刮取脊椎两旁、后背肋骨间隙、两腿腘窝、足跟肌腱等部位。

（2）侧卧位：有利于施术者刮取前胸肋骨间隙、后背肋骨间隙等部位。

（3）俯伏位：俯坐于椅背上，暴露的后颈部及背部，有利于施术者刮取后面正中凹陷处前后左右、双肩胛冈上窝冈下窝、脊椎两旁等部位。

（4）仰坐位：仰坐在椅子上，暴露下颌以下、喉骨等部位，有利于施术者刮取喉骨两旁、胸部肋间隙等处。

（5）仰卧位：仰卧在床上，暴露人体腹面及上肢内侧面，有利于施术者刮取胸腹部、腋下肝脾区、左右肘窝等部位。如果患者神志不清，不能配合治疗，则由 2 人以上帮助患者采取被动体位，来完成刮痧治疗。

三、临床应用

1. 发痧（壮医病名，中医称“中暑”）：取脊椎旁、颈部、胸肋间隙、肩背、肘窝及腘窝等处。重症配合针灸疗法、刮痧疗法和药物疗法以开窍醒脑，回阳救逆。

2. 绞肠痧（壮医病名，亦可称“搅肠痧”）：取脊椎两旁、前胸后背肋间隙、肘窝、腘窝等处。若绞痛、欲吐不吐可配合刮痧疗法、针灸疗法和服苏合香丸。

3. 暑痧：取颈项前后两侧、脊椎正中、胸肋间隙、肘窝、腘窝等处。重症配合针灸疗法、刮痧疗法和综合治疗。

4. 吊脚痧（壮医病名，中医称“寒霍乱”，下同）：刮取脊背两旁、胸肋间隙、腘窝、肘窝、足跟肌腱等处。

5. 斑痧：取脊背两侧、胸肋间隙、颈项等处。

四、注意事项

1. 保持室内空气流通，嘱患者注意保暖，避免感受风寒外邪，导致病情加重。

2. 刮痧用的工具和刮痧部位的皮肤要进行常规消毒后再施刮痧术。

3. 刮痧过程中，如遇患者出现冷汗不止、脉象沉伏、吐泻不止等症状，应停止刮痧，并及时采取救治，防止发生意外。

第三节　撮痧养生术

撮痧养生法是民间常用的防病治病自救方法，是施术者用手指撮、扯、拧、提患者体表的一定部位，以治疗疾病的方法。撮痧法亦称“扯痧”“拧痧”“挟痧”“抓痧”“挤痧”“揪痧”。

一、作用机理

它具有行气开闭、调畅气机、宣泄痧毒等功效。主要用于治疗暑痧、寒痧、产后痧、头风痧、盘肠痧、脘痛痧、感冒、呕吐等病症。

二、操作方法

1. 撮痧前的准备

（1）对患者局部皮肤进行常规消毒。

（2）施术者应先湿润双手以便撮痧。还须准备清水 1 碗、清凉油 1 盒、风油精 1 瓶。

2. 撮痧部位

（1）颈项部：颈部两侧及中间三个痧痕点，项部第五颈椎旁开两个痧痕点，第一胸椎旁开两个痧痕点。

（2）腹部：肚脐旁开 1 寸，左右各一痧痕点；下丹田及左右旁开各 1 个痧痕点。

（3）胸部：华盖穴左右各 5—7 个痧痕点（位于第三肋间）；腋前横纹上 2 寸左右各 1 个痧痕点。

（4）腰背部：第三胸椎旁开各 1 个痧痕点；第十二椎旁开各 1 个痧痕点；第三腰椎旁开各 1 个痧痕点。

3. 撮痧体位

（1）俯伏位：俯坐于靠背椅上，暴露后颈及背部，有利于施术者撮取后颈、胸椎、腰椎三处的痧痕点。

（2）仰坐位：仰坐于靠背椅上，暴露颈部及胸部，以利于施术者撮取颈部和胸部的两处痧痕点。

（3）仰卧位：仰卧在床铺上，暴露人体腹部，以利于施术者撮取腹部的痧痕点。

4. 撮痧方法

撮痧方法较多，根据不同的手法大致可分为挟痧、扯痧、挤痧、揪痧、撮痧等。

（1）挟痧法：施术者五指屈曲，用食、中指的第二指节对准撮痧的部位，将皮肤与肌肉挟起，然后松开，这样一挟一放，反复进行，在同一部位连续操作6—7遍，这时被挟起的部位就会出现痧痕。

（2）扯痧法：施术者用大拇指与食指用力扯提患者的撮痧部位，使小血管破裂，以扯出痧点来。主要部位在头额、项背、颈部、面额的太阳穴和印堂处。

（3）挤痧法：施术者用两手拇指，或单手食、拇两指，在疼痛的部位，用力挤压，连续挤出一块块或一排紫红痧斑为止。

（4）揪痧法：施术者用右手食、中指蜷曲，指背蘸清水或低度酒使其润湿，在病员的喉咙两旁，或第6、7颈椎上下用力揪拔，并连连发出“啪啪”声响为止。

（5）撮痧法：施术者用双手拇指，从病员两眉间（上丹田）开始，沿正中线推至前发际，然后分别向左右外侧分抹至太阳穴，绕过耳后至双侧后发际，并用手指勾点风池穴，抓双侧肩板筋，以促使病人清醒，再沿背部督脉和足太阳经从上向下抓至腰板筋为止；胸部则从胸骨上的华盖穴撮起，然后沿左右第二肋间隙，一左一右对称撮，一般撮出5—7道痧痕即可；上肢的操作是从腋前开始，先抓手三阳经这一侧，后抓另一侧的手三阴经，最后分别拔伸双手五指，掐虎口。

三、临床应用

1. 暑痧：轻症用撮痧法，重症用针刺、挑痧法治疗。
2. 寒痧：宜用揪痧法。
3. 产后痧：宜用撮痧法，刮痧法和综合抢救。
4. 头风痧：宜用挤痧法。
5. 脘痛痧：宜用撮痧法。
6. 瘟痧：宜用扯痧法，重症配合刮痧、放痧法治疗。
7. 盘肠痧：宜用撮痧法、揪痧法。

四、适应证

主要用于治疗暑痧、寒痧、产后痧、头风痧、盘肠痧、脘痛痧、感冒、呕吐等一类病症。

五、注意事项

1. 保持室内空气流通，嘱病人注意保暖，避免感受风寒外邪。
2. 撮痧部位要常规消毒后再施撮痧术。
3. 撮痧手法要轻重适宜，以病人能耐受为度，不能用力过猛。

第四节　拔罐养生术

拔罐养生术是指通过火罐或抽气罐的负压作用，祛除瘀血，达到提高免疫力和防病治病的目的。

一、作用机理

扶正祛邪、调整脏腑、疏通经络、温经散寒、祛风除湿、拔毒排脓。

二、操作方法

拔罐最主要是对部位的选择，还要依照部位和治疗的病症选择适合的拔罐方法。拔罐时，先将罐放在穴位上，利用热空气让罐吸起皮肤，使皮肤隆起1厘米左右，留罐5—10分钟，再取出。

三、适应证

适用于风湿痹痛、腹痛、消化不良、头痛、感冒、咳嗽、腰背痛等病症，也适用于保健养生。

四、注意事项

1. 拔罐前嘱患者全身放松。
2. 拔罐前，要先对罐子进行常规消毒。
3. 拔罐时，要避免灼伤患者。
4. 拔罐后，不能立即洗澡。

第五节　药物竹罐养生术

药物竹罐养生术是用煮沸的壮药药液加热特制竹罐，将竹罐趁热吸拔于治疗部位以治病养生的一种方法。

一、作用机理

该养生术充分发挥了药物竹罐的药力、吸力、热力的综合作用，具有方法独特、疗效显著、无副作用等特色与优势。

二、操作方法

1. 药罐的制作：选取口径为1.5—4.0厘米，生长1—2年以上的金竹，以近根部正直者为佳，去掉外皮，罐壁厚约0.2厘米，口边打磨光滑，长度为10厘米左右。可制备竹罐10—20个。

2. 常用药物：杜仲藤、三钱三、五爪风、三角枫、八角枫、伸筋草、臭牡丹、五加皮、鸡矢藤、石菖蒲等，也可根据病情选用其他一些药物。

3. 操作步骤：将上述药物加水适量煮沸，投入竹罐，同煮5分钟后即可使用，边拔边捞，先甩尽水珠，然后趁热迅速扣拔在选定的部位上，每次拔5—10分钟，第1次拔的时间可短些。第1次拔出竹罐后即用锋利的三棱针在罐印部位重刺3—4针，然后迅速取热药罐在针刺部位继续拔罐。如此反复2—3次，每次均须用消毒棉球将拔罐吸取出来的血液擦拭干净。最后，用消毒毛巾热敷于所拔的部位，毛巾凉了再换热的，反复2—3次。

三、适应证

适用于痧病、风湿腰腿痛、颈肩酸痛、半身不遂、四肢麻木等病症，也适用于保健养生。

四、注意事项

1. 拔罐后如皮肤起疱，小者可用万花油涂擦，几天后即能自愈；大者用消毒针挑破，挤干水后涂上万花油即可。

2. 两下肢膝眼不能拔罐。拔罐部位当天不能洗冷水，以防感染。

3. 孕妇，婴幼儿，患有严重心脏病、出血性疾病、皮肤溃疡者，体质虚弱、身体浮肿者，以及大血管周围慎用或忌用。

第六节　壮医熏洗养生术

壮医熏洗养生术是将药物煎煮后，先用蒸气熏疗，再用药液洗身或洗局部患处的治疗养生方法。

一、作用机理

它借助于蒸气与药液的熏洗，起到疏通腠理、散风除湿、透达筋骨、活血理气的作用。主要用于全身性疾病及目、手、足等局部疾患。

二、操作方法

1. 全身熏洗法：选择密闭而光线充足的房间，将所需药物放入锅内煮沸，待蒸气加热使室内气温达到40℃左右方可进行治疗，一般熏蒸15—20分钟后，室温降低，再用温热的药液洗浴，每日1次，10—15次为一疗程。

2. 局部熏洗法：将煮沸时的中药液倒入盆内或杯中，将患处置于药液上熏蒸，若患部面积很小，可在盆上或杯上盖上有孔的布或盖，使患部对准小孔熏蒸，待药液降温后，再进行洗浴。

三、临床应用

1. 早泄

五倍子20克，文火煎30分钟，再加入适量温开水，趁热熏蒸龟头数分钟。在水温降至40℃左右时，可将龟头浸没到药液中，约5—10分钟，每晚1次，15—20天为1个疗程，治疗期间禁止房事。

2. 脱发

生地、首乌各30克，黑芝麻梗、柳枝各50克，骨碎补50克，加水2 000毫升，水煎取液，每日1剂，每日熏洗3次，熏洗后用干毛巾覆盖头部30分钟，避风寒，5天为1个疗程，平均5—6个疗程见效。

3. 风湿性关节炎、骨质增生

方一：当归15克、鸡血藤40克、川芎30克、续断100克、狗脊100克、巴戟天100克、牛膝50克、葫芦巴100克、赤芍60克、桂枝100克、两面针50克、半枫荷100克、王不留行50克，加水2 000毫升，水煎取液，先熏后洗，每日2—3次。可治风寒湿痹。

方二：桑枝100克、海桐皮100克、豨莶草30克、海风藤30克、络石藤50克、忍冬藤150克、鸡血藤20克，共水煎，先熏后洗。可治急性关节炎。

4. 骨折后期关节功能障碍

续断、黄柏、羌活、秦艽、防风、伸筋草、川芎、乳香、没药、桃仁、公英各20克，白芷10克，牛膝、独活、艾叶、茜草、透骨草、夏枯草各15克，当归、苏木、红花各30克，加水2 000毫升，水煎取液，先熏后洗，每日2—3次，1剂可用4—6次。如果用药后局部出现药物过敏，应立即停用；严防烫伤，局部有伤口、创面或皮炎的患者禁用。

5. 骨折

方一：当归、透骨草、花蕊石、赤芍、天仙藤各 15 克，蒲公英、苏木、地丁各 12 克，没药、芙蓉叶、白及、刘寄奴、生蒲黄各 10 克，红花、艾叶、茜草各 6 克，桂枝 5 克，加水2 000毫升，水煎取液，先熏后洗。本方具有活血散瘀、消肿止痛的功效。适用于骨折后骨痂形成者，也适用于软组织损伤造成的局部瘀血肿胀而疼痛者。

方二：天仙藤、透骨草、钩藤、鸡血藤各 15 克，白及、伸筋草、苏木、赤芍、蒲公英、乳香、刘寄奴各 10 克，木瓜、红花、艾叶各 6 克，桂枝 5 克，加水2 000毫升，水煎取液，先熏后洗。本方具有舒筋活血、通络散结的功效。可用于骨折愈合无明显肿痛或软组织损伤，但有关节及肢体功能障碍的患者。

6. 软组织损伤

方一：当归、透骨草各 30 克，苏木、红花、桂枝、陈艾叶、川椒、防风各 15 克。加水2 000毫升，水煎取液，先熏后洗，每天熏洗 3—4 次，每次不少于 40 分钟。

方二：刘寄奴、宽筋藤、伸筋草、银花藤、鸡血藤、络石藤各 100 克，乳香、没药各 10 克，透骨草 50 克，水煎，熏洗损伤部位。

7. 痔疮

冬青树叶 300 克，鳖甲（打碎）100 克，五倍子（压碎）60 克。加水2 000毫升，水煎取液。每日早晚将药液加热熏洗肛门各 1 次，5 天为 1 个疗程。本方具有活血散瘀、消肿止痛之功效。但应注意痔疮出血时不宜熏洗，熏洗期间忌食辛辣和鱼虾蟹，忌饮酒。

8. 风寒感冒

生姜、葱白、柳树枝、桂枝、荆芥各等分，水煎取液，先熏后洗头面部或全身，得汗而解。

9. 风热感冒

葱白、青蒿、李树叶各适量，水煎取液，先熏后洗全身。

10. 脚癣

苦参 15 克，鲜辣椒 50 克，鲜马齿苋 50 克，苦楝叶及枝，果实各 50 克，加水2 000毫升，水煎取液，熏洗患处，每日 1—2 次。

11. 湿疹

九里光 60 克，黄柏 20 克，银花藤 50 克，蛇床子 30 克，蒲公英 60 克，苍耳子 30 克，五倍子 6 克，白鲜皮 30 克，荆芥 30 克，防风 20 克，苦参 20 克，明矾 10 克，加水2 000毫升，水煎取液，先熏后洗，每日 1—2 次。

12. 瘙痒

方一：苦参、黄花蒿各适量。水煮熏洗。可治老年皮肤瘙痒。

方二：蛇床子 40 克，白鲜皮 40 克，地肤子 20 克，苦参 60 克，露蜂房 15 克，鹤虱 30 克，大枫子 20 克，枯矾 15 克，黄柏 15 克，大黄 30 克，杏仁 15 克，加水2 000毫升，煎水熏洗，洗后避风。可治顽固性皮肤瘙痒。

方三：芒硝、苦参、白部、蛇床子、鹤虱各 15 克，加水2 000毫升，水煎取液，每晚熏洗 1 次。可治男女阴部瘙痒。

四、注意事项

1. 全身熏洗法，应令患者先饮用适量糖水或盐水。

2. 全身熏洗时，应随时注意患者有无异常反应，以防发生意外。

3. 年老体弱者、严重心血管疾病患者、孕妇、重度贫血患者、活动性肺结核患者等，禁用全身熏洗法。

第七节　庞桶药浴养生术

庞桶药浴是壮族和瑶族常用的养生保健方法之一，在防病治病上具有极好的疗效，是壮族和瑶族人民在与疾病做斗争过程中的智慧结晶，在保障本民族的健康长寿及民族繁衍中发挥了重要作用。近年来，随着人民生活水平的不断提高及对养生保健需求的不断增加，医养结合的理念被日益重视，人们对传统医学，尤其是民族医学的崇尚程度越来越高。其中，庞桶药浴是预防各种疾病的常用方法。

一、作用机理

1. 保持人体内部相对的、动态的阴阳平衡和瑶医的盈亏平衡。盈是以邪毒强盛为主要矛盾的病理状态，亏是以正气虚损为主要矛盾的病理状态。盈亏平衡理论认为，人体内部脏器之间，保持着相对的、动态的盈亏平衡。如果这种状态遭到破坏，人体无法调节使之恢复，疾病就会发生。进行庞桶药浴时，药物的有效成分经皮肤吸收后由百脉输散至全身，可解毒除蛊、启关透窍、祛风散邪，能够促使人体内部的盈亏失衡向盈亏平衡发展，使人体内部的盈与亏保持在相对的、动态的平衡状态。

2. 保持人体与外界的三元和谐。在壮医和瑶医理论体系中，三元即天、人、地。人存在于天地之间，天地的各种因素如气候、地理环境、饮食等对人体的健康、疾病的发生有一定的影响。只有气候变化无太过或不及，或地理环境无过分恶劣，天、人、地三元保持和谐的状态，人才能健康地生存；如果气候或地理环境的变化超过了人体的正常调节范围，导致天、人、地的和谐状态被打破，疾病就会发生。三元失和是恶病发生的重要病机，即由于毒邪过于急剧，超过了人体正常的生理限度，导致天人地三元的和谐状态被破坏。只有保持天、人、地三元和谐，人才能健康。可见，三元和谐是健康长寿的重要保证。庞桶药浴具有添火逼寒、祛风散邪、泻热逐邪等作用，促使人体与外界环境之间保持天、地、人三元的和谐状态。

二、操作方法

1. 将采集的新鲜草药放入锅中煮沸半小时，趁热倒入高 70 厘米，直径 60 厘米的大桶中，保持水温在 38°左右进行洗浴。在瑶族地区，几乎各家各户家里均有大澡桶，瑶族同胞采集新鲜草药经过煎煮后装入大澡桶进行洗浴，达到舒筋活络、祛风除湿、解除疲劳等目的，这就是瑶族的“庞桶药浴”。

2. 瑶族“3 天出工”。在瑶族地区，妇女产后会进行药浴，据说 3 天后就可恢复体力，产后极少患妇科疾病。药浴后 1 天，可止血、止痛、去秽；药浴后 2 天可促进子宫的收缩和受损阴道的修复；药浴后 3 天可迅速恢复体力，提高机体抵抗力。这就是神奇的瑶族“3 天出工”。

第八节　壮药穴位贴敷养生术

壮药穴位贴敷是指在夏季三伏天和冬季三九天，通过将壮药敷贴到人体特定的穴位，治疗和预防病症的一种外治方法，故又称“三伏贴”“三九贴”。壮医穴位贴敷是以壮医道路理论为指导，应用壮药、中药进行预防、养生、保健、治病、康复等。

一、作用机理

将壮药敷贴于特定的穴位，刺激三道两路，通过三道两路和气血的输送可使药物直达病所，使天地人三气同步，达到治疗病症的目的。另外，本疗法在治疗疾病时还可调动人体阳气，鼓舞正气，从而大大提高人体免疫力。

二、适应证

1. 呼吸系统疾病：哮喘、慢性支气管炎、过敏性鼻炎。

2. 消化系统疾病：慢性胃炎、胃溃疡引起的胃胀、胃酸、胃痛、胃肠功能紊乱、慢性腹泻。

3. 妇产科疾病：痛经、产后头痛、产后风等寒证。

4. 各种颈、肩、腰腿痛。

5. 四肢寒凉怕冷，免疫力低下。

三、注意事项

1. 要求辨证准确，针对每一个人的症状、体征，四诊合参，进行全方位辨证，所选穴位宜精不宜多。

2. 每次穴位贴敷时间不能过久，否则容易出现皮肤过敏、破溃，甚至诱发感染。

3. 对于症状较重的病人，不能单靠穴位贴敷治疗，必须采取综合治理措施，甚至是中西医结合治疗。

第九节　壮医埋线养生术

壮医埋线养生术是通过埋线器具将蛋白质磁化线植入相应的穴位或筋结压痛点，通过线体对穴位或痛点产生持续有效的刺激作用，从而达到调整五脏六腑，疏通三道两路来治疗疾病或养生保健的一种方法。

壮医埋线养生术是传统针灸的一种拓宽和发展趋势，具有健脾胃，补气血，经络疏通的功效，进而达到除病强身健体、保健美容护肤目的。埋线一次等于扎针十次或数十次，功效长久推进，省时便捷。

一、作用机理

穴位埋线埋入体内，对局部产生长效的刺激作用，从而调节经络，激发人体气血，达到治病养生的目的。穴位埋线经过不断改良，操作越来越方便，越来越被患者接受。该法根据病症特点，辨证论治，取穴配方，发挥针刺、经穴和埋线的综合作用，具有刺激性强、疗效持久、安全有效的特点。

二、常用针具

1. 消毒套管针：由一根针和针管内置针芯组成。使用时需把无菌蛋白线穿入针中使用。

2. 一次性无菌埋线针针包：包含一次性无菌埋线针、羊肠线、无菌纱布、剪刀、镊子、口罩、手套、密封套、塑料托盘等。

3. 特制一次性无菌埋线针：由一根针和穿好的一根蛋白线组成，可直接使用，不用再单独穿蛋白线。

4. 埋置线：常用埋置线有羊肠线、可吸收的外科缝合线或特制的蛋白线等，也有的将药物和埋置线相结合制成药线进行临床应用。

三、穴位埋线的特点

1. 针灸、腧穴与药物相结合

穴位埋线是穴位针刺、埋针、药物穴注等方法的结合，是集多种治疗方法于一体的复合性疗法。

2. 取穴少、痛苦小、疗效好

穴位埋线相对于针灸取穴较少，痛苦小，尤其适合对针灸过于敏感者，而且临床能收到显著疗效。

3. 间隔时间长、作用持久

穴位埋线疗法一般7—15天做一次治疗，有些特殊治疗则间隔时间更长。蛋白线在穴位组织中被缓慢分解吸收的过程，对腧穴和经脉起到持续的刺激作用，增加了对经穴的有效作用时间，对机体的神经系统、免疫系统、代谢系统等发挥巨大的促进作用。

四、选穴与操作

1. 穴位选取

根据疾病病情按照针灸疗法选取相应穴位，一般选取3—5穴，或根据病情需要选取穴位，多组穴位可以交替应用。

2. 技术操作

(1) 严格消毒，用碘伏消毒液由内向外消毒所取穴位区域。

（2）戴上无菌医用手套，用镊子把羊肠线穿入埋线针针尖内，左手绷紧皮肤，右手持针快速刺入皮内，得气后左手将针芯往里推，右手将针头往外抽，将羊肠线留在穴位皮下组织或肌层内，然后将针退出；如应用特制一次性埋线针则直接操作即可。

（3）出针后局部用创可贴或专用贴敷贴在针孔处，2—4 小时后取下。7—15 天 1 次，或根据病情而定，一般 4—6 次为 1 个疗程。

五、适应证

穴位埋线疗法的适应证非常广，凡是针灸的适应证都适用于穴位埋线。例如，消化系统的慢性萎缩性胃炎、胃下垂、功能性的消化不良、便秘、腹泻和溃疡性结肠炎；内分泌系统的糖尿病、甲状腺功能紊乱；呼吸系统的支气管哮喘、过敏性鼻炎、咽炎、慢性支气管炎；神经、精神系统的顽固性的失眠、癫痫、抑郁症、焦虑症等；多囊卵巢、月经不调等妇科疾病。

六、注意事项

1. 施术者应对针具进行消毒并严格按技术规范操作。

2. 局部皮肤有感染、溃疡、感冒发热、月经期及有出血倾向者均不宜埋线。

3. 神经干及大血管分布的表浅部位避免埋线，以防损伤。

4. 肩上、胸背部埋线不宜过深，防止伤及内脏。

5. 根据穴位所在的部位，选择埋线的角度和深度，如局部有结节，可做局部剥离、松解。

6. 埋线后 1—2 天不污染针孔处皮肤，不宜洗澡。

7. 埋线 3 天内禁吃鱼腥、海鲜、辣椒及发物等。

8. 埋线后如有局部轻度红肿热痛、酸胀、轻度发热乏力属正常现象。

9. 如出现感染应进行抗感染处理。

10. 如果对药物载体过敏，埋线后出现局部红肿、瘙痒、发热反应，可作抗过敏处理。

11. 对于出针后有皮下出血者予以压迫止血，可先冷敷，24 小时后热敷。一般淤青可在 7—15 天后逐渐消退。

第十节　塞鼻养生术

塞鼻养生术是将药物制成适宜剂型（如丸、散、膏等）塞入鼻内，通过鼻腔吸收以治疗疾病的一种外治方法。

本技术在我国流传已久。据传扁鹊医治产晕，就曾使用塞鼻疗法。东汉张仲景的《伤寒杂病论》提到治疗寒湿证时，有“内药鼻中则愈”的记载。晋朝葛洪的《肘后备急方》有“以棉渍好酒中须臾，置死人鼻中”的方法救治“卒死中恶”病症的治疗经验。唐代孙思邈的《千金要方》《千金翼方》中，有以药物塞鼻，治疗鼻塞、脑冷、流清涕、小儿鼻息肉等。宋代的《太平圣惠方》以刺蓟、生地黄、生姜，一同捣烂，取汁饮，而以药渣塞鼻，以治鼻衄。以后，历代医书多有记载，至现代，仍广泛应用于临床。

一、作用机理

本疗法通过药物的芳香作用于人体气道，通过提升气道免疫防御功能而达到防病治病的作用。

二、操作方法

1. 鲜药塞鼻法：取新鲜植物药塞鼻，将鲜草、鲜叶揉搓为丸，塞入鼻腔。将根茎或果实类药物捣泥为丸，或以刀削如枣核大小塞鼻，也可用纱布包药塞入鼻孔。

2. 药液塞鼻法：将所用药物煎煮后取药汁，或以酒浸取液，用棉球蘸药液后塞入鼻孔。

3. 散剂塞鼻法：将药物研成细末，使用时取消毒纱布包裹药末，或将棉球浸湿后蘸药末少许，塞入鼻孔。

4. 膏剂塞鼻法：将所有药物研为细末，文火熬膏。使用时以消毒棉球或纱布裹药，塞入鼻孔。也可熬成硬膏，搓成小药条塞鼻。

三、临床应用

本疗法多用于头面部、五官科及口腔科疾病。

1. 鼻息肉

方一：霜梅 1 枚，蓖麻仁 7 个，生矾少许，捣烂。使用时以纱布包药适量，塞入鼻孔。

方二：胡荽适量捣烂，塞入鼻孔。

方三：白矾、生矾等份同熬，用熟猪油调匀。以棉球蘸药，或纱布包药膏适量塞鼻。

方四：枯矾15克，乌梅30克，同捣为细末。以纱布包药末塞鼻。

方五：皂矾1.5克，红枣（去核）3枚，同捣。以纱布包药塞鼻。

方六：硇砂9克，轻粉4.5克，雄黄6克，冰片3克，枯矾4.5克，生甘草3克，分别研成细末，和匀。使用时，将棉球浸消毒甘油，蘸药末少许，贴敷于息肉表面，半小时后取出。3天上药1次。如3次无效应停用。

2. 过敏性鼻炎

方一：细辛1.5克，蜀椒1.5克，干姜1.5克，炮附子1.5克，吴茱萸1.5克，皂荚（去尖）1.5克，切碎，酒浸一宿，用猪油熬，以附子色黄为度，去渣待凝。纱布裹取适量塞鼻。

方二：鱼脑石5块，硼砂7.5克，牛黄2.1克，冰片1.5克，共研细末，以凡士林10克，甘油20毫升调和上述药末。用棉球蘸取油膏，塞入鼻腔。左右交替，每日2—3次。

方三：薄荷1.5克，硼砂3克，共研细末，用纱布包之塞鼻。

3. 慢性鼻炎

方一：苍耳子、辛夷花各9克，白芷9克，薄荷3克，加水200毫升，煎煮后取液100毫升，将葱白头适量捣汁冲入。以棉球蘸药塞鼻，每次5—10分钟，可左右交替使用。或用上述药烘干研末，纱布包药末，每晚睡时塞鼻，5天为一疗程。

方二：通草3克，炮附子3克，细辛3克，共研细末，蜜丸如枣核大，纱布裹之塞鼻。

方三：草蒲3克，皂角3克，辛夷9克，木能3克，川芎9克，共研细末，纱布裹之塞鼻，湿即换之。

方四：鱼脑石、辛夷花等份，同研细末。棉球蘸药末少许塞鼻。适用于萎缩性鼻炎。

方五：野菊花放在蜂蜜内隔水蒸，再将冰片研极细末放入蜂蜜调匀，用时沾少许涂鼻腔。每日3次。

方六：鹅不食草（占95%）和樟脑（占5%），研末和匀，瓶装密封。同时以薄绢包裹药末少许塞鼻。每天换药1次。

4. 鼻出血

方一：炒黑栀子、百草霜、煅龙骨、煅牡蛎、京墨、血余炭各等份，共研为细末。以湿棉球蘸药末塞鼻。

方二：百草霜7.5克，龙骨15克，枯矾15克，共研为细末，湿棉球蘸药塞鼻。

方三：鲜菊花叶、鲜龙脑叶、鲜小蓟、鲜青蒿叶、石榴花瓣、墙头苔藓等，任选1—2种，捣烂，揉搓成团塞鼻。

方四：大黄炭末，温开水调匀，塞患侧鼻孔。

5. 面神经麻痹

方一：生川乌、草乌、白芷、细辛、皂角各3克，鹿香少许，共研为细末。以消毒纱布包裹塞鼻，左侧病变塞右侧鼻孔，右侧病变塞左侧鼻孔。

方二：当归、川芎、丁香、细辛、荜茇、白芷各等份，共研为细末，取适量，纱布包塞鼻。

6. 牙痛

方一：大黄末适量，湿棉球蘸之塞鼻。

方二：防风、白芷、冰片、细辛、薄荷脑各等份，共研为细末，棉花蘸之塞鼻。

方三：巴豆仁、大蒜各1枚，同捣，以纱布裹之塞鼻。

7. 眼结膜炎

取鹅不食草适量，搓揉后塞入鼻中。

四、注意事项

1. 要掌握塞鼻深度，过深容易引起打喷嚏，影响药效，且药物容易滑入鼻腔深部而误入气道。

2. 塞鼻药物刺激性较强，须用纱布包裹，以减少刺激。

3. 用于头痛、牙痛、眼病等疾患，一般左侧患病塞右侧鼻孔，右侧患病塞左侧鼻孔。

4. 塞鼻药物须辨证应用，热证当用凉性塞鼻剂，寒证当用热性塞鼻剂。

5. 本疗法不适合儿童使用。

第十一节 壮医推油养生术

壮医推油养生术是在壮医三道两路理论指导下，采用精油进行经络推油的一种传统推拿术。

一、作用机理

1. 运行气血、营养全身。《灵枢·本藏》指出："经脉者，所以行血气而营阴阳，濡筋骨，利关节者也。"气血是人体生命活动的物质基础，全身各组织器官只有得到气血的温养和濡润才能完成正常的生理功能。经络是人体气血运行的通道，能将营养物质输送到全身，使脏腑得以濡养，筋骨得以濡润，关节得以通利。

2. 抗御病邪、保卫机体。营气行于脉中，卫气行于脉外。经络行血气而使营卫之气密布周身，在内和调于五脏，洒陈于六腑，在外抗御病邪，防止内侵。

3. 通过手法与精油的双重作用，激活人体休眠细胞，提高人体免疫力。排毒能促进淋巴液排泄、活化细胞，特别对治疗浮肿及问题皮肤有效，能改善代谢机能和免疫机能。壮医认为具有舒筋通络、散瘀活血、清热解毒之功效。

二、适应证

适应证广，效果显著。

适用于治疗头昏、头痛、肩痛、偏头痛、中风、颈椎病、肩周炎、腰肌劳损、腰酸腿痛、女性月经不调、痛经等，还能治疗颈肩腰腿痛及失眠等症，以及手脚麻木、落枕、足跟痛、跌打损伤等。

三、注意事项

1. 推油时间不宜太长。推拿的时间不能太长，建议同一个部位的推拿时间不宜超过 5 分钟，全身推拿的时长控制在 50 分钟以内。

2. 推油的力度不宜太大，否则会对身体造成损伤，例如造成淤青、疼痛等。请在推油前告知推拿师自己的耐受力度。

3. 推油的禁忌人群。身上有炎症或者外伤的患者是不能推油的；女性经期也不宜推拿；孕妇绝对不能推拿。此外，高血压、低血糖等疾病人群最好也不要推拿，避免疾病发作。

4. 推油后的注意事项。推油后，人们会感觉全身的经络都打开了，这个时候是不宜受风、受凉的，因为在推拿的过程中人体的毛孔也被打开，推拿后立刻洗澡、吹风会导致寒气入侵体内，引起风寒，所以推拿后要注意保暖，避免受寒。

第十二节　壮医药枕养生术

壮医药枕养生术是将中药和壮药物作为枕芯装入枕中，或自制薄型药袋置于普通枕头上，睡时枕用的一种治疗养生方法。

本法在壮族流传很早。晋代葛洪的《肘后备急方》中就有用蒸大豆装枕治失眠的记载。唐宋时期，药枕有了较大的发展。孙思邈的《千金要方》载：“治头项不得四顾方，蒸好大豆一斗，令变色，内囊中枕之。”清代刘灏的《广群芳谱》载：“决明子作枕，治头风明目胜黑豆。”吴尚先的《理瀹骈文》则记述各类药枕的临床应用。近年来，药枕养生更受重视，发展很快，并出现了磁疗枕、催眠枕、抗衰老枕、维康保健枕等。

一、作用机理

壮医认为，头为神明之府，气血皆聚于头部，头与全身紧密相连。使用药枕可以使药物直接作用于头部，从而治病祛邪，平衡气血，调节阴阳。药理研究证明，某些芳香性药物的挥发成分有祛痰定惊、开窍醒脑、扩张周围血管的作用。

二、适应证

1. 根据不同的病情和体质，根据辨证施治的原则选择药物。将药物经过防霉、防蛀处理后，装入枕中。

2. 药枕可分厚型和轻便（薄）型两种。厚型的可直接塞在枕套内，轻便型的可置于普通枕上面，睡时枕之。

3. 药物经过处理后，一般可以保持半年以上。如病情需要可随时更换药物。

三、临床应用

本疗法的临床应用范围较广，可适用于头痛头昏、头晕目眩、失眠健忘、耳鸣目花、神经衰弱、中风口歪、肩周炎、下颌关节痛、脑动脉硬化、鼻渊等。其中，治疗头痛、失眠、高血压、颈椎病等，疗效较为明显。

1. 头痛目赤

菊花500克，或取薄荷、桑叶、绿豆、决明子各等分，加工成粗末，作枕芯。

2. 头风（相当于血管神经性头痛）

防风、川芎、白芷、绿豆各150克，晚蚕沙100克，加工成粗末，作枕芯。

3. 风寒头痛（寒冷引起的头痛）

蒸吴茱萸250克，作枕芯。

4. 落枕

方一：辨证属风寒入络者。细辛、白芷、川芎、羌活、独活、菖蒲、晚蚕沙各等分，加工成粗末，作枕芯。

方二：辨证属气血不畅或瘀阻者。川芎、羌活、独活、丹参、急性子、玫瑰花、玄胡索、晚蚕沙各等分，加工成粗末，作枕芯。

5. 颈椎病

当归、羌活、藁本、制川乌、黑附片、川芎、赤芍、红花、广地龙、广血竭、菖蒲、灯芯、细辛、桂枝、丹参、防风、莱菔子、威灵仙、乳香、没药、冰片各等份，加工成粗末作枕芯。每天枕用时间不少于6小时，连用3—6月，对高血压、风湿性关节炎、脑动脉硬化、腰椎病等也有不同程度的防治作用。

6. 肩周炎

川芎、细辛、丹参、羌活、黑附片、乳香、没药、桑枝、桂枝、红花各等分，加工成粗末，作枕芯。

7. 失眠

方一：黑豆、磁石粉各等分，加工成粗末，作枕芯。

方二：决明子、滁菊花、朱灯芯草各150克，作枕芯。

方三：灯芯450克，作枕芯。

8. 鼻渊（鼻炎、副鼻窦炎）

白芷、辛夷各等分，加工成粗末，作枕芯。

9. 青光眼

夏枯草、荷叶、白芷、决明子各等分，加工成粗末，作枕芯。

10. 耳中热痛

食盐适量，炒热后，装入布袋，置于枕上。

11. 高血压

方一：野菊花、灯芯草、夏枯草、石菖蒲、晚蚕沙各等分，加工成粗末，作枕芯。使用时注意将药枕对着风池、风府和大椎穴。

方二：决明子、菊花各等分，作枕芯。

方三：磁石250克粉碎成末，配灯芯草适量，作枕芯。

四、注意事项

1. 如发现有药物过敏者，则应停止使用。

2. 由于药枕疗法见效较慢，一般需长年使用，所以治疗时应有耐心，坚持应用，方能获效。

3. 在治疗过程中，如疾病加重，应及时去医院治疗，以免延误病情。

4. 定期更换药枕。保持干燥，但不宜曝晒。

第十三节　小儿香佩养生术

小儿香佩养生术是将某些芳香性药物研成细末，装入布袋，佩戴于小儿胸前，以防治疾病的一种方法。“小儿脏腑未充，药物不能多受”，而本疗法只用少量药末，无须医者做特殊处理即可达到有病治病、无病防病的目的，所以特别适宜在儿童群体中普及推广。

本疗法源远流长。唐代孙思邈《备急千金要方》有“用雄黄、矾石、鬼箭羽、羚羊角等研细末，用三角绛囊盛一两带胸前”治疗和预防瘟疫的记载，民间至今也仍有端午节小儿身佩香袋以辟瘟解毒的习俗。近年来，研究发现佩戴芳香性药物不仅能辟疾祛邪，还有醒脾开胃之功效，用以治疗小儿厌食症等，扩大了临床应用范围。

一、作用机理

芳香性药物极易挥发，研成细末后，其细小分子和离子随着呼吸运动而进入鼻腔，通过鼻黏膜进入毛细血管，随血循环遍及全身，使机体抗病和防御能力增强，消化功能改善，从而达到防治外感，增进食欲之目的。

二、操作方法

将具有防邪辟疫或醒脾开胃作用的芳香性药物合理配伍，研成细末，装入瓶内，盖紧瓶口备用。取新棉布一小块，做成约 4.5 厘米×6.5 厘米大小的布袋 1 个，内衬以少许新棉或药棉，再取上述药末适量纳入其中，封好袋口，即成香袋，令小儿昼夜佩于胸前。也可用锦缎和彩线将小袋做成动物脸谱或荷包等，使儿童更乐意佩戴。

三、临床应用

1. 感冒

雄黄、朱砂各 6 克，菖蒲、大青叶各 15 克，白芷 9 克，薄荷 3 克，研成细末。取 15 克置于布袋内，令小儿佩之。

2. 咳喘

雄黄、苍术各 6 克，细辛、干姜各 3 克，白芷 9 克，菖蒲 15 克，研成细末。取 15 克置于小袋内，令小儿佩之。

3. 小儿厌食症

胡黄连、苍术各 6 克，香橼、荜澄茄各 9 克，菖蒲 15 克，研成细末。取 15 克置于小袋内，令小儿佩之。

4. 中暑

藿香、佩兰、川芎、白芷各 9 克，雄黄、冰片、硼砂各 6 克，牛黄 3 克，研成细末。取 15 克置于小袋内，令小儿佩之。

四、注意事项

1. 在小儿沐浴或洗脸时应把香袋取下，以免香袋受潮降低疗效。

2. 因芳香药物容易挥发，香袋要 10 天更换 1 次。

3. 若小儿患有咳喘，在佩戴香袋期间出现喘息加重，则可能是因为小儿对某些药物过敏，一般只需除去香袋，不适即可缓解。

第十四节　香佩养生术

香佩养生术是将芳香性药物装入小布袋或荷包内，佩戴在身上以防治疾病的一种方法。香佩疗法在壮族民间广泛流行，从防痧避邪发展到防治多种疾病。近年来受本疗法临床应用的启迪，已有采用磁石、矿石药物及其他中草药，制成各种形状的佩戴物，扩大了应用范围。如磁性项链治疗高血压、哮喘，磁性手表治疗早搏，以及香水手帕预防感冒等。

本疗法有悠久的历史，春秋战国时期就有佩戴芳香性植物以防秽辟邪的记载，《山海经·西山经》载："熏草……佩之可以已疠。"从《荀子》和《楚辞》的记载考察，本疗法在当时已成为民间的一种传统习俗，不仅有较好的治疗作用，而且所用的兰花、熏草等也是当时流行的饰品和芳香剂。汉代《中藏经》已有较多的治疗经验总结，如用绛囊盛安息香末防治传尸、肺痿、时气、瘴疟等。至明清时期，本疗法更有发展，李时珍《本草纲目》中载有用麝香做成香袋，以治疗噩梦纷纭之症。据吴尚先的《理瀹骈文》记载，一些药堂已制作专门香袋出售，供人防治疾病。现本疗法仍广泛流行。如江南地区在端午时节，习惯将芳香性药物碾成细末，装在精制的布袋内，佩戴在儿童胸前，或挂在床边、童车上，以避秽防病。

一、作用机理

本疗法以芳香开窍、避秽解毒的药物为主，使药物的挥发成分通过肌肤毛窍、口鼻等被吸收或其挥发成分在空气中直接杀灭、抑制细菌与病毒。据药理研究，某些中药含有芳香、解毒的挥发成分，具有祛病定惊、开窍醒脑、扩张血管、消炎杀菌等作用。

二、药物的选择

根据病情或当地流行的时行病，选择不同的药物。多为芳香开窍，祛秽避邪和清热解毒的中草药。

三、操作方法

将所选的药物，研成细末，或制成散剂，或全草揉团装入布袋或绢袋内，也可以装入有细孔的塑料球或塑料盒内。佩戴在颈项、胸前、腰间或其他需要治疗的部位。

四、临床应用

本疗法多用于防治疫疠（一般指病毒或细菌所致的流行性疾病、传染病）、四时感冒等疾病。用于治疗头痛、眩晕、高血压、小儿疳积、口疮、鼻炎等病症。

1. 疫疠

方一：大黄 40 克，苍术、檀香、山柰、雄黄、朱砂、甘松、川椒、贯众、降香、龙骨各 30 克，菖蒲、白芷各 22 克，桂皮 17 克，细辛、丁香、吴茱萸、沉香各 15 克，共同研为细末，用绢袋分装数袋，经常佩戴。

方二：菖蒲、艾叶、茵陈、白芷各等分，研末装袋，佩戴在胸前。

2. 四时感冒

方一：羌活、大黄、柴胡、苍术、细辛、吴茱萸各3克，共研细末，装入小布袋内佩戴。

方二：荆芥、防风、柴胡、前胡、川芎、枳壳、羌活、独活、茯苓、桔梗、白芷、麝香各等分，混合研末，佩戴在胸前，时时嗅闻，每次10分钟左右。

3. 寒性头痛

方一：附子30克研末，与艾绒适量和匀，装在布袋或瓶子中，戴在身上，时时嗅闻。

方二：川芎茶调散（市售）1瓶，装入布袋内，戴在身上，经常嗅闻。

方三：白胡椒30克，黑豆7粒，先研细末，与鲜姜120克，大枣（去核）7枚、葱白7根一起捣烂，装入布袋，戴在身上，经常嗅闻。适用于偏头痛。

方四：荜茇15克，冰片3克，共研细末，装入布袋内，放在上衣口袋中，每天嗅闻5—8次。左边头痛用右鼻嗅，右边头痛用左鼻嗅。适用于偏头痛。

方五：鹅不食草揉成团，装入布袋，戴在身上，时时嗅闻，以鼻出黄水为度。

4. 高血压

菊花、夏枯草、晚蚕沙、石菖蒲各等分，装入长条布袋内，围颈项一圈，隔3天换药一次。

5. 颈椎病

羌活、当归、藁本、制川乌、川芎、红花、赤芍、地龙、血竭、桂枝、丹参、乳香、没药各等分，研成粗末，做成布制颈托，每日佩戴6小时左右。

6. 失眠、心悸

朱砂3克，灵磁石6克，共研细末，装入布袋，放在帽子内戴在头顶。

7. 产后抽搐

白胡椒7粒，生桃仁7粒，连须大葱3根，新鲜生姜30克，血余炭3克，研末和匀分成3袋，左右腋窝各挟一袋，手持一袋于鼻前，时时嗅闻，至微汗出即可。

8. 急性乳腺炎

过路黄1克，或加银花、夏枯草各等分，装入布袋，放入胸罩佩戴。

9. 鼻炎

方一：细辛、牙皂、川芎、白芷、薄荷、苍耳子、辛夷各3克，研成细末，加入麝香0.3克拌匀，装在布袋或瓶子内，时时嗅闻。

方二：秋牡丹、鹅不食草、毛莨、夏枯草各15克，研末装袋，时时嗅闻。适宜用于鼻炎头痛。

方三：毛莨叶捣烂，装入布袋，时时嗅闻。

10. 荨麻疹

蛇床子、丁香、白芷各20克，细辛、苍术、艾叶、香附、雄黄、硫黄各10克，共研细粉，加入冰片5克混合。每25克为一袋。对易复发患者，根据往年发病季节，于夏秋季到来前开始用药，一袋置于贴身衣袋内，另一袋放于床单下或枕下。隔两月换香袋一次。

五、注意事项

1. 对药物气味过敏者，不宜应用。

2. 凡危急重症患者，不宜使用本疗法。

3. 保持香袋的芳香干燥。当药物佩戴时间过长，气味淡薄时，应及时更换药物。

4. 制作香袋不宜用过厚过密的布，也不宜用化纤类布，宜用稀薄棉布或纱布、绢等缝制，以利于药物气味的散发。

5. 注意佩戴部位的舒适。佩戴在颈部、头部应松紧适宜。

第十五节　壮医蛋滚养生术

壮医蛋滚养生术是用鸡蛋在患者身体有关部位来回滚动，以治病养生的一种方法。本法在壮族民间流传较广，分为热滚法和冷滚法两种。由于应用简便，受到人们欢迎。目前，以热滚法应用较为普遍。

一、作用机理

本法通过鸡蛋的滚动可起到类似推拿按摩的作用。另外，用药蛋热滚可使药物直接作用于人体，同时，热能又作用于人体，均可起到疏通经络、温运气血的作用。

二、操作方法

1. 热滚法：取生姜（捣碎）30 克，葱白 15 克，艾叶 15 克，鸡蛋 2 个，加水 750 毫升，煎煮 1 小时，待鸡蛋壳变成褐色后，在药液中保温备用。取煮好的温热鸡蛋 1 个，趁热在头部、额部、颈部、胸部、背部、四肢和手足心依次反复滚动热熨，直至出微汗为止。蛋凉后可放入药液中加热，两蛋轮流使用。滚蛋后，令患者盖被静卧即可。

2. 冷滚法：取生鸡蛋反复滚动，基本方法同热滚法。

三、临床应用

本法多用于伤风感冒、风寒咳嗽、肌肉疼痛、关节疼痛等。

1. 伤风感冒、风寒咳嗽

热滚法，每日 3 次。

2. 关节疼痛

热滚法，每日 3 次以上，1 个月为 1 个疗程。

3. 皮肤红肿热痛

冷滚法，一般在患处滚动，也可在患部周围的经穴滚动。

4. 小儿高烧

鸡蛋 2 个，煮熟去壳，用路路通、艾叶各 15 克，一起加水煎煮，煮沸 15 分钟，取出鸡蛋 1 个，在患儿额部、两侧太阳穴、后颈、背部两侧、前胸、脐部、肘窝、腘窝等处滚动 10 余次。蛋凉后更换，两蛋轮流滚动，直至汗出退热。

四、注意事项

1. 应用热滚法，应注意用手测试鸡蛋温度，避免烫伤。

2. 应用冷滚法，应将鸡蛋用冷水冲洗干净。

3. 皮肤溃疡或疮疡已溃烂化脓者，不宜应用本法。

第十六节　梳头养生术

梳头养生术是用木梳梳头防治疾病的一种治疗和保健养生方法。梳头是人们生活习惯之一，梳头疗法容易为人们接受。该疗法的关键是掌握正确的梳头方法。长期坚持梳头，不仅可以治疗疾病，还可以预防脱发，醒脑提神，是养生保健的有效方法之一。长期从事脑力劳动的人，如能每天坚持应用本疗法，对于解除疲劳和缓解大脑皮层的紧张状态，大有好处。

梳头早已成为人们的一种生活习惯，后又逐渐被用于防治疾病。据传宋代文学家苏东坡，常每天早晨用手指梳头两三百次，借以醒脑，保健延年。清代吴尚先的《理瀹骈文》记载："梳发，疏风散火也。"

一、作用机理

头部有丰富的血管、神经，又有许多经穴，梳头可刺激头皮的神经末梢和经穴，并通过神经和经络的传导，作用于大脑皮层，调节经络系统和神经系统的功能，松弛头部神经系统的紧张状态，促进局部血液循环，从而达到防治疾病的目的。

二、操作方法

梳头疗法，应选用木梳，不可用塑料梳、金属梳。一般每天在清晨起床后、午休后和晚上睡觉前梳头，从前额经头顶到枕部。开始梳时，每分钟梳 20—30 次，以后逐渐加快速度。用力要均匀、适当，不要刮破头皮。如以保健强身为目的，每天梳头 1 次，每次 3—5 分钟即可；如用来治疗疾病，则可每天梳头 2—3 次，每次 5—10 分钟，手法稍重一些。如无木梳，可用手指代替梳子梳头。

三、临床应用

本法主要用于治疗头面部疾病，如头痛、目痛、眉棱骨痛、三叉神经痛（第一支）等，有较好的疗效。也可用于治疗神经衰弱、失眠、脱发等。

1. 头痛

用木梳每天梳头 2—3 次，每次 10 分钟，先慢、轻，逐渐加快加力，10 天为一疗程。主要适用于血管神经性头痛。

2. 目痛

用木梳从前额经头顶梳到枕部，然后从前额经头顶梳向两侧。每次 10 分钟，每天 3 次。此法还适用于治疗眉棱骨痛。

3. 三叉神经痛

用木梳从前额梳向左右颞侧，每次 10 分钟，每日 2 次。梳时手法宜轻不宜重。

4. 神经衰弱

用木梳由前额经头顶梳向枕部，每次 15 分钟，每天 2 次，以早晚各 1 次为宜。

5. 失眠

用木梳由前额至头顶梳向枕部，先轻后重，早晚各 1 次，早晨每次 10 分钟，晚上临睡前 15 分钟。

6. 头皮屑过多脱发

用木梳梳头，每次 5 分钟，早晚各 1 次。每次梳头后，用手轻轻拍打头发 50 下。

四、注意事项

1. 本疗法见效较慢，患者不可操之过急，要持之以恒。

2. 木梳以桃木梳为最佳。

3. 梳头时，开始不能用力过猛，宜先轻后重，先慢后快，以免刮破头皮。

4. 凡治疗头面部以下的疾病，不宜用此疗法。如头面部有疮疖痈肿溃破者，应停止本疗法，待病愈后再进行。

第十七节　搓面养生术

搓面养生术也称“擦面疗法”，是用手掌轻轻搓揉面部来防治疾病和保健养生的一种方法。

本法流传较久。相传在三国时期，就有应用本法治疗面部烫伤后瘢痕的记载。明末李自成起义军中，亦有一位被称为“老神仙”的军医，他采用搓擦手法来治疗面部和身体其他部位的瘢痕，屡见奇效。清代吴尚先在《理瀹骈文》中也记载：“晨起擦面，非徒为光泽也，和气血而升阳益胃也。”由于本疗法简便易行，易为人们接受。对治疗面部疾病及延缓颜面衰老，有一定的养生保健作用。

一、作用机理

本法通过搓擦面部穴位产生热感以改善面部血液循环，不仅可以治疗面部疾病，长期应用还可以延缓颜面皮肤衰老，推迟老年斑的产生。

二、操作方法

1. 先将两手掌相对，用力搓动，由慢而快，约 30—40 次，以热为度。

2. 手掌搓热后，立即改搓面部，先从左侧开始，经额到右侧，再经下颌部

（过承浆穴）搓回左侧，如此为一周。从左到右顺时针方向轻轻搓揉10余周，再从右到左逆时针方向轻轻搓揉10余周，每日早晚各一次。

3. 根据病情需要，可配用适当药物煎水洗脸后，再搓揉面部。

三、临床应用

本疗法主要用于治疗面部慢性疾病，如面神经痉挛、面神经麻痹、面部神经痛等，还可以治疗面部色素沉着、雀斑等，并防止容颜衰老。

1. 面神经痉挛

防风、羌活、独活、当归各12克，川芎15克，白僵蚕10克，先煎水洗脸，然后搓面，一般搓擦时间为5分钟。每天2—3次。

2. 面神经麻痹

川芎、桂枝、羌活、当归、地黄各12克，细辛、白芷各6克，白僵蚕10克，煎水洗脸，然后搓面。每天3次，每次5—10分钟，7天为1个疗程。如明显好转后，可不用药物洗脸，但须天天用手搓面，以巩固疗效。一般每天早晚各1次，每次5分钟。

3. 面部神经痛

当归、红花、川芎、桂枝各10克，玄胡索15克，先煎水洗面，然后搓面，以轻手法为主，搓至发热即可。一般搓擦时间为10分钟。

4. 三叉神经痛

苏木、赤芍、川芎、羌活、僵蚕、当归、细辛各9克，水蛭10克，防风15克，煎水先趁热洗脸，然后搓面10－15分钟（先轻后重、逐渐加重），每天2次。

5. 面部色素沉着

涂珍珠、人参、灵芝、银耳、丹参等药物美容霜，然后再搓面，以色素处为中心搓擦。每次5—10分钟，每天2次。也可选用丹参、赤芍、红花、乌梢蛇各9克，煎水，先熏洗面部，再搓面。此法也同样适用于治疗蝴蝶斑、粉刺、雀斑等。

6. 面部皮肤皲裂

热水洗脸，擦干后涂上护肤脂，然后再搓面。每次10分钟左右，早晚各1次，在气候干燥、寒冷地区或季节，用此法可滋润皮肤，防止皲裂。

7. 眨眼睛

搓面疗法，同时按摩眼眶和攒竹穴。每天早晚各 1 次，每次 5—10 分钟。

8. 疲劳症

搓面疗法，每次 10 分钟，每天 3 次。或先用热水洗脸后再搓面。搓面时，闭眼，放松，脑中除去杂念。

四、注意事项

1. 应用本疗法须持之以恒，才能渐收功效。

2. 在用本疗法治疗某些疾病时，如与点穴、按摩等疗法相配合则疗效更佳。不可滥用对皮肤有腐蚀、刺激的药物。

3. 应用本疗法，手法要由轻逐渐加重，但不可过分用力，以免损伤皮肤。

4. 凡患有面部皮肤病、疮疖脓肿者及易过敏者，不宜用本疗法。

第十八节　壮医足浴养生术

足浴养生术是用药液浸泡洗脚治疗疾病和保健养生的一种方法。

本疗法在壮族民间流传较久。历代医家总结认为：春天洗脚，升阳固脱；夏天洗脚，湿邪乃除；秋天洗脚，肺腑润育；冬天洗脚，丹田暖和。清代吴尚先《理瀹骈文》载："临卧濯足，三阴皆起于足，指寒又从足心入，濯之所以温阴，而却寒也。"本疗法对某些慢性疾病确有疗效，且可促进血液循环，解除疲劳。

一、作用机理

本疗法根据经络学说，将药物直接作用于双足，并不断按摩足趾、足心。大足趾是肝脾两经通路，足浴时按摩此处可疏肝健脾，增进食欲，治疗肝脾肿大；第 4 趾属胆经，足浴时按摩此处能防治便秘和胁痛；第 5 趾属膀胱经，足浴时按摩此处能治疗小儿遗尿症，纠正妇女宫体位置；足心是肾经涌泉穴所在，足浴时按摩此处能治肾虚体亏等疾病。研究认为，本疗法是一种良性刺激，能活跃神经末梢，具有养生保健的功效。

二、操作方法

1. 根据疾病的性质，辨证选用药物；也可以辨病辨证结合选用有效的单方、验方。

2. 选取清洁的水，如井水、河水、自来水、矿泉水。

3. 先将药物加水煎煮，然后将滤过的药液倒入木桶或瓷盆内，也可以用开水将某些药物溶解成溶液，保持水温在50℃—60℃左右。

4. 患者正坐，赤足在热药液中浸洗，也可以同时用手摩擦双足的穴位。每日1—3次，每次15分钟左右。

5. 浸洗完毕用热水洗净双足，以干毛巾擦干，注意保暖，最好洗毕抬高双足，休息15—30分钟。

三、临床应用

本疗法的临床应用范围较广，但多用于皮肤疾病和关节疼痛，也可用于高血压、失眠、胎位不正、小儿腹泻等。

1. 高血压

夏枯草30克，钩藤20克，桑叶15克，菊花20克，加2 000毫升水，煎煮滤液，趁热浴足，每日1—2次，每次10—15分钟。

2. 失眠

磁石30克，菊花、黄芩、夜交藤各15克，加2 000毫升水，煎煮滤液，趁热浴足，每晚睡前一次，洗后入睡，并保持室内安静。

3. 肝脾肿大

三棱、莪术、玄胡索、乌梅各9克，加2 000毫升水，煎煮滤液，趁热浴足，每次15—30分钟，每日2次。

4. 遗精、早泄

仙鹤草30克，黄芩、丹皮各9克，加2 000毫升水，煎煮滤液，趁热浴足，每晚临睡前1次。

5. 小儿腹泻

白果树叶500克，加2 000毫升水，煎煮滤液，趁热浴足，每日1—2次。

6. 急性结膜炎

菊花60克，加2 000毫升水，煎煮滤液，趁热浴足，每日1—3次，每次15—30分钟。

7. 足跟痛及足腕踝关节炎

寻骨风、透骨草、白毛藤各30克，独活15克，乳香、没药、血竭各10克，老鹳草、黄蒿各20克，加2 000毫升水，煎煮滤液，趁热浴足，每日2次。

8. 脉管炎

水蛭、地龙各 30 克，蟅虫、桃仁、苏木、红花、血竭、乳香、没药各 10 克，川牛膝、附子各 15 克，桂枝、甘草各 20 克，加2 000毫升水，煎煮滤液，倒入木桶内浸洗，自小腿以下浸浴在温热的药液中，每天 3 次，每次 20 分钟左右。

9. 顽固性膝踝关节麻木痉挛疼痛

鸡毛熬水，将足放入药液中浸泡，使药液浸没病变部位，每日 2 次，每次 15—20 分钟。

10. 足部跌打损伤

苏木 30 克，桃仁、血竭各 12 克，红花、蟅虫、乳香、没药各 10 克，自然铜 20 克，加2 000毫升水，煎煮滤液，趁热浴足。

11. 足部的痈肿疮疡

金银花、连翘、夏枯草、地丁各 20 克，蒲公英 30 克，丹皮、黄连、苍术各 12 克，加2 000毫升水，煎煮滤液，温洗患处。

12. 足部冻伤

桂枝、干姜各 15 克，附子 10 克，加2 000毫升水，煎煮滤液，趁热浴足。每日 3 次，每次 8—10 分钟。

13. 足癣

蛇舌草、蛇床子、白藓皮各 30 克，黄芩、泽泻各 15 克，加2 000毫升水，煎煮滤液，趁热浴足，每次 50 分钟。夏季用此法最佳。

14. 风火牙痛

地骨皮 60 克，丹皮 10 克，石膏、菊花各 30 克，防风 15 克，加2 000毫升水，煎煮滤液，趁热浴足，每日 3 次，每次 5—10 分钟。同时忌食辛辣油腻食物。

15. 小儿遗尿

川断、狗脊、女贞子各 30 克，党参、茯苓各 20 克，甘草 6 克，水煎药液 1 000毫升，浸洗双足。

16. 痛经

益母草、香附、乳香、没药、夏枯草各 20 克，加水煎成2 000毫升，浸洗双足。每次 15—30 分钟。

17. 胎位不正

白术、黄芩、茯苓各 20 克，加水2 000毫升煎煮，用药液浸洗双足。

四、注意事项

1. 凡狂犬病、药物过敏者禁止用本疗法。

2. 要掌握好水温，不宜太热或太冷，以患者能够耐受为度，避免烫伤。

3. 要根据病情，适当选择药物，凡有强烈刺激性或腐蚀性的药物不宜做外洗药液。

4. 老人、儿童及活动不便的患者应用本疗法，应有人在一旁相助。

5. 洗足药液不能口服，并需防止药液的变质。

6. 洗足所加的热水，以没过患者的双足踝部为宜，不宜过多或过少。

7. 洗足以后，用干毛巾擦干，并注意避风。

第十九节　球摩养生术

球摩养生术又称“保健球疗法”，是运用保健球一类健身工具，通过指、掌、腕、肘等的关节运动和肌肉活动来防治疾病和保健养生的一种方法。

保健球流传有数百年，据载起源于明代，原为狩猎护身之用，多以玉石制成。后渐用于医疗，至近代有较大发展，推广亦较快。本疗法简便易学，且不受时空限制，老少皆宜。俗语云：十指连心。通过手部的有节律运动，可以促进全身的新陈代谢，从而收到保健之功效。近来又有将铁球改为空心球，内置音板，使一对球在相互摩擦时发出高低不同的乐音，把球摩疗法与音乐疗法融为一体，使本疗法得以进一步发展。

一、作用机理

本疗法根据中医经络理论，通过球体对手指和掌中心劳宫穴等的刺激，手部肌肉群、韧带、关节得到等量等速的按摩，以疏通经络，调和气血，舒筋健骨，清神宁心。长久磨炼，可长期刺激大脑皮层的运动中枢，反射性地健脑增智，消除疲劳，增强记忆，有助于延缓衰老。

二、保健球种类

目前市场有玉球、钢球、铁球、陶土球等多种实心球，也可以用紫色发亮的大核桃代之。一般以玉球为佳，中医文献认为玉有清心凉肝的功效，且其光洁晶莹，从心理上更易为人接受。

三、操作方法

可因人因病而异，有单掌双球、双掌双球、三球、四球等方法。一般以两球托于掌中，依靠五指顺序屈伸，使手的各个关节都处于有序运动之中，随着手指的屈伸收展，手部肌肉有节奏地收缩和放松。

四、临床应用

本疗法临床主要用于慢性疾病的辅助治疗，如由多种原因引起的手掌和上肢肘臂肌肉萎缩、指关节或腕关节的慢性炎症、手腕臂肘软组织慢性劳损、骨折后功能障碍以及中风后遗症的上肢不遂等。还可用于高血压、神经衰弱、失眠多梦、头晕头痛、心悸、易怒等病症的治疗。

五、注意事项

1. 操练时须专心致志，并持之以恒，方可缓缓收效。初练时会，指关节、腕关节及上臂肌肉会出现酸胀感，甚至延及背部肌肉，此为正常反应。坚持锻炼，上述不适感可逐渐缓解。

2. 保健球型号较多，初练时可选小型号，待娴熟后，再改用大型号。

3. 如保健球系用金属材料制成，须注意保持清洁干燥，防止潮湿生锈。

第二十节　蜂毒养生术

蜂毒养生术又称为“蜂蜇疗法”，是利用蜜蜂毒素防治疾病的一种治疗方法。本疗法随着医学的发展和医疗方法的改进，已经在临床逐渐显示出优势，取得了一定的疗效，并有人开始研究将这一疗法应用于防治肿瘤。目前在临床应用的蜂毒注射液已取得显著疗效。

一、作用机理

本疗法主要通过病人接受蜜蜂蜇刺，使蜂毒进入人体，以达到防治疾病的目的。现代医药学家经过研究，已证实蜂毒有治疗作用。

二、操作方法

常用的方法是用活蜜蜂蜇刺人体。治疗前先常规消毒被蜇刺部位，用无齿镊挟轻轻捏住活蜜蜂的腰腹部，将其尾部放在受蜇刺部位，待蜂针刺入后，再用手指轻轻挤压其腹部，以促使蜂毒尽量注入人体。可每天分 3 次共蜂蜇刺 12 下，每次 4 下。第 1 次蜇刺后，半分钟内将蜂针拔出，观察 30 分钟，如无严重过敏反应，即可进行下一步治疗。每蛰 1 下，留蜂针 0. 5—1 分钟，拔出后停 1 分钟才能蛰第 2 下。每做完 1 次治疗，病人在床上或椅上躺坐 10 分钟左右，再进行第 2 次治疗。

三、临床应用

本疗法主要适用于关节炎、坐骨神经痛、荨麻疹、支气管喘息、过敏性紫癜、过敏性鼻炎等症。防治风湿性关节炎疗效较佳。

1. 面神经麻痹

取牵正穴为主，配以阳白穴、丝竹空穴、颊车穴、地仓穴、四白穴、迎香穴等穴位（配以其中 3—4 穴即可）。每穴用蜂 1 只，随蜂蜇次数增多，而延长蜂针留置时间。一般留置 1—4 分钟。每次间隔 3—5 天。5 次为 1 疗程。

2. 偏头痛

取太阳穴、头维穴等穴位，用蜂蜇刺，可缓解疼痛。

3. 风湿性关节炎和类风湿性关节炎

取疼痛部位及周围的穴位，用蜂蜇刺。7 天为 1 个疗程。

4. 坐骨神经痛

取腰阳关穴、秩边穴、环跳穴、委中穴，以及坐骨神经循环路线附近的穴位，用蜂蜇刺。7 天为 1 个疗程。

5. 肌肉、筋脉痉挛

取痉挛局部的周围的穴位，用蜂蜇刺。

6. 血栓闭塞性脉管炎

取病变部位和周围的穴位，用蜂蜇刺。一般以 15 天为 1 个疗程。1 个疗程结束后，休息 3 天，再进行第 2 个疗程。

7. 结节性红斑

取病变部位穴位，用蜂蜇刺。

8. 过敏性紫癜

取足三里穴、三阴交穴、血海穴等穴位，用蜂蜇刺。7 天为 1 个疗程。

9. 荨麻疹

取百虫窝穴、血海穴、曲池穴、三阴交穴等穴位，用蜂螯刺。一般治疗 1 天，即可好转。

10. 胆绞痛

取胆囊穴、内关穴、关元穴、迎香穴、四白穴和耳穴第三敏感点，用蜂螯刺。

11. 疝气

取阴陵泉穴、关元穴、气门穴（奇穴）、三阴交穴等穴位，用蜂螯刺。7 天为 1 个疗程。如需要进行第 2 个疗程，应休息 5 天后再进行。

12. 支气管喘息

取大椎穴、天突穴、膻中穴、列缺穴、中府穴等穴位，用蜂螯刺。7 天为 1 个疗程。

13. 梅尼埃病

取风池穴、内关穴、翳风穴、足三里穴等穴位，用蜂螯刺。5 天为 1 个疗程。

14. 过敏性鼻炎

取迎香穴、印堂穴、合谷穴等穴位和鼻隔外部，用蜂螯刺，每次 1 分钟，每日 1 次，7 天为 1 疗程。

四、注意事项

1. 接受蜂毒疗法者，治疗结束后应休息 10 分钟以上，不宜治疗后即进行活动。

2. 治疗前不宜吃得过饱。治疗期间不宜饮用含有酒精的饮料。

3. 凡初次接受治疗者，出现较轻的疼痛，局部略有红肿，不必惊慌，更不要轻易停止治疗。如出现发烧、恶心、呕吐、惊慌出汗者，可用镇静剂，如肌肉注射 25 毫克异丙嗪，即可缓解其毒副作用。

4. 凡使用蜂毒注射液者，应在有经验的医生指导下进行，不可随便使用。

5. 凡患各种器质性心脏病者，对蜂毒过敏者禁用本疗法。

第二十一节　握药养生术

本方法流传较久，主要取其发汗、消食、祛秽等作用。清代吴尚先《理瀹骈文》载："握药能发汗，治积聚及老人虚寒便秘，握药又能下积。"此方法现在在农村、山区应用较广泛。

一、作用机理

本疗法通过药物直接作用于手中的经络、穴位，取其发汗、消导而收效，加之手掌的温度和湿度，更促进药物的吸收。

二、药物的选择与加工

1. 根据临床病情的不同选择药物，一般多采取辨病辨证相结合的方法。

2. 药物加工：可将药物加工成适用于手握的形状，如丸药、散剂。也可以取新鲜药物稍加加工，直接握在手内。

三、操作方法

1. 直接将药物握在手中，根据病情需要，掌握用药时间，一般多以手汗微出为度。

2. 用于婴幼儿，可以将药物用纱布或绷带固定在手心。

四、临床应用

本疗法主要适用于感冒、小儿消化不良、面神经麻痹等。

1. 伤风感冒

苍术 6 克，羌活 10 克，明矾 6 克，荆芥 9 克，共研细末，以生姜汁为丸，握于手心，令微汗出，每日 3 次。

2. 面神经麻痹

桂枝 9 克，麻黄、防己、荆芥各 6 克，川芎 15 克，防风 12 克，附子 4 克，共研细末，葱白捣泥调和，握于手心，令微汗出，每日 1 次。

3. 夹阴伤寒（指感冒患者因行房而使病情加重，出现低热面红或不热面青，小腹绞痛，足冷踡卧，或吐或痢，心下胀满，舌卷囊缩，脉象细微等症状）

黄丹 21 克，明矾 24 克，胡椒 30 粒，火硝 30 克，共研细末，用姜汁或热白酒调和成膏，搓丸，取适量握于手心。可同时配合敷脐，待微汗出，症状缓解，即可去药。

4. 血管神经性头痛

羌活、独活、川芎各 9 克，细辛 6 克，附子 4 克，共研细末。同葱白捣泥调和，手握至微汗出，每日 2 次。

5. 小儿疳积

大黄 9 克，牵牛子 12 克，莱菔子 10 克，共研碎，纱布包，握于手中。婴儿可用绷带固定。

6. 恶心呕吐

半夏、陈皮各 9 克，研为细末，加葱白 6 克、鲜生姜 10 克，共捣泥为丸，握于手中。如呕吐不止，可同时用生姜 9 克煎汤，少量频服。

7. 阳虚便秘

肉苁蓉 15 克，硫黄 6 克，共捣碎，取一半握于手心，一半敷脐。

8. 遗精

皮硝 60 克，分放在患者两手掌心内，令患者紧握直至皮硝完全溶化，每日 2 次。

9. 预防传染病

麝香 15 克，蒲公英、板蓝根各 30 克（新鲜者为佳），青蒿、常山、荆芥、防风各 9 克，共研碎或捣烂，加少量黄酒调和，握于手中，可预防流感、肝炎、腮腺炎等。

五、注意事项

1. 凡对药物有过敏反应者，应及时停用，改用其他药物。

2. 用热水浸泡双手后，再行治疗，可提高疗效。

3. 上肢瘫痪或麻木、手握无力的患者，不宜应用本疗法；手掌心有溃疡或破损者禁用。

第二十二节　药衣养生术

药衣养生术是一种外治方法，由药枕疗法、药带疗法等发展而来。本疗法简便易行，无痛苦，在临床上逐渐被重视，治疗范围和疗效也不断提高。如近年来出现的市售磁性背心、药物颈托、药物腰托、药鞋、药袜等，都是药衣疗法的继承和发展，值得进一步推广。

一、作用机理

本疗法通过药物长时间持续不断地作用于人体，使药物被肌肤毛窍吸收而发挥疗效。一般能使经络通畅，气血运行正常，祛邪外出。

二、药物的选择与制备

按疾病的性质，根据辨证选药或辨病辨证相结合的原则选择药物。

将所选药粉研为细末，或切碎捣烂，根据疾病的部位，将药物缝制在棉背心、棉裹兜、束身棉裤或鞋帽中，使药物能直接作用于病变部位。

三、操作方法

1. 根据病情，在医生指导下，选择药衣和治疗时间。

2. 如疾病需要长时间治疗，则宜 3 个月左右更换药衣 1 次。

四、临床应用

本疗法多用于慢性疾病的调治，如慢性咳喘、胃痛、头痛、腰痛、颈椎病等。

1. 慢性颈椎病

川芎、白芷、桂枝、苏木、川乌、红花各 20 克，鸡血藤、仙鹤草各 60 克，共研碎末，加入麝香 1 克，拌匀，缝制成背心和颈托，穿在身上，睡觉时去掉颈托。一般 3 个月为 1 个疗程。

2. 风湿腰痛

续断、川断、藁本、苏木各 30 克，防风、白芷、附子、川乌、草乌各 20 克，金毛狗脊、独活各 45 克，共研细末，用细棉布做成棉裹兜，将药末铺在裹兜的棉花中间，穿戴在腰部，日夜不除，可治疗风湿腰痛，也可用于治疗慢性脊椎炎、腰椎肥大、腰肌劳损、坐骨神经痛等。

3. 风寒头痛

白芷、防风、荆芥、钩藤、苍术、川芎、桂枝各 10 克，藁本 6 克，细辛 5 克，共研细末，做成棉帽，戴在头上。此法适用于治疗慢性头痛，遇风或遇冷则甚者。

4. 慢性咳喘

麻黄、炒莱菔、干姜、桂枝、细辛、杏仁、白前、前胡各 15 克，紫苏、磁石、冬花各 30 克，厚朴、陈皮、半夏各 20 克，共研细末。将药末铺在棉花中间，做成棉背心，穿在身上。一般可白天穿上，夜间脱下。若夜间咳嗽较甚，也可夜间不脱。此法对慢性虚寒性咳嗽、痰多、喘息者疗效比较明显。

5. 慢性胃脘痛（主要由慢性胃炎、胃及十二指肠溃疡、胃神经官能症等引起）

元胡、高良姜、香附、檀香、陈艾叶各40克，广木香、苹果、公丁香、陈皮、枳壳、干姜各10克，共研细末，制成棉裹兜，护在胃脘部，日夜不去。一般以症状消除，或发病季节已过，再除去棉裹兜。

6. 慢性腹痛

补骨脂、吴茱萸、煨肉蔻、附子、五灵脂、炒蒲黄、赤石脂、罂粟壳各30克，五味子、白芍各20克，乌药60克，共研细末，制成棉裹兜或束身棉裤，穿在身上，护住脐部及下腹部，一般日夜不除。睡时可单用棉裹兜。此法还适用于治疗慢性腹泻，如慢性肠炎等。

7. 足跟痛

透骨草、寻骨风、金毛狗脊各10克，共研细末，均匀撒在各层棉布，特别是鞋底足跟易接触的部位，用线缝结实，做成鞋垫。此法多用于治疗足跟神经痛、风湿痛及跟骨骨刺疼痛等。

8. 脚汗、脚气

取市售药鞋或药袜应用。

五、注意事项

1. 本疗法主要应用于治疗慢性疾病，所需治疗时间较长。对于急性病不宜使用。

2. 治疗时，要将药衣紧贴在患病部位。如药衣难以接触的面部、耳部等部位疾病不宜使用。

3. 在治疗过程中，凡出现皮疹、皮肤瘙痒、溃烂等过敏反应者，应立即中止治疗，改用其他疗法。

4. 治疗时，应注意保持药效（即有效时间），药衣如使用时间较长、药物挥发快，一定要及时更换。

5. 本疗法一般宜在冷天使用，热天不宜使用。

6. 选择药物时，一般不得掺入有腐蚀性或刺激性的药物。

第二十三节　药榻养生术

药榻养生术是将药物铺在床上或缝在被子里让患者铺盖，以此防治疾病和保健养生的一种方法。

本疗法长期流传，同药枕、药衣疗法一样，具有操作简便、无副作用等优点，所不同的是本疗法主要用来治疗全身性疾病。实践证明，本疗法治疗某些全身性疾病时有一定的疗效。临床需要进一步深入研究，使之推广应用。

一、作用机理

本疗法的治疗机理与药枕、药衣、药带等疗法一样，是通过药物直接作用于身体发挥药效。临床上需要治疗全身性疾病时，以药榻、药被疗法最为适宜。

二、药物的选择与加工

1. 根据不同的病情，采用辨证施治或辨病辨证相结合的方法选择药物。

2. 将所选药物切碎、捣碎或经过一定的加工（如酒炒、加热等），缝在褥子和被子里。

三、操作方法

1. 药物铺床，厚度一般在10—15厘米；药被厚约5厘米。

2. 让病人睡在药榻上，再用药被盖住身体，露出头面。此法多在天冷时使用，如天气炎热可不盖药被，或以身出微汗为度。

四、临床应用

本疗法主要用于治疗风湿性关节炎和类风湿性关节炎、肾炎引起的水肿等全身性疾病。

1. 发热

取鲜薄荷叶、鲜香薷叶、鲜荷叶、鲜蒲公英各等分，切碎，均匀地铺在床上或潮湿土地上，厚约10厘米，让病人赤身躺在上面即可。

2. 慢性肾炎水肿

取大麦秸和小麦秸各等分，轧碾后切碎，铺在床上，厚15—20厘米。然后将麦秸做成麦秸被，厚约10厘米，用细棉纱布做外套。让病人睡在床上，盖上麦秸被即可。

3. 风湿性心脏病水肿

取大麦秸和小麦秸，制作成麦秸榻和麦秸被，令患者睡在床上，盖上麦秸被。

4. 风湿性关节炎和类风湿性关节炎

续断、藁本、苏木各 60 克，防风、白芷、附子、川乌、草乌各 40 克，狗脊、独活各 90 克，共研碎末或捣碎，铺在褥子内和棉被里，让病人睡在药榻上，盖上药被。

5. 慢性腰腿痛

苏木、防风、寻骨风、白芷、续断各 70 克，川芎、独活、当归各 50 克，狗脊 90 克，共研碎末或捣碎，缝成药榻和药被。

6. 腹痛和胃脘痛

高良姜、香附、檀香、陈艾叶、补骨脂、吴茱萸各 60 克，广木香、苹果、公丁香、陈皮、干姜、枳壳各 40 克，炒蒲黄、赤石脂、罂粟壳各 50 克，乌药 80 克，五味子、白芍各 30 克，共研碎末，缝成药塌和药被。

五、注意事项

1. 本疗法主要应用于治疗全身性疾病，且多为慢性病，所需治疗时间较长。对于急性病一般不宜使用。

2. 使用药塌、药被疗法，要让病人睡在床上，盖好药被，使之与皮肤紧紧贴在一起。

3. 在治疗中，凡出现皮疹、皮肤瘙痒、溃烂等过敏反应者，应马上停止使用，改用其他疗法。

4. 本疗法一般宜在冷天使用，热天不宜使用。

5. 选择药物时，一般不用有腐蚀性、刺激性的药物。

第二十四节　醋蛋养生术

醋蛋养生术是用醋蛋防病养生的一种方法，是药蛋养生术中最为重要的一种。醋蛋既可治病，又可防病，还有一定的保健强身、减肥美容的作用，容易为人们所接受。

以鸡蛋及醋为主药的配方来治病，在我国有悠久的历史。汉代张仲景的《伤寒论》就载有以醋及鸡蛋为主药的苦酒（醋）汤，即以“半夏（洗、破如枣核）十四枚、鸡子（开孔去黄）一枚，上二味，纳半夏，著苦酒中，以鸡子壳，置刀环中，安火上，令三沸，去滓，少少含咽之，不差，更作三剂”，用以治疗少阴病“咽中伤，生疮，不能语言，声不出者”，此方被认为是最早且最有名的醋蛋处方。醋在古代又名苦酒、酢、酢酒等，应用醋治病在中国有数千年历史。历代医学典籍如《千金要方》《肘后备急方》《食疗本草》《普济方》《本草纲目》中都有关于醋的性能、功效、临床应用方面的论述，以醋组成的方剂多达上千首。而历代医学典籍如《千金要方》《太平圣惠方》《世医得效方》《活幼新书》《本草纲目》等关于鸡蛋的性能、功效、临床应用方面的论述亦甚多，用蛋治病在中国也有数千年的历史。

近年来，醋蛋养生在民间有很大的发展，广泛应用于保健强身及内、外、妇、儿各科病症的治疗，方便易行，深受欢迎。

一、作用机理

现代科学认为，醋能补充三羧酸循环中起主要作用的草酰乙酸、柠檬酸等物质，促进三羧酸循环的正常进行。因此，醋具有调节机体的酸碱平衡，促进正常的新陈代谢，帮助消化吸收，保护肾功能、肝功能，扩张血管并保护动脉，以及延缓衰老，减肥美容等功能。鸡蛋等蛋类除含丰富的营养价值之外，有学者认为它尚具有保护肝脏，促进营养吸收，延缓衰老，助长发育以及预防肿瘤和美容的功效。

1. 醋：性味酸、苦、温，功能活血散瘀、消食化积、消肿软坚、解毒杀虫，治癣疗疮。古代临床上多应用于治疗咽喉肿痛、痈疽肿毒，症瘕积聚，黄疸黄汗、产后血晕、阴部瘙痒、大便下血等证。近代多用于老年保健，防治高血压、动脉硬化、感冒、肝炎、萎缩性胃炎、胆道蛔虫等病。

2. 蛋：主要指鸡蛋，有时也可应用鸭蛋、鹅蛋、鸽蛋、鹌鹑蛋等。鸡蛋味甘、性平（鸡蛋白味甘、性凉），功能为滋阴养血、润燥熄风。临床上多应用于治疗体质虚弱，产后病后虚弱，头晕烦热，咽痛目赤，失眠多梦，贫血吐血，烫伤烧伤等。

二、醋蛋的制作及服用方法

醋一般以选用优质食醋为宜，如江苏的镇江醋、四川的保宁醋、山西的老陈醋等，不宜用化学醋、醋精及其他高浓度的醋。选用新鲜鸡蛋（对某些病症也可选用鸭蛋、鸽蛋、鹅蛋、鹌鹑蛋等）放入150—200毫升的醋中，浸泡2天，待蛋壳软化将包皮挑破，将蛋白与蛋黄调匀，再放置1天，即可食用。一般1只醋蛋液可服用1周（每天服用30毫升左右），食用时可加温开水2—3倍，稀释后食用。

三、临床应用

本疗法临床适用范围较广，也可用于保健强身及美容等。

1. 高血压

方一：鸡蛋1只打入30毫升醋内，再加入少量的水，搅匀，煮熟后每日清晨服1次。

方二：松花蛋1只，先剥去壳，洗净后放入大碗内，再倒入食醋15毫升，食用，每日清晨服1次。

方三：银耳5克，先煮烂，取鸡蛋1只，打入银耳羹内，再加入食醋10毫升、糖适量调匀，煮沸后服用。

2. 动脉硬化

方一：鸡蛋1只，加入食醋100毫升、花生酱50克搅匀，分4次服用。

方二：鸡蛋1只，食醋150毫升，制成醋蛋液，分7天服用。

3. 糖尿病

方一：鸡蛋3只，打碎后加食醋100毫升，调和，放置1—2天，再加食醋150毫升，搅匀，每日清晨服用15毫升。

方二：山药30克，浓煎，取汁150毫升，打入鸡蛋1只，加食醋15毫升，煮沸后食用，每日1次。

4. 关节炎

方一：威灵仙30克，浓煎，取汁150毫升，打入鸡蛋1只，加入食醋15毫升，煮熟后食用。

方二：煮熟鸡蛋2只，剥去壳，再与宣木瓜15克、五加皮15克一起炖煮，炖熟后加入食醋15毫升，然后饮汤食鸡蛋。

5. 黄疸

茵陈50克，浓煎取汁200毫升，打入鲜鸡蛋1只，加食醋15毫升搅匀，煮沸食用，每日1次。

6. 食道炎、食道痉挛

半夏15克，白芍30克，食醋15克，同煮后去渣取汁，再加入鲜鸡蛋1只，搅匀后饮用。

7. 慢性支气管炎

方一：蜜糖100毫升，打入鸡蛋2只，加食醋15毫升及清水适量，搅匀煮沸后分3次食用。

方二：麻油50克，食醋50克，鸡蛋2只（打碎），炖熟后食用。

8. 哮喘

麻黄10克，杏仁10克，一起煎煮去渣取汁，再打入鸡蛋1只，加食醋15毫升搅匀，煮沸后食用。

9. 咽痛失音

鸡蛋2只（先煮熟剥去壳），食醋100毫升，玄参50克，玉蝴蝶5克，煎煮后去滓，喝汤食蛋。

10. 腹痛

木香15克，玄胡索15克，浓煎去渣取汁，再打入鸡蛋1只，加入食醋20毫升，煮熟后食用。

11. 急性肠炎

方一：红茶100克（先煎煮去渣取汁），食醋20毫升，加入鸡蛋1只，煮后食用。

方二：大蒜1只（剥去皮，捣成蒜泥），加入陈醋10毫升，再打入生鸡蛋1只，搅匀后食用。

12. 痢疾

马齿苋30克，鸡蛋2只，食醋15毫升。将马齿苋洗净后切碎，打入鸡蛋搅匀，在铁锅中干炒至蛋熟时，倒入食醋调和食用。

13. 腹泻（肠功能紊乱所致）

生姜50克（打碎后取姜汁），在姜汁中打入鸡蛋1只，加入食醋15毫升，搅匀后，慢慢服用。

14. 妊娠呕吐

生姜5克，鸡蛋2只，食醋30毫升，糖适量。先将食醋和姜共煮，再打入鸡蛋加入糖、清水，煮沸后食用。

15. 产后恶露不净

益母草 50 克，煎煮后去渣取汁，加入适量的食醋、红糖，再打入鸡蛋 2 只，煮沸后食用。

16. 保健强身、延缓衰老

按醋蛋常规制作方法，制成醋蛋液，每日清晨空腹时服用 30 毫升。

17. 美容减肥

按醋蛋常规制作方法，制成醋蛋液，每日临睡前服用 30 毫升。

四、注意事项

1. 对醋和鸡蛋过敏者，不宜应用本疗法。

2. 溃疡病和胃酸过多患者，不宜应用本疗法。

3. 每日食用的醋蛋液要适度，不宜过量，过量食用反而对健康不利。

4. 本疗法所用的醋，应选用优质食用醋；所用的蛋类应新鲜。

5. 配制好的醋蛋液应妥善保管，及时食用，防止变质。

参考文献

[1] 韦英才. 实用壮族医药健康养生手册 [M]. 北京：中国文化出版社，2016.

[2] 郭海英. 中医养生学 [M]. 北京：中国中医药出版社，2017.

[3] 庞宇舟. 壮医药文化概论 [M]. 南宁：广西科学技术出版社，2017.

[4] 韦英才. 实用壮医筋病学 [M]. 南宁：广西科学技术出版社，2016.

[5] 黄汉儒. 中国壮医学 [M]. 南宁：广西民族出版社，2001.

[6] 覃迅云，李彤. 中国瑶医学 [M]. 北京：民族出版社，2001.

[7] 钟鸣. 简明壮医药学 [M]. 南宁：广西民族出版社，2009.

[8] 牙廷艺，韦浩明，王小平. 壮医针挑疗法 [M]. 南宁：广西人民出版社，2006.

[9] 牙廷艺. 壮医刮痧排毒疗法 [M]. 南宁：广西人民出版社，2009.

[10] 张超良，曹庆荣，李保真. 药用蔬菜 [M]. 南宁：广西科学技术出版社，1985.

[11] 庞声航，王柏灿，莫滚. 中国壮医内科学 [M]. 南宁：广西科学技术出版社，2004.

[12] 王国桢，覃文格，杨顺发. 实用壮医药 [M]. 南宁：广西科学技术出版社，2011.

[13] 谭利婷，谢念青，劳燕，等. 壮族养生养老文化初探 [J]. 中国中医药现代远程教育，2019，17 (19)：53—54.

[14] 李彤，许莉，张曼，等. 庞桶药浴在瑶族地区恶血中的应用 [J]. 中国民族医药杂志，2019，25 (01)：33—34.

[15] 魏江存，陈勇，阙祖亮，等. 浅谈三七的药理作用与保健养生 [J]. 湖北农业科学，2018，57 (02)：118—123，128.

[16] 庞宇舟，黄安，汤倩倩，等. 壮医湿毒病探析与临床研究 [J]. 中国民族医药杂志，2017，23 (12)：5—7.

[17] 宋宁，黎海珍，李浪辉，等. 基于文化视角探讨壮族舞蹈的医药内涵及其价值 [J]. 世界中西医结合杂志，2017，12 (06)：862—864，869.

[18] 黄运福，梁子茂，韦英才. 壮医经筋理论治疗中风后遗症探析 [J]. 按摩与康复医学，2017，8 (08)：1—3.

[19] 庞宇舟，黄安. 壮医特色外治竹罐疗法 [J]. 中医健康养生，2017 (03)：72—73.

[20] 李凯风. 壮医临床体质辨识初探 [J]. 广西中医药，2016，39 (05)：63—64.

[21] 宋宁，梁薇. 黄瑾明壮医戒烟经验探析 [J]. 中华中医药杂志，2016，31 (09)：3598—3600.

[22] 林华胜，黄贵华，李雪梅，等. 壮医针灸技术机理研究之壮医莲花针拔罐逐瘀疗法 [J]. 时珍国医国药，2016，27 (08)：1927—1928.

[23] 陈攀. 探析壮族情志养生文化中蕴含的壮医理论内涵 [J]. 临床心身疾病杂志，

2015：26.
[24] 唐振宇，庞宇舟. 壮医养生思想探究 [J]. 广西中医药，2015，38 (03)：56—57.
[25] 唐振宇，庞宇舟，蓝丽霞，等. 壮医养生法则初探 [J]. 中国中医基础医学杂志，2015，21 (01)：21—22，40.
[26] 宋宁，黄瑾明. 《中国壮医针灸学》学术特点探析 [J]. 中国中医基础医学杂志，2013，19 (09)：1071—1073.
[27] 莫清莲，戴铭，林怡，等. 壮医学派探析 [J]. 中国中医基础医学杂志，2013，19 (05)：574—575，578.
[28] 蓝日春. 壮医食疗70方 [J]. 中国民族医药杂志，2013，19 (01)：38—40.
[29] 冯秋瑜，庞宇舟，范丽丽，等. 壮医药膳研究概况 [J]. 广西中医药大学学报，2012，15 (04)：54—56.
[30] 陈海艳. 壮医三伏贴穴位贴敷疗法防治风湿病的方法及体会 [J]. 中国民族民间医药，2012，21 (22)：2.
[31] 唐振宇. 巴马长寿现象与壮医养生保健 [J]. 时珍国医国药，2012，23 (07)：1785—1786.
[32] 蓝毓营. 浅谈壮医药膳防治疾病的特色 [J]. 时珍国医国药，2009，20 (12)：3099—3100.
[33] 陈攀，李晶晶. 从壮族卫生民俗探析壮医"治未病"的思想 [J]. 中国民族医药杂志，2009，15 (11)：79—80.
[34] 邓家刚，蓝毓营. 壮医养生的理论与实践初探 [J]. 辽宁中医药大学学报，2009，11 (05)：157—158.
[35] 唐振宇，邓远美，冯秋瑜. 论壮族文化对壮医卫生保健形成与发展的影响 [J]. 中国民族民间医药，2008 (07)：1—3.
[36] 韦英才. 骆越养生文化与"治未病"理念形成的探讨 [J]. 中国民族医药杂志，2008 (04)：3—4.
[37] 黄冬玲. 浅谈壮医药膳的特色 [J]. 中国民族医药杂志，2001 (01)：23—24.
[38] 李琼，李彤. 壮族养生习俗初探 [J]. 中国民族医药杂志，1998 (02)：41—42.
[39] 黄汉儒. 壮医理论体系概述 [J]. 中国中医基础医学杂志，1996 (06)：3—7.
[40] 雷丽君. 壮族民间传统药浴疗法评介 [J]. 中国民间疗法，1996 (03)：44.

基金项目

广西重点研发项目：壮医药养生养老关键技术研究与示范（桂科AB17195017）

国家重点研发计划：民族医药发掘整理与学术传承研究（2017YFC1703903）

广西本科高校特色专业及实验实训教学基地（中心）建设项目（壮医学专业）（项目编号：桂教高教〔2018〕52号）